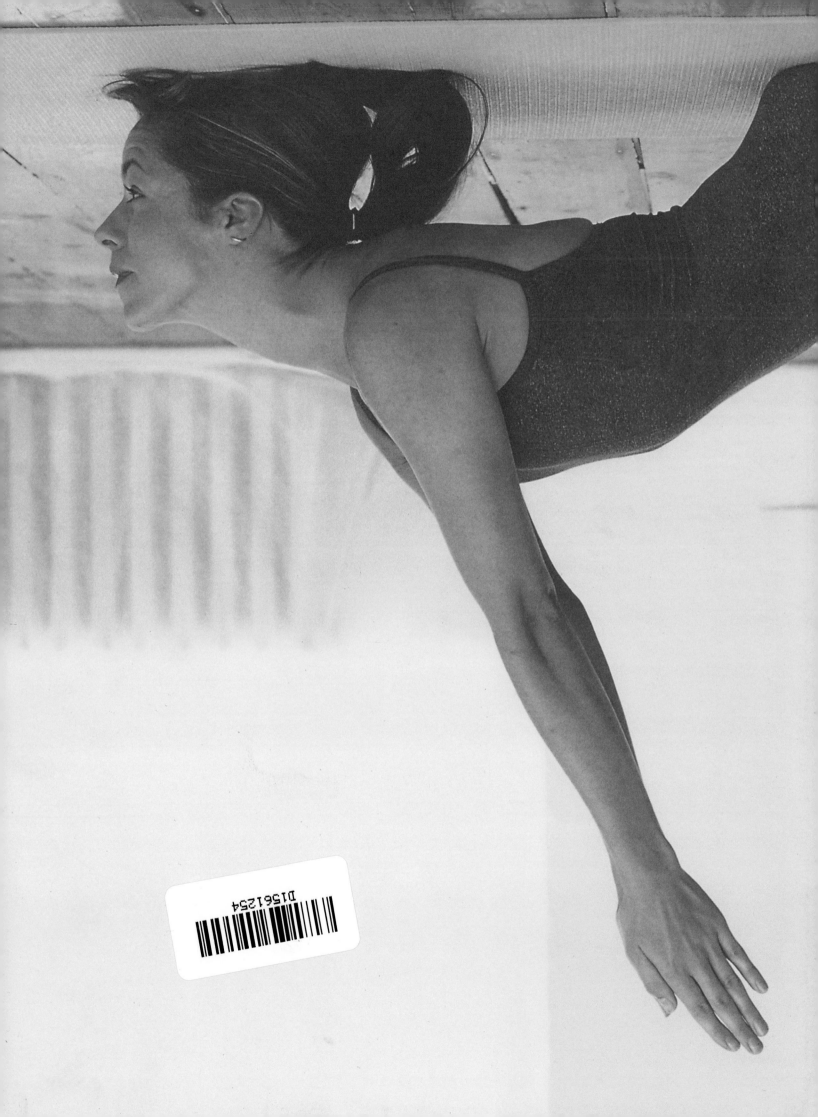

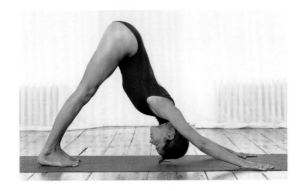

LA ENCICLOPEDIA PRÁCTICA DE

Astanga Yoga y Meditación

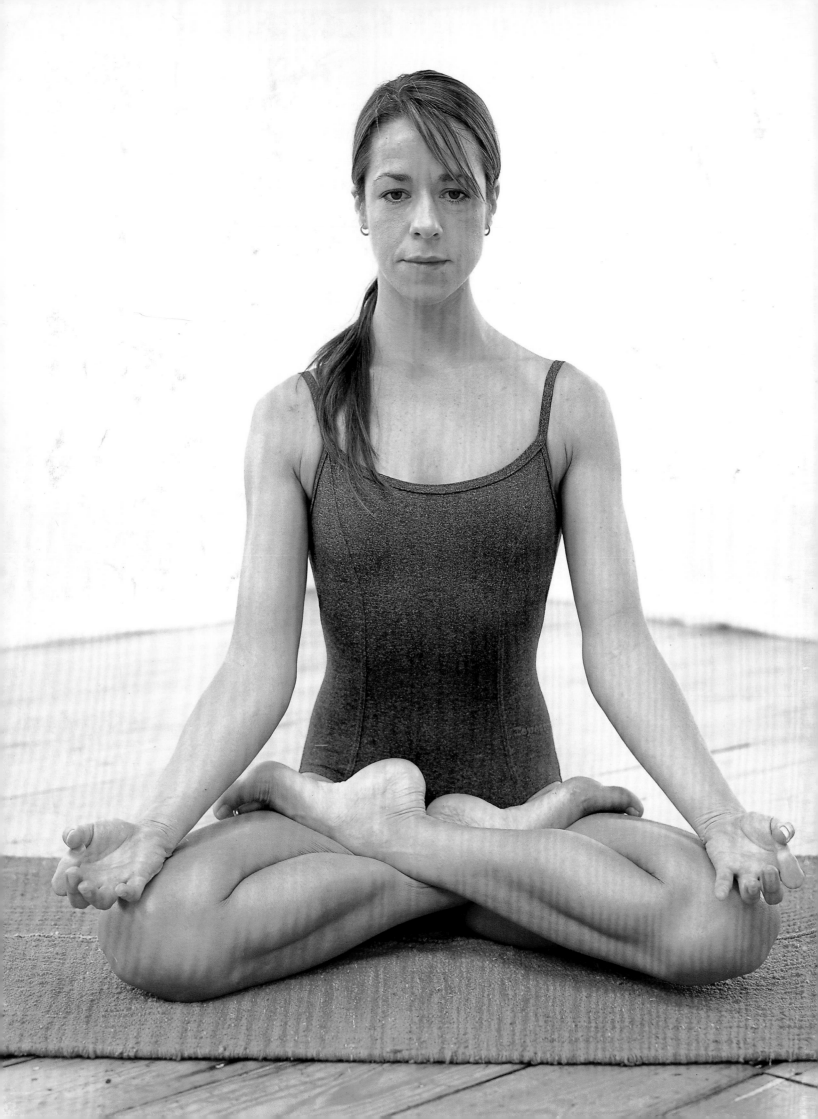

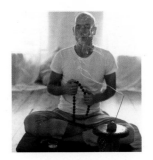 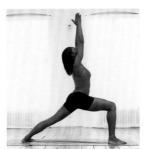 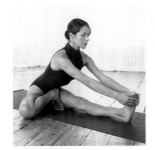 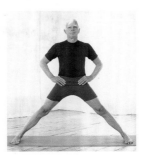 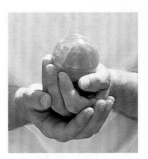

LA ENCICLOPEDIA PRÁCTICA DE

Astanga Yoga y Meditación

Rutinas yóguicas dinámicas de control de respiración
y prácticas de meditación para una óptima salud física
y mental, con más de 900 fotografías

Jean Hall y Doriel Hall

EDIMAT
LIBROS

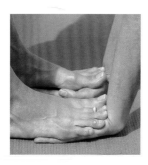 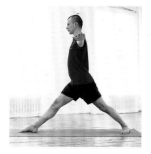 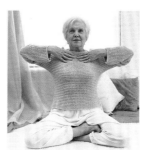 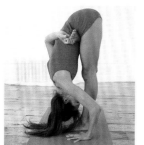 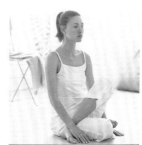

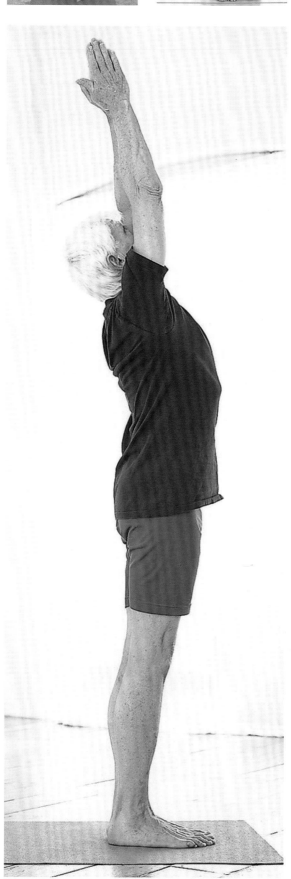

EDIMAT LIBROS, S. A.
Calle Primavera, 35
Polígono Industrial El Malvar
28500 Arganda del Rey
www.edimat.es
MADRID-ESPAÑA

ISBN: 978-84-9764-599-7

Título original: *Astanga Yoga and Meditation*
Editora: Joanna Lorenz
Director editorial: Helen Sudell
Equipo editorial: Katy Bevan, Ann Kay y Joanne Rippin
Equipo de diseño: Nigel Partridge and Lisa Tai
Texto adicional para esta edición:
(páginas 6–7 y 20–21) Beverley Jollands
Traducción: Seven Servicios Integrales, S.L.
Astanga Yoga/páginas 8–139
Autor: Jean Hall
Fotografía: Clare Park

Meditación/páginas 140–225
Autor: Doriel Hall
Fotografía: Michelle Garrett

Trabajar con los chakras/páginas 226–49
Autores: Sue y Simon Lilly
Fotografía: Michelle Garrett

Anteriormente publicado en tres volúmenes separados: *Astanga Yoga*, *Meditation* y *Chakra Healing*.

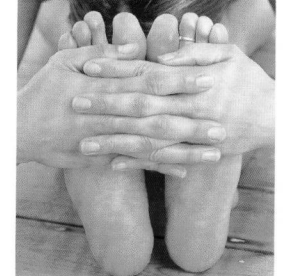
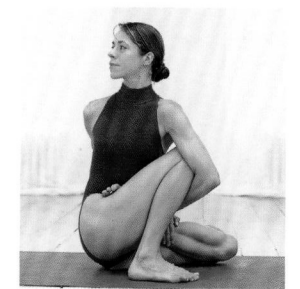
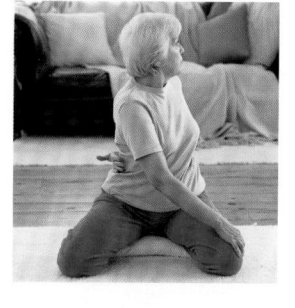
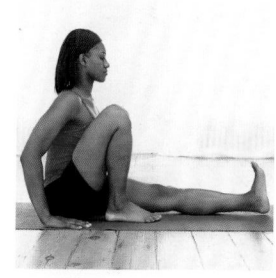
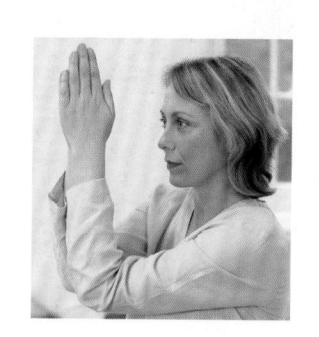

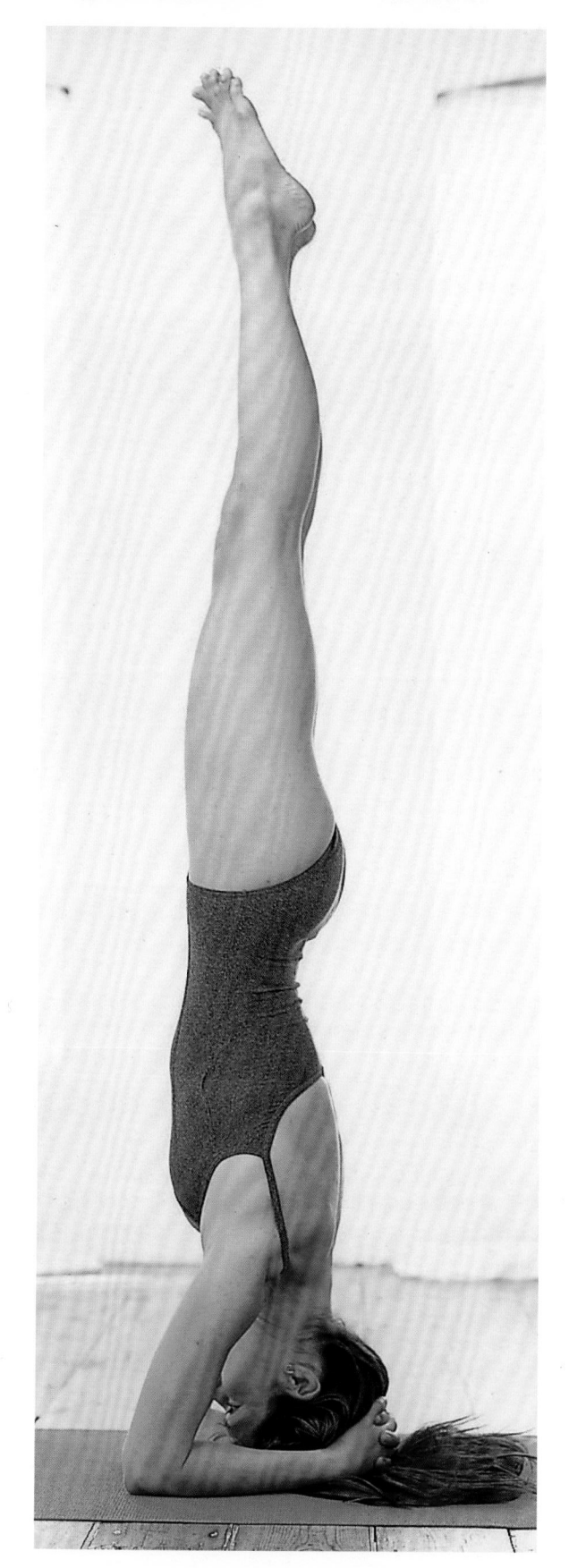

Contenidos

Introducción

Hace muchos siglos, los sabios indios, místicos y pensadores investigaron la inspiración de la vida y la muerte para revelar uno de los más grandes dones de la raza humana: el yoga.

El término "yoga", derivado del sánscrito, significa "unión, conjunción, conexión y comunión", y se refiere a la siempre presente unión entre el espíritu individual, *jiva*, y el espíritu universal, *atman*. También puede verse como la conciencia personal en conexión con la conciencia global. En el pensamiento yóguico, esta unión se considera real y completa, y se describe como iluminación o auto-realización. A través de las diversas prácticas del yoga, somos capaces de darnos cuenta del espíritu divino eterno que nos conecta y fluye en todos nosotros.

La naturaleza del yoga se descubre en los actos. En esencia, es un proceso no-verbal, un viaje interior hacia el verdadero centro del alma, que es la fuente de toda felicidad y, en última instancia, de unión y no-separación. Este viaje interior sigue muchos caminos concurrentes (la búsqueda de integridad personal y moral, ejercicios físicos y técnicas de respiración, y el desarrollo de la concentración) que nos llevará a alcanzar el estado de meditación en el cual seremos capaces de encontrar la felicidad total de la auto-realización.

La práctica de la meditación aumenta la conciencia de nosotros mismos y las formas en las que estamos

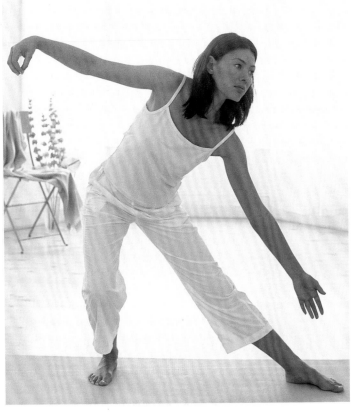

relacionados con el resto de la creación, y nos permite vivir plenamente en cada momento con alegría, serenidad y amor. Aquieta la interminable charla mental que absorbe nuestra energía y crea estrés y negatividad. Aunque requiere algo de nuestro tiempo para dirigir nuestra atención hacia el interior, los beneficios obtenidos pueden transformar nuestras relaciones así como refrescar y armonizar nuestras energías a todos los niveles. Cuando la mente está libre del tumulto de las preocupaciones diarias, es capaz de volverse hacia adentro para encontrar sabiduría espiritual en un estado de conciencia expandida. Reflexionando sobre lo que hemos aprendido, podemos utilizar esos descubrimientos para transformar la vida diaria.

El despertar físico del cuerpo es el primer paso para muchos de nosotros en el viaje del yoga. A través de la práctica corporal del yoga, la conciencia se funde con el movimiento de la respiración, y el cuerpo se combina con la quietud de las posturas. Esto crea un equilibrio físico, mental y emocional, así como apertura, inteligencia, fuerza y bienestar, llevando el cuerpo, la mente y el espíritu a una mayor armonía y salud. Las series primarias de asanas Astanga yoga se presentan completas en la primera parte

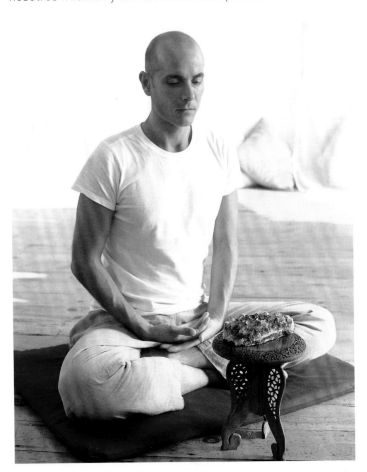

Arriba: El movimiento fluido favorece el flujo de energía a través de los chakras, preparando el cuerpo sutilmente para la meditación.
Izquierda: Las posturas clásicas para la meditación mantienen recta la columna vertebral y el cuerpo relajado y alerta, de modo que la mente permanece centrada y vibrante.

de este libro. Se centran en ligar cuerpo y mente a través del hilo fluido de la respiración, ya que respiramos y nos movemos dentro y fuera del equilibrio y la quietud, fluyendo, tomando y dejándonos ir con cada respiración.

Esta práctica física está pensada como preparación a la meditación, pero no es el único camino hacia el estado meditativo. Cualquier actividad realizada con completa conciencia puede convertirse en una forma de meditación. La segunda parte del libro se centra en los aspectos de la filosofía yóguica, incluyendo el funcionamiento del sistema de chakras, para profundizar en nuestra comprensión del yoga, mientras nos lleva hacia los descubrimientos y la sabiduría espiritual de otras tradiciones en su discusión de la importancia de los beneficios de la meditación. Presenta las enseñanzas de antiguos sabios como temas para la meditación, mostrando cómo siguen vigentes en la sociedad moderna occidental. Como el resto de los aspectos del yoga, la meditación es tanto medio como fin: la práctica y la transformación de la conciencia como resultado.

Abajo: Aún en la quietud de cada postura, el movimiento natural de la respiración continúa, liberando el cuerpo un poco más con cada respiración.

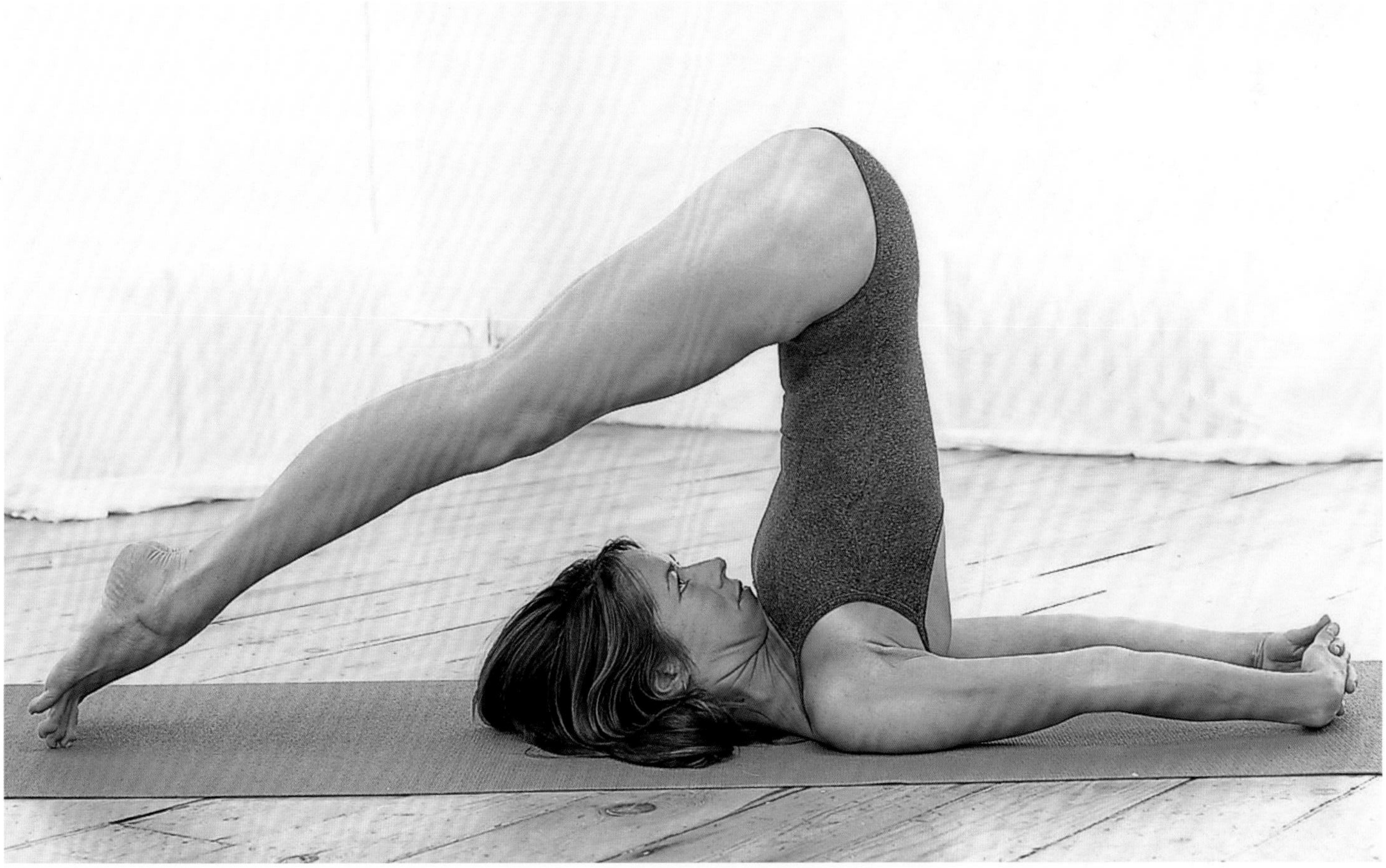

El ser humano es una parte del todo que nosotros llamamos "el universo", una parte limitada en el tiempo y el espacio. Se experimenta a sí mismo, sus pensamientos y sentimientos, como algo separado del resto, un tipo de ilusión óptica de la conciencia.
Esta ilusión es una prisión para nosotros, pues restringe nuestros deseos y afectos personales hacia las personas cercanas.
Nuestra tarea debe ser liberarnos de esta prisión ampliando el círculo del entendimiento y la compasión para abarcar a todas las criaturas vivientes y a la naturaleza completa en su esplendor.

Albert Einstein

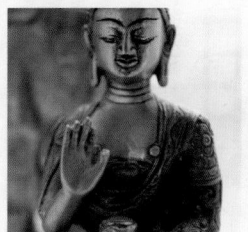

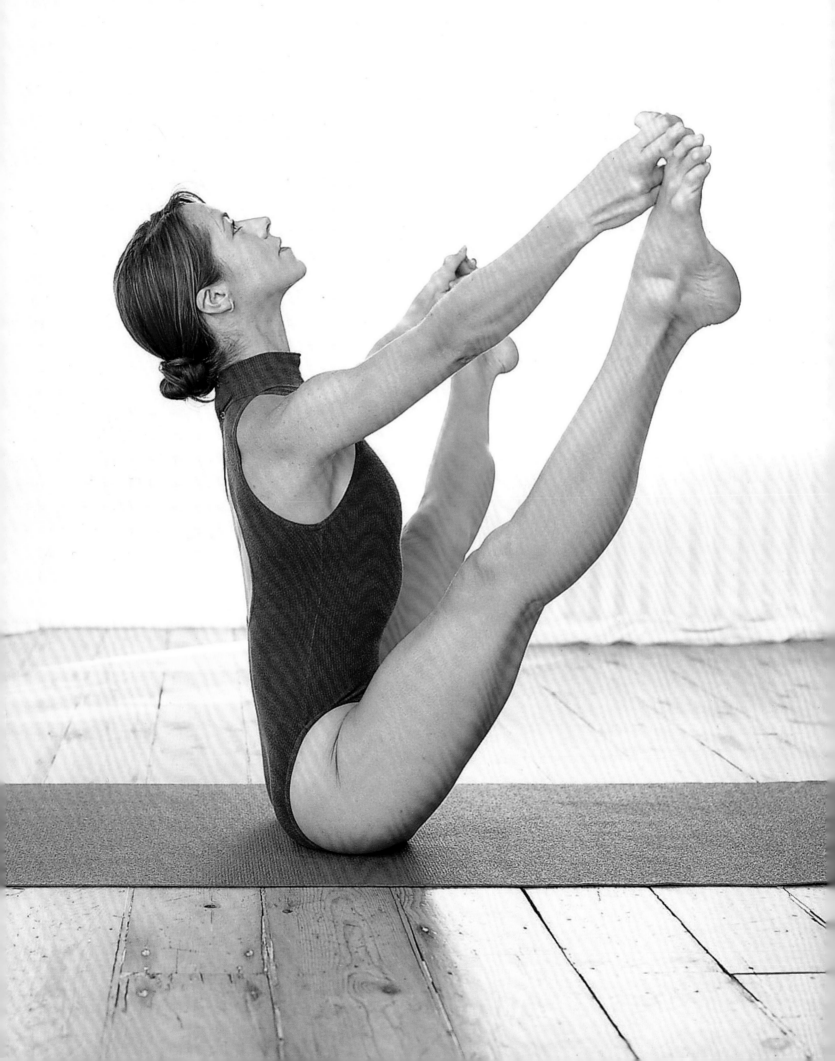

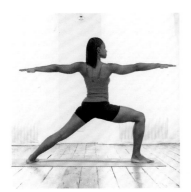 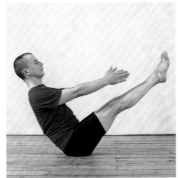 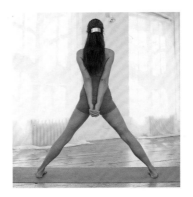 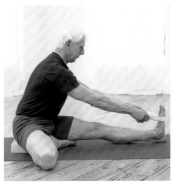

Astanga Yoga

El yoga tiene sus inicios al comienzo de los tiempos y, sin embargo, continúa evolucionando. Es un arte vivo, que respira, inspirado en las profundidades de la naturaleza. Astanga yoga es una forma única de yoga físico que pone el énfasis en el flujo de energía de la respiración, cuerpo y mente para cultivar la fuerza del núcleo interior. Su principal instrumento es el cuerpo, que se lleva a través de la secuencia de posturas de yoga (asanas). Las siguientes páginas conforman una introducción ideal para los nuevos en la materia, y ayudará a profundizar en la conciencia de aquellos que ya lo practican.

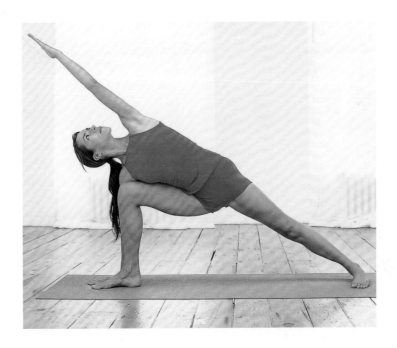

Historia y filosofía del yoga

El yoga tiene sus orígenes en la prehistoria y se desarrolló lentamente a través de las antiguas civilizaciones tántricas que existían hace 10.000 años en la India y en muchas otras partes del mundo. En estos antiguos tiempos tántricos, los *rishis* (buscadores y ojeadores), encontrando inspiración y verdad en la naturaleza, realizaban técnicas para alcanzar la liberación de los pesos y ataduras del mundo mientras seguían viviendo en él. Primero, era necesario reconocer las limitaciones humanas del cuerpo y la mente. Después se enseñaban los métodos para trascender esas limitaciones para abrir la conciencia a caminos más elevados de la realidad. Estas habilidades se pasaban entonces oralmente del *gurú* (maestro) al discípulo, a lo largo de generaciones.

Tantra, el nombre que se dio a los libros sagrados del Tantrismo, proviene de *tan-oti*, que significa "expansión", y de *tra-yati*, que significa "liberación". En la filosofía tántrica, el cuerpo es considerado como la puerta al templo interior de la divinidad. Así, el cuerpo y la existencia corporal se reconocen en un nivel manifiesto como un instrumento maravilloso a través del cual la expansión de la conciencia no se manifiesta *(Siva)* y la libertad de la energía *(Sakti)* pueden alcanzarse y unirse.

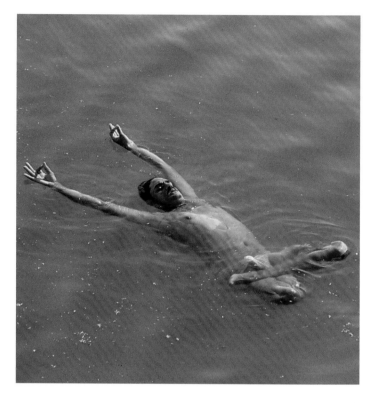

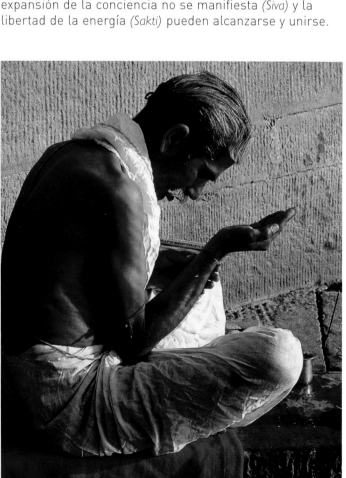

El término "yoga" apareció en las fuentes escritas hace unos 4.000 años en los antiguos himnos y poemas sánscritos de los *Tantras*, y más tarde en los *Vedas*, que hacen referencia a tradiciones rituales, folclore, prácticas esotéricas y despertares espirituales. Estas escrituras se consideran sagradas, ya que en su origen, se revelaban a los rishis mientras se hallaban en profundo estado yóguico de meditación.

Escritos posteriores, llamados los *Upanisads* (literalmente "sentarse junto a las enseñanzas"), ofrecían una definición clara del viaje del yoga. Estos textos, 108 auténticos libros en total, son la parte final de los Vedas, y el fundamento del Vedanta, que es uno de los seis sistemas filosóficos del pensamiento indio. Los Upanisads son variados en sus distintas enseñanzas espirituales pero, en esencia, revelan que el alma se encuentra en el núcleo de todos nosotros y, por tanto, ninguno de nosotros existe de forma separada:

El Yo es la Realidad Última
Aquella que existía antes de la creación, y de la cual nace
    la creación
Así, quien ve este Yo, lo Ve en el corazón de todos.

Katha Upanisad

Arriba: Un yogui flotando en las claras aguas verdes del Ganges, Varanasi, India. El *Gangajal*, o agua del río, se considera un tónico vital.
Izquierda: Los yoguis se reúnen en las orillas del Ganges para practicar la meditación y el yoga, y para bañarse en sus aguas purificadoras. Los hindúes consideran el río Ganges como el río más sagrado de la India.

Este conocimiento se realiza no a través de la especulación y la teoría, sino a través del deber, la contemplación interior y la meditación. Los Upanisad ofrecen la fuente del Astanga yoga, pero son más inspiradores que instructivos, con profundas suposiciones y revelaciones, tanto prácticas como poéticas.

En este punto de la historia del yoga (los Upanisad se escribieron entre el 400 y el 200 a.C.), los métodos instructivos del yoga aún se impartían personalmente del gurú al discípulo. Los distintos maestros enseñaban diferentes técnicas y aspectos, haciendo su desarrollo algo aleatorio. No fue hasta que el rishi Patanjali (100 a.C. - 100 d.C.) sistematizó y compiló las prácticas existentes del yoga que habían llegado hasta él, junto con el conocimiento contenido en los Vedas y los Upanisad, cuando el yoga obtuvo un formato completo y una forma filosófica. Los *Yoga Sutras* de Patanjali, que significa "hebras de yoga" (aforismos), crean el fundamento esencial del yoga tal y como lo conocemos hoy en día. Esta obra es considerada uno de los textos más significativos del yoga. En los 196 aforismos de este libro, Patanjali ofrece al aspirante a yogui una profunda estructura de ocho pasos, o miembros (*asta* significa "ocho" y *anga* significa "miembro"), para seguir, como una hebra, a lo largo del camino yóguico para al fin alcanzar la liberación y la iluminación.

LOS OCHO MIEMBROS DEL ASTANGA YOGA

1 **Los cinco yamas** (Restricciones éticas y morales)
Ahimsa: no-violencia y no-perjuicio en ninguna forma a ninguna criatura viviente. Esto crea una vivencia compasiva, puesto que la no-violencia es un estado de la mente y el corazón.

Satya: veracidad de mente, palabra y acción. Es considerada la más alta ley de moralidad.

Asteya: no robar, librarnos de la posesión y la envidia.

Brachmacharya: abstinencia y práctica de la moderación en todos los aspectos.

Aparigraha: no-avaricia para simplificar la vida adoptando una actitud de generosidad y no acumulación.

2 **Los cinco niyamas** (Prácticas para crear integridad interior)
Saucha: pureza y limpieza de mente, cuerpo, corazón y entorno.

Santosha: cultivo de la satisfacción interior, para no hacer responsables a los demás de nuestra felicidad.

Tapas: brillar y ser iluminado por un objetivo interior y una dirección en la vida para crecer. El gran yogui Iyengar sugiere que una "vida sin tapas es como un corazón sin amor".

Svadhyaya: estudio, no sólo de tipo intelectual sino también de uno mismo, para desarrollar la auto-comprensión de nuestra naturaleza interior.

Isvara-pranidhana: realización, devoción y dedicación a la presencia divina durante toda la vida.

3 **Asanas** (Posturas)
Asana significa "asiento" y se refiere al arte de las posturas corporales que han evolucionado durante muchos siglos. Además de cultivar *kanti* (belleza física) a través del aumento del flujo pránico (energía vital) a través del cuerpo, las asanas eliminan la inconstancia mental para restaurar la salud mental y física, la fuerza, el bienestar y la vitalidad. La práctica de asanas también refleja las tendencias, fuerzas, debilidades y acciones de nuestra vida.

4 **Pranayama** (Regulación de la respiración)
Prana es la energía vital que se encuentra en la respiración, y así, podemos traducirlo como "el aliento de la vida". *Ayama* significa "expansión" o "estirar", por tanto pranayama es la práctica por la cual la energía vital se expande a través de la regulación y el control de la respiración. El sonido natural de la respiración, *So-ham*, en sánscrito significa "Soy aquello... más allá de los límites del cuerpo y la mente" y resuena inconscientemente a través del cuerpo como un mantra (sonido sagrado) con cada inspiración. En yoga se cree que, escuchando nuestra respiración también nos damos cuenta de esta silenciosa bendición.

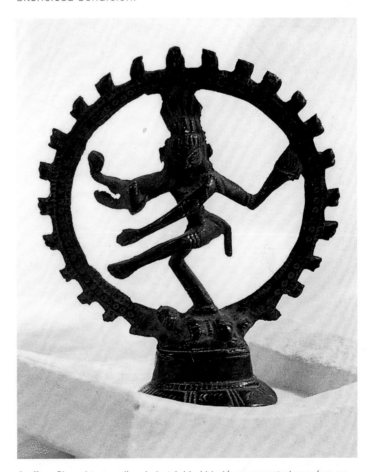

Arriba: Siva, el tercer dios de la trinidad hindú, representado aquí en su forma reencarnada de Nataraja - el Rey de la Danza. El círculo de fuego simboliza el universo siempre en movimiento en su estado de flujo eterno.

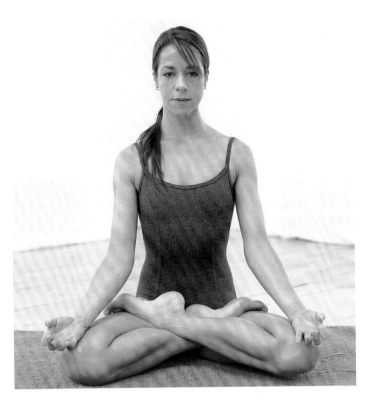

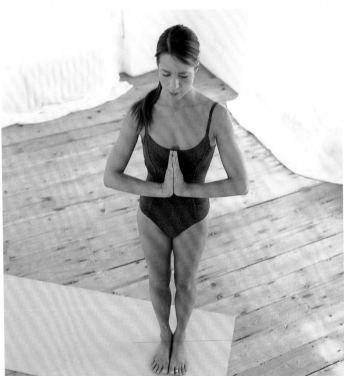

Arriba: Sentarse en Padmasana (postura del loto) con las manos en posición *chin mudra* es una postura cómoda para la meditación, centrando la mente y calmando el cerebro (véanse páginas 22-23).
Abajo: Al comienzo de la práctica del yoga se recita un mantra. Esto se hace tradicionalmente de pie en Tadasana, con las manos en Namasté, palmas juntas como en oración (véase página 32).

5 **Pratyahara** (Retraimiento sensorial)

Las antiguas escrituras sugieren que el cosmos completo está situado dentro del cuerpo humano, y por ello, se entiende que la fuente de la felicidad se encuentra dentro de cada individuo. Retrayendo nuestros sentidos de la estimulación externa, somos capaces de conectar con esta fuente interna de satisfacción, en lugar de apoyarnos en los estímulos sensoriales externos y agarrándonos para satisfacer nuestros insaciables deseos. El proceso de introspección y pratyahara que inducen ciertas asanas, como Kurmasana (postura de la tortuga), también llevan a la auto-comprensión y la aceptación.

6 **Dharana** (Concentración)

La práctica de dharana, o concentración, puede tener muchas formas. Los métodos incluyen estar completamente atento al flujo de la respiración en armonía con el movimiento del cuerpo, o centrarse en el brillo de la llama de una vela, observando sus movimientos y compartiendo su luz. Cualquiera que sea la técnica utilizada, el objetivo es el mismo: reforzar la mente y acumular energías físicas para moverse hacia un estado meditativo.

7 **Dhyana** (Meditación)

A través de la práctica del flujo unidireccional de la mente, *ekatanata,* o concentración, la meditación comenzará de forma natural si se le da el tiempo necesario. La meditación es absoluta, es el lugar al que podemos ir más allá del tiempo, espacio, condiciones y limitaciones, permitiendo a nuestro núcleo individual de conciencia expandirse y conectar con la conciencia universal infinita. Los antiguos sabios describían la meditación como uncirse con la naturaleza, pues concebían el universo infinito como parte de la naturaleza de la vida, la muerte y el más allá.

8 **Samadhi** (Iluminación, estado de éxtasis de unicidad)

Este es el yoga final, y es la culminación de los siete miembros previos. Samadhi trasciende la meditación: no tiene semilla, pues va más allá del principio y el fin; es un estado de liberación absoluta y éxtasis en el que nada se necesita, se desea o se requiere, puesto que el yo se ha fusionado con todo.

Para practicar realmente el Astanga yoga, necesitamos intentar incorporar los ocho miembros: practicar los aspectos físicos que son las asanas y pranayama, y esforzarnos por vivir las acciones del yoga, yama, niyama, pratyahara, dharana y dhyana.

Mediante la lectura y la discusión, pueden comprenderse los conceptos del yoga, pero esa comprensión debe ponerse en práctica si queremos experimentar la riqueza de sus beneficios y dar sentido a nuestra vida. Como expone Sri k. Pattabhi Jois, el yoga es 99 por ciento de práctica y 1 por ciento de teoría. Esto significa que es necesario practicar los ocho miembros del yoga, no sólo las asanas.

SRI K. KRISHNAMACHARYA, SRI K. PATTABHI JOIS Y EL YOGA KORUNTA

Dos de los gurús más reverenciados de nuestros tiempos redescubrieron un olvidado manuscrito en lo más recóndito de la biblioteca de Calcuta a comienzos de los años 30. Sri K. Pattabhi Jois, bajo la tutela de su gurú, Sri K. Krishnamacharya, ayudó a fechar, recopilar, registrar y descifrar este manuscrito, el *Yoga Korunta*, que data de entre los años 1.000 y 1.500. Estaba escrito en sánscrito sobre hojas, y aún estaba intacto.

En el Yoga Korunta se describe un sistema de Hatha yoga cuyo autor, el vidente Vamana Rishi, creó y practicó. El manuscrito contiene cientos de estrofas y recomienda la forma de respirar para integrar los ocho miembros de los Yoga Sutras de Patanjali. Con todo detalle, describe movimientos y respiración como vehículo para entrar y salir de las posturas, con respiraciones contadas en cada asana, advirtiendo "Oh yogui, no realices asana sin vinyasa". *Vinyasa* significa "movimiento sincronizado con la respiración". Es la práctica de mover el cuerpo en armonía con la respiración para ayudar a inducir el estado de concentración profunda.

En el Yoga Korunta, se imparten tres series de secuencias de yoga:

1 Yoga Chikitsa - terapia de yoga, para alinear y desintoxicar el cuerpo y la mente. Es la serie primaria.
2 Nadi Sodhana - limpieza de canales, para purificar el cuerpo sutil y la energía interior. Es la serie intermedia.
3 Sthira Bhaga - estabilidad divina, para crear una amplitud profunda, humildad y estabilidad. Estas series están divididas en cuatro sub-series, debido a su naturaleza más exigente.

Este es el sistema de Hatha yoga enseñado ahora por Sri K. Pattabhi Jois y su nieto Sharath en el Astanga Yoga Research Institute de Mysore, India, y alrededor del mundo. A través de las enseñanzas de Sri K. Pattabhi Jois, el Astanga yoga ha llegado a muchas personas en todo el mundo. Él continúa enseñando, y muchos estudiantes viajan a la India para estudiar bajo su tutela personal. Comenzando el día a las 4:00 a.m., guía a sus devotos a través de varias series de yoga. Solamente cuando se ha comprendido completamente y alcanzado la primera serie, se presenta la siguiente.

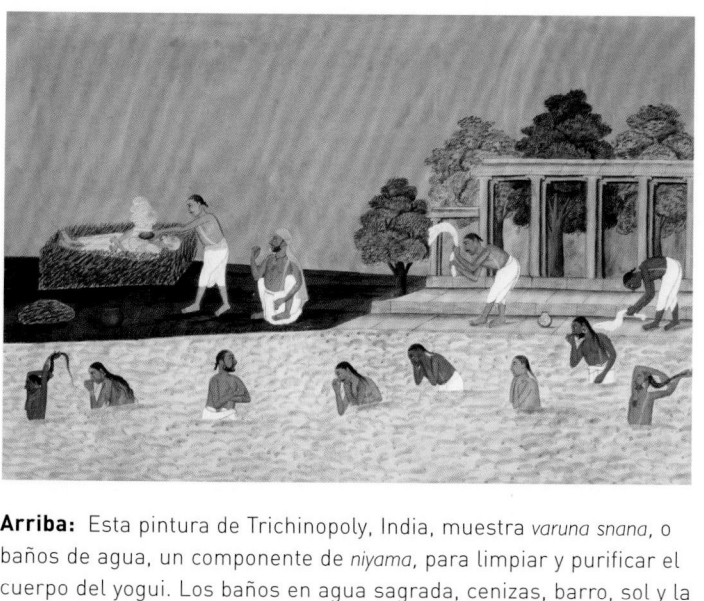

Arriba: Esta pintura de Trichinopoly, India, muestra *varuna snana*, o baños de agua, un componente de *niyama*, para limpiar y purificar el cuerpo del yogui. Los baños en agua sagrada, cenizas, barro, sol y la contemplación de la divinidad son todas formas de snana.

Derecha: Sri K. Pattabhi Jois con su nieto, Sharath, frente a su yoga shala, Mysore, India, 2001. Este es el hogar original de la práctica del estilo Mysore, por donde fluyen los estudiantes y aprenden la secuencia del postural al ritmo de su propia respiración.

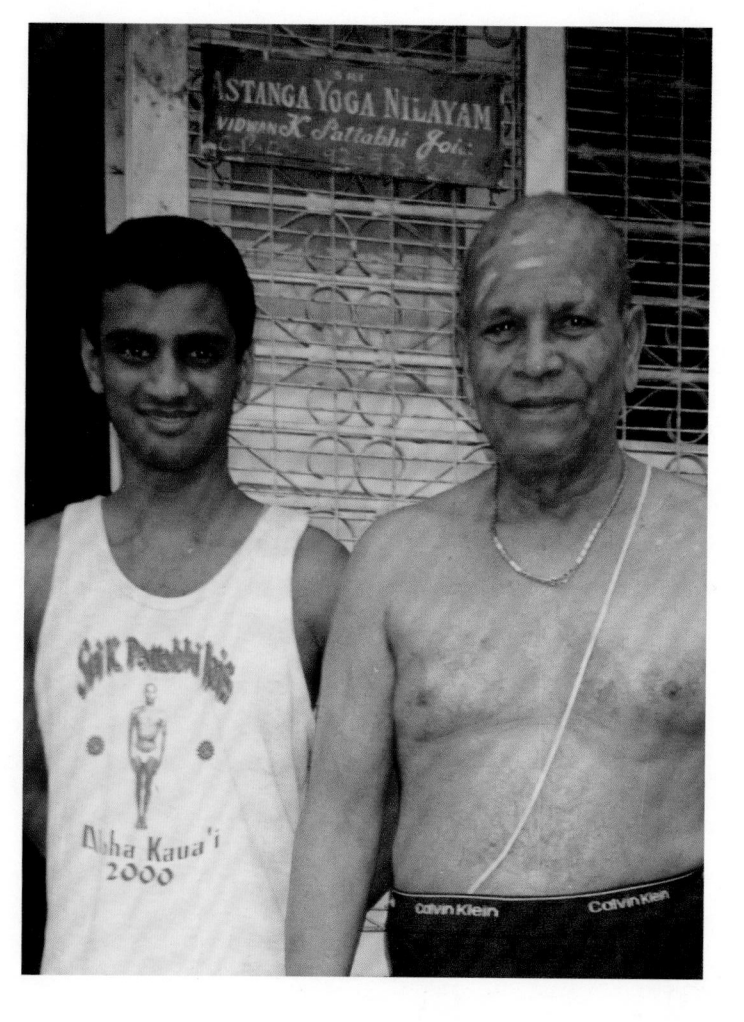

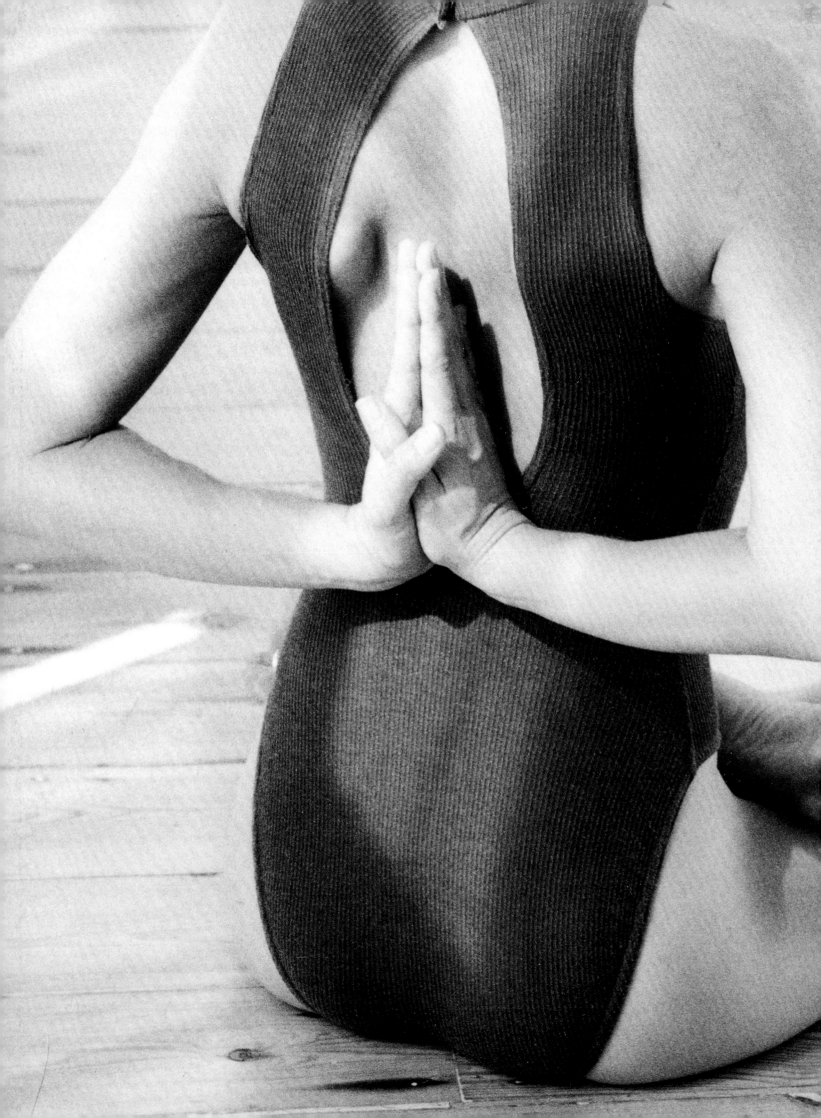

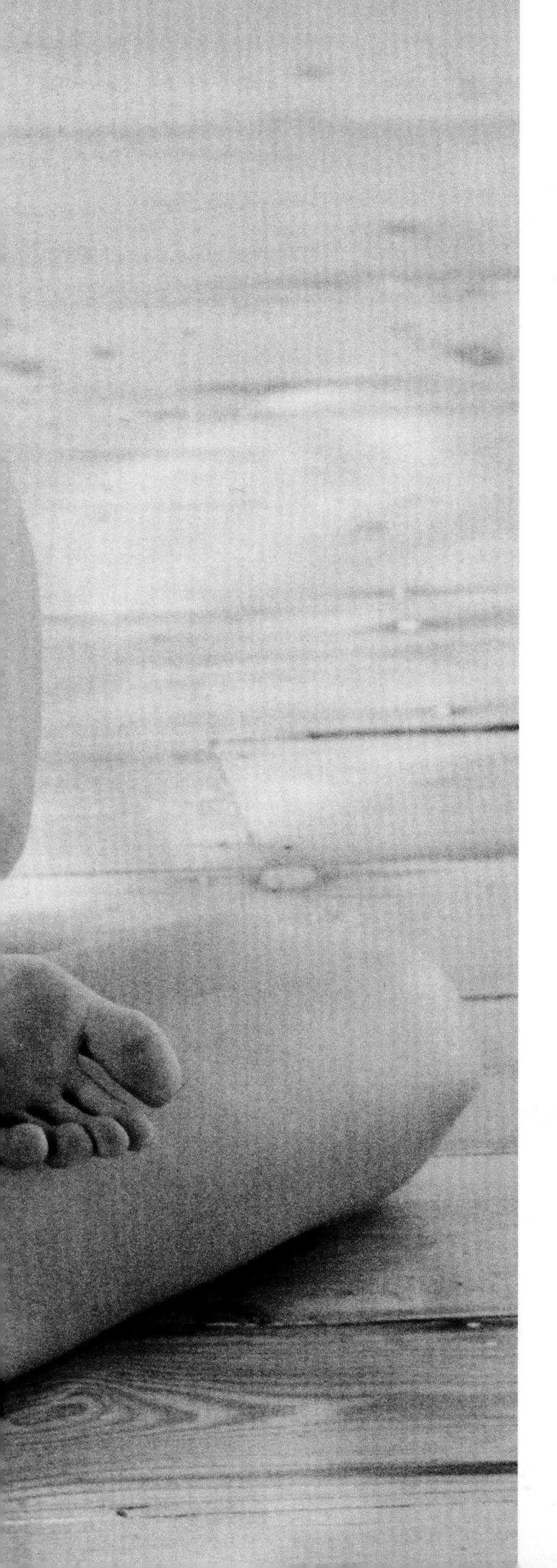

Los elementos de Astanga Yoga

Los elementos distintivos de Astanga yoga y su práctica están hilvanados con los ocho miembros de los Yoga Sutras de Patanjali para crear *sadhana* - una práctica completa espiritual. Estos elementos son:

• *vinyasa* – movimiento sincronizado con la respiración
• *ujjayi pranayama* – respiración victoriosa
• *bandhas* – cerraduras interiores
• *dristis* – puntos de mirada

Como el movimiento y el cuerpo fluyen juntos como si fueran uno, se genera *tapas* (calor interior) y comienza el proceso de purificación. A través de la práctica, las diferentes capas de la existencia corporal se limpian, transformando los patrones profundamente enraizados para liberar el cuerpo, la mente y el corazón.

Al cuerpo exterior, físico, en el yoga se le llama *sthula-sarira* - el cuerpo burdo o áspero. Esta jaula del cuerpo físico alberga el *suksma-sarira* - el cuerpo sutil, que es el reino interior o psíquico de nuestra existencia. Este cuerpo sutil no es visible al ojo pero es tan real como el físico, e incluso más poderoso y profundo. La sutil dimensión interior de la existencia puede sentirse y experimentarse a través de una conciencia interna profunda, pranayama y meditación.

Vinyasa

El movimiento respiratorio es la inspiración del cuerpo y propulsa el cuerpo hacia la acción, y es la esencia del Astanga yoga. Vinyasa nos enseña a movernos con armonía con el poder profundo y sutil de nuestra respiración, con su movimiento hacia el cielo en la inhalación y hacia la tierra en la exhalación. Vinyasa, o "movimiento sincronizado con la respiración", es la expresión externa del movimiento interno de la respiración. A través del aliento la energía vital del prana se lleva todo el cuerpo.

Pattabhi Jois describe el sistema de vinyasa como un *mala* de yoga. Mala significa "guirnalda" o "rosario", y en este sentido, en lugar de una guirnalda de flores o un rosario de oraciones, vinyasa crea una guirnalda o rosario de posturas de yoga, cosidas a través del flujo respiratorio. De este modo, cada movimiento del cuerpo está inspirado por el movimiento de la respiración.

El movimiento natural de nuestra respiración lleva nuestro cuerpo a través de la práctica. La respiración, elevándonos y relajándonos suavemente, motiva al cuerpo a fluir en la entrada y salida de las posturas. Esto crea una corriente continua de movimiento en el que el cuerpo y la mente se encuentran ligados. La unidad de la respiración y el movimiento simboliza la unión de la conciencia individual con la conciencia universal.

Siendo conscientes de nuestra respiración y su ritmo natural, nos movemos hacia los dominios completos del yoga. Esto se debe a que la unión consciente de cuerpo, mente y respiración a través de los movimientos y las posturas, cultiva una concentración continua (dharana) sobre el flujo de la respiración (pranayama) con el flujo de las asanas. Esta profunda atención a la respiración crea un aquietamiento de los sentidos (pratyahara), preparando el camino hacia el estado meditativo de contemplación y meditación (dhyana) que nos conduce hacia la unión extática del alma y lo divino (samadhi). Cuando el cuerpo y la mente se abren y se liberan a través de estas prácticas, yama y niyama pueden comprenderse y absorberse de mejor forma.

En el nivel físico, vinyasa construye y mantiene el calor del cuerpo, permitiendo estiramientos profundos del cuerpo en las asanas, mientras se alimenta el fuego digestivo hacia beneficios más internos de cada postura. Otro aspecto importante de vinyasa es que nos permite desarrollar la práctica autónoma, de modo que podamos fluir a nuestro propio paso, moviéndonos al ritmo de nuestra propia respiración, llevándonos en cada nivel hacia una meditación cada vez más profunda.

Vinyasa comienza con Surya Namaskara (saludo al sol). El ascenso y el descenso de la respiración llevan el flujo del cuerpo de postura en postura. A través de las posturas de pie, nos rendimos a cada postura con la exhalación, y salimos de la postura con la inhalación. Incluso cuando nos encontramos en la quietud de cada postura, la respiración continúa fluyendo, abriendo y soltando el cuerpo cada vez más con cada respiración.

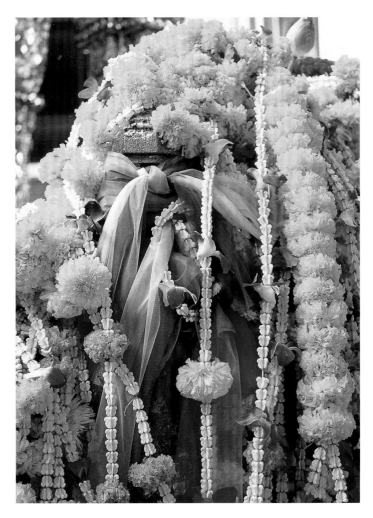

Arriba: Los movimientos del yoga con vinyasa se describen como una *mala,* o guirnalda de flores, unidos entre sí por la respiración.

PARA PRACTICAR VINYASA

Dentro de las posturas sentadas, se realiza la *medio vinyasa* entre cada lado de la postura para neutralizar el cuerpo. La *vinyasa completa* se realiza después de terminar una postura sentada en ambos lados y antes de entrar en la siguiente postura. Las secuencias vinyasa completa y media toman su inspiración del Surya Namaskara, que incorpora pranayama (control de la respiración), asanas (posturas del cuerpo), dristis (puntos de concentración) y bandhas (cerraduras o sellos). Por esta razón, la fluida secuencia de posturas que conforman Surya Namaskara son la clave de la práctica física del Astanga yoga.

Mientras fluye a través de la práctica, preste atención al detalle y alineamiento de cada postura. Así como las palabras se encadenan para formar una frase, de la misma forma las posturas se ligan para crear vinyasa. No obstante, si las palabras no se pronuncian de forma coherente, el significado de la frase se pierde. Si las posturas no se forman de la manera correcta, no habrá entendimiento interno y la práctica no tendrá sentido.

Ujjayi Pranayama

Ujjayi pranayama promueve la respiración completa, de modo que el oxígeno y la vida puedan entrar en nuestros pulmones y empapa cada célula del cuerpo. La palabra *ujjayi* se compone de dos raíces sánscritas: *ji*, que significa "conquistar o ser victorioso", y el prefijo *ud*, con el significado de "atadura". Así, ujjayi es el método de respiración que conquista las ataduras y libera la mente. La práctica respiratoria de ujjayi crea un sonido resonante al pasar el aire por la parte posterior de la garganta de camino a los pulmones. Esto nos permite escuchar de forma consciente nuestra respiración, y ajustarnos a nuestra fuerza y energía vitales mientras nuestra respiración limpia nuestro cuerpo. El sonoro sonido de la respiración ujjayi se convierte en un suave mantra (pensamiento sagrado o plegaria) sobre el que nuestra mente puede concentrarse, a la vez que se crea un ritmo y un flujo para que nuestro cuerpo lo siga cuando nos movemos de asana en asana.

PARA PRACTICAR UJJAYI PRANAYAMA

Siéntese en una postura cómoda, manteniendo la espalda recta y la columna estirada. Relaje su cuerpo sin encorvarse y lleve su mirada hacia abajo o cierre los ojos completamente. Lleve su atención hacia la respiración entrando y saliendo por sus fosas nasales. Realice respiraciones profundas, lentas, rítmicas y calmadas. Ahora lleve su atención hacia su garganta: sienta su aliento rozar suavemente a través de la parte posterior de su garganta, en la inhalación y la exhalación.

Mientras profundiza en la concentración, tome conciencia de las cuatro etapas del ciclo respiratorio sin exagerar ninguna de ellas. Primero está la inhalación *(puraka)*, que se vierte en la parte baja de su cuerpo y lo llena hasta el borde de las clavículas. En segundo lugar, existe un momento de suspensión cuando la inhalación se ha completado pero la exhalación aún no ha comenzado; a esto se le llama *antara kumbhaka*. En tercer lugar está la exhalación *(rechaka)*, en la que se suelta el aire desde la parte superior del cuerpo hasta la parte inferior. Finalmente, hay una ligera retención *(bahya kumbhaka)*, cuando la exhalación ha terminado y la inhalación no ha comenzado aún. Tenga cuidado de simplemente percibir antara kumbhana y bahya kumbhaka sin acentuar ninguna de las dos.

Comience ahora a contraer la glotis suavemente moviendo la parte superior frontal de la garganta hacia atrás, de forma que resuene un sonido interno desde la garganta hacia el corazón en la inhalación, y del corazón a la garganta en la exhalación. El sonido será algo parecido al de una brisa susurrante o a la suave respiración de un bebé dormido. La vibración resonante de la respiración reverbera internamente en lugar de proyectarse hacia fuera.

Si, al comienzo, encuentra dificultades para crear el sonido de ujjayi pranayama, practique inhalando y exhalando por la boca mientras susurra "hhaaa" en la parte posterior de la garganta con cada una de las inspiraciones y espiraciones. Cuando profundice en la práctica de ujjayi pranayama, sea consciente de la polaridad de las energías contenidas en cada ciclo. La inhalación lleva energía hacia dentro para inspirar al cuerpo y fluir hacia arriba. La exhalación suelta la energía hacia abajo, conectándonos con la gravedad y la tierra.

Abajo: Siéntese en Padmasana (postura del loto) para practicar ujjayi pranayama. Si no está cómodo, véanse alternativas en página 24.

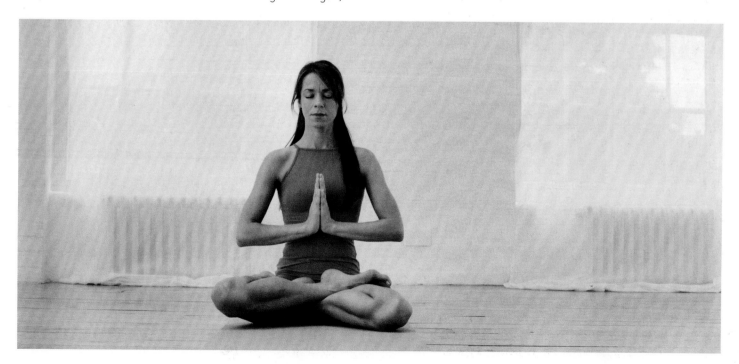

Los bandhas

La palabra sánscrita *bandha* significa "atar, agarrar o cerrar con candado", y esa es exactamente la acción física implícita en la creación y prácticas de los bandha. Hay tres bandha primarios: *jalandhara bandha, uddiyana bandha* y *mula bandha.* Estos bandha, o cerraduras, se crean contrayendo suave pero poderosamente partes específicas del cuerpo para sellar la energía vital (prana) de la respiración y redirigir el flujo pránico hacia el *susumna nadi,* que es el camino sutil de la columna vertebral. Una vez que la energía comienza a fluir a través de susumna, comienza el despertar espiritual.

Cada bandha ayuda a disipar los nudos físicos (llamados *granthis*) dentro del cuerpo sutil que bloquean el libre flujo del prana en ascensión por el susumna, obstaculizando la meditación y la liberación final. A nivel físico, los bandha forman la fuerza nuclear del cuerpo y se activan a través de la práctica para dar apoyo interno.

JALANDHARA BANDHA

La palabra *jala* significa "nido". En este bandha, la parte frontal de la garganta se cierra mediante la barbilla al dirigirla y presionarla sobre el hueco que se encuentra entre las clavículas. Esta cerradura de garganta tiene un efecto regulador del flujo del prana hacia el corazón y el chakra del corazón (véase página 25). El jalandhara bandha se da de forma natural en diversas posturas mediante la colocación de todo el cuerpo, por ejemplo en Salamba Sarvangasana (postura de apoyo completo del cuerpo, Halasana (postura del arado) y Garbha Pindasana (postura

del embrión). También puede practicarse sentado en cualquier postura cómoda, con las piernas cruzadas o en Ardha Padmasana o Padmasana (medio loto o loto completo, descritas en la página 126).

- Coloque las palmas hacia abajo sobre las rodillas y estire la espalda sin tensarla, dejando que el cuerpo se relaje.
- Inhale lenta y profundamente.
- Descienda la cabeza, bajando la barbilla y presionándola firmemente sobre el hueco entre las clavículas. Estire los brazos y presione con las palmas sobre las rodillas. Esto hará que sus hombros se eleven.
- Mantenga esta posición de jalandhara bandha sólo un momento. Luego despegue la barbilla del pecho, suelte la presión de las manos sobre las rodillas, doble los codos y relaje los hombros. Exhale despacio y por completo. Repita cuatro veces más.
- A lo largo de la práctica de asanas, la cerradura de garganta o jalandhara bandha tiene su forma más sutil en la suave contracción de la glotis cuando ujjayi pranayama está presente de forma continua.

Abajo: La forma suave de uddiyana bandha fortalece los músculos del abdomen, hace la respiración más profunda y, al mismo tiempo, protege la columna de posibles daños.

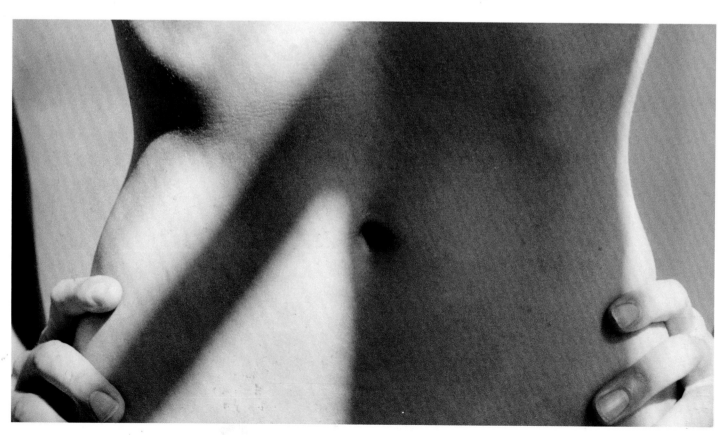

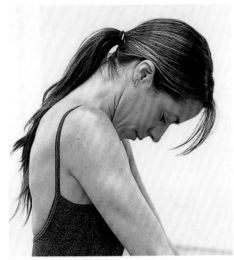

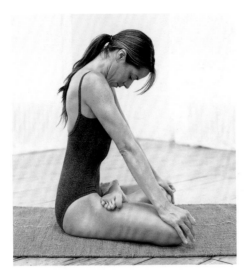

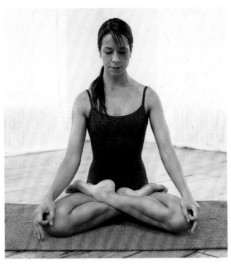

Arriba: Jalandhara bandha

Arriba: Uddiyana con jalandhara bandha

Arriba: Mula bandha

UDDIYANA BANDHA

La palabra *uddiyana* significa "volar hacia arriba", y se relaciona con el hecho de que la contracción de los músculos abdominales conlleva la elevación del diafragma. Dentro del cuerpo sutil, uddiyana bandha provoca el vuelo de la energía pránica, como un gran pájaro elevándose en el cielo, a lo largo de susumna nadi hasta el chakra superior, trayendo iluminación y unión total. Uddiyana bandha puede practicarse sentado con las piernas cruzadas o en Saddhasana (postura perfecta), o en Ardha Padmasana o Padmasana (medio loto o loto completo).

- Estire la columna y coloque las manos sobre las rodillas. Relaje el cuerpo y lance la mirada hacia abajo o cierro los ojos para internalizar la concentración.
- Respira lenta y profundamente a través de las fosas nasales.
- A continuación, exhale con fuerza a través de la boca, vaciando completamente los pulmones.
- Retenga la exhalación y ahueque el estómago, contrayendo los músculos abdominales hacia dentro y hacia arriba, mientras cierra su barbilla entre las clavículas (jalandhara bandha). Deje que los hombros se eleven ligeramente mientras estira firmemente los brazos presionando las palmas sobre las rodillas. No se esfuerce y mantenga la postura sólo mientras sea cómoda.
- Para salir de uddiyana bandha, relaje el abdomen, doble los codos soltando los hombros, eleve la barbilla e inhale lenta y suavemente. Deje que su respiración se normalice antes de practicar uddiyana de nuevo.

El ejercicio arriba indicado es la expresión máxima de uddiyana bandha. Sin embargo, durante la práctica de asanas no será posible activar esta cerradura hasta tal extremo, ya que constreñiría la respiración. Una ligera elevación hacia arriba y hacia dentro del abdomen mientras practica aumentará su respiración, ayudándole a llevar el aire hacia la espalda y costillas laterales en lugar de hacia el estómago. Esto mejorará su capacidad pulmonar y fortalecerá todo el cuerpo. Tenga cuidado de no tensarse mientras realiza uddiyana bandha. Deje que los músculos abdominales se curven suavemente hacia dentro mientras el aire fluye hacia la espalda.

MULA BANDHA

La palabra *mula* significa "raíz, causa o fuente".
La localización de mula bandha está en el músculo de la zona del perineo, es decir, entre el ano y los genitales. Para las mujeres, sin embargo, la contracción de esta región es más profunda, ya que mula bandha puede localizarse en el cuello del útero.

- Siéntese en una postura cómoda (en Sukhasana, Siddhasana o en medio loto o loto completo).
- Estire la columna y relaje los hombros.
- Baje su mirada o cierre los ojos completamente y lleve su conciencia al flujo natural de su respiración.
- Continúe respirando rítmicamente y lleve su atención al músculo perineal o cuello del útero. Contraiga este área elevándola. Relájela. Repita la contracción otras cuatro o cinco veces, aumentando la duración de cada contracción para desarrollar la fuerza necesaria para sostener mula bandha mientras realiza una respiración completa.

En un principio, es posible que perciba que contrae los esfínteres anales y urinarios. No obstante, con la práctica será capaz de refinar la acción de contracción hasta el área específica del músculo perineal o el cuello del útero. Mientras practica, es importante que tenga cuidado de no apretar las nalgas.

Mula bandha dirige el prana desde la región pélvica inferior hacia arriba. Con ello, por un lado ayuda a proporcinar energía a todo el cuerpo y, al mismo tiempo, alivia la frustración sexual, los sentimientos de culpabilidad y la represión.

Los dristis

Nuestro punto de mirada, conocido en sánscrito como *dristi*, juega un importante papel en nuestra práctica a cuatro niveles distintos: práctico, físico, mental y espiritual.

De todos nuestros sentidos, la vista y el oído son los más atrayentes, distrayéndonos continuamente y llevando nuestra mente a otros lugares. A través de los ojos vemos el mundo exterior a nosotros, pero también podemos volver nuestra atención a nuestra vida interior y descubrir nuestra verdadera naturaleza. Mientras dirigimos nuestra atención hacia fuera con nuestros ojos abiertos, la visión fija del dristi es un método de instrospección. La atención exterior se refleja interiormente, enfocando clara, intensa y suavemente, de forma que nuestros ojos abiertos no son conscientes del mundo exterior más allá de nuestro dristi.

Hay nueve puntos de atención y cada uno de ellos completa la postura del cuerpo en cada asana. Los nueve dristis son:

Bhru madhya: el espacio entre las cejas (centro del tercer ojo, puede referirse como *ajna chakra* o *sambhavi mudra*)
Nasagrai: la punta de la nariz (también conocido como *agochari mudra*)
Nabi chakra: el ombligo
Padhayoragrai: los dedos de los pies
Angustha ma dyai: los pulgares
Hastagrai: la mano
Parsva: a la derecha
Parsva: a la izquierda
Urdhva: hacia arriba y hacia el cielo

Los dristis prescritos permiten a los ojos descansar sobre un punto, ayudando a prevenir la distracción del enfoque mental durante la práctica yóguica por otros estímulos visuales y sus asociaciones. Esto ayuda a desarrollar una única fijación, por lo que el que el enfoque se concentra en un solo punto. Con la práctica esto induce a estados más elevados de concentración que promueven la energía mental, la conciencia y la introspección.

Por esta razón, los dristis también se utilizan de forma individual como herramientas en la práctica de la meditación. Por ello nos volvemos hacia este aspecto meditativo para crear tranquilidad de mente y pureza de visión interior, para reflexionar sobre nuestra verdadera naturaleza mientras nos movemos a través de las yogasanas.

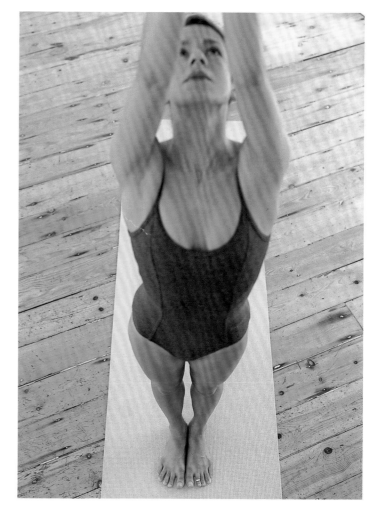

Arriba: Angustha ma dyai (dirigir la atención a los pulgares) es el primer dristi de Surya Namaskara (saludo al sol).
Derecha: Dristis específicos utilizados para conseguir equilibrio y enfoque.

Contar con un punto focal fijo también aporta orientación y equilibrio al cuerpo en las posturas, y ayuda a alinear el cuello a través de la posición de la cabeza. Los cambios de dristi a través de Surya Namaskara (saludo al sol) ayudan al flujo direccional del cuerpo, cultivando la claridad física y mental. Los dristi también fortalecen los músculos de los ojos y ayudan a mejorar la vista, otro práctico beneficio físico.

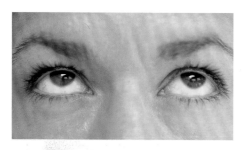

Arriba: Dristi urdhva

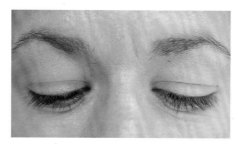

Arriba: Dristi nagasdrai

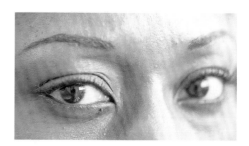

Arriba: Dristi parsva

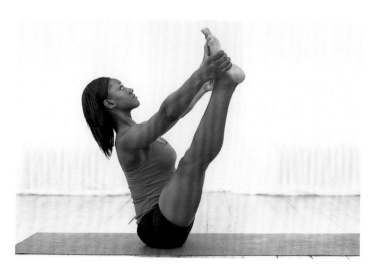

Arriba: Dristi bhru madhya

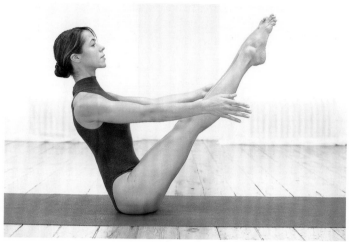

Arriba: Dristi padhayoragrai

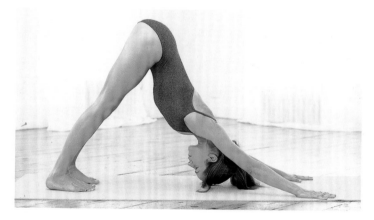

Arriba: Dristi nabi chakra

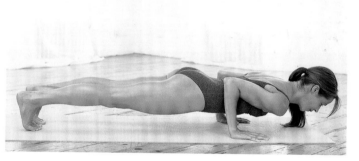

Arriba: Dristi nagasagrai

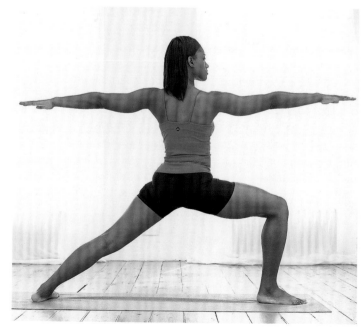

Arriba: Dristi hastagrai

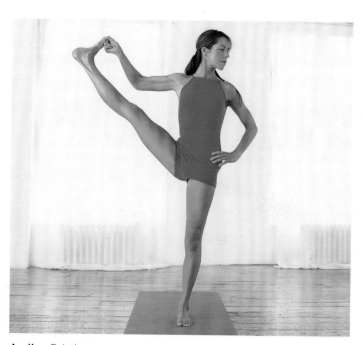

Arriba: Dristi parsva

El cuerpo sutil

Los ocho miembros del yoga de Pattanjali pueden verse como etapas de un viaje interior a los más profundos niveles de la conciencia a través de la dimensión interna de *suksma-sarira,* el cuerpo sutil. La respiración se considera como el vínculo vital entre los cuerpos físico y sutil, porque lleva la energía del prana, el aliento vital. Esta es la razón por la que la respiración es la esencia de nuestra práctica del yoga, ya que tiende puentes entre los reinos físico y psíquico de nuestra existencia. En el cuerpo sutil hay canales de energía llamados *nadis.* Se cree que hay 72.000 de esos canales que forman una completa red de caminos de energía por los que fluye el prana.

En el mismo núcleo del cuerpo de energía, correspondiéndose con la columna vertebral del cuerpo físico, se encuentra el canal espiritual central del *susumna nadi* (el canal de la gracia o central), a lo largo del cual se encuentran los siete puntos de energía llamados *chakras.*

Entrelazados a través de los chakras y alrededor de susumna nadi se encuentran dos canales secundarios, llamados *idi nadi* (el canal del reconfortamiento) y el *pingala nadi* (el canal dorado).

El pingala nadi nace de la parte derecha de susumna nadi y está asociado a la energía purificante del sol, mientras que el ida nadi nace de la parte izquierda de susumna nadi y está asociado con la influencia calmante y apaciguadora de la luna. Estos dos caminos alimentan a susumna nadi a través de los chakras, donde se integran sus polaridades dinámicas y fuerzas opuestas.

A nivel físico, al igual que susumna nadi, tienen sus contrapartidas anatómicas. El pingala nadi se corresponde con el sistema nervioso simpático (excitación), mientras que el ida nadi se corresponde con el parasimpático (relajación).

A nivel espiritual, se cree que el cuerpo sutil permanece tras la muerte y es llevado a un futuro cuerpo y reencarnado.

LOS CHAKRAS

Chakra significa "rueda" o "círculo", y a lo largo de susumna nadi se encuentran los siete chakras. Estos chakras, que también se corresponden con los siete centros nerviosos o plexos de energía física del cuerpo, son como remolinos de energía pránica, y cada uno significa un nivel distinto de conciencia. Son los hitos simbólicos a lo largo del camino espiritual.

A través de la práctica de las posturas de yoga, pranayama y meditación, el susumna nadi se limpia, permitiendo que la energía pura fluya libremente ascendiendo por él, abriendo las dimensiones sutiles de la mente y el cuerpo para inducir estados elevados de conciencia y despertar espiritual. Esto a menudo se representa mediante una serpiente dormida enrollada en la base de la columna vertebral. Cuando la serpiente sale de su letargo físico, el poder de la serpiente *(kundalini-sakti)* se despierta, activando los chakras en su ascenso a través del susumna, elevando la conciencia del ser inferior al superior.

CHAKRAS Y MEDITACIÓN

Dhyana, el séptimo miembro de Astanga yoga, es la meditación, que ha sido practicada durante miles de años por adeptos de muchas religiones. Dhyana es el proceso mediante el cual la mente se libera de inquietud y pensamientos esparcidos para ver claramente y mirar hacia dentro y así conectar con nuestra fuente interior de sabiduría, felicidad y divinidad.

La cabra almizclera busca por todo el mundo la fuente del aroma que viene del interior...

Ramakrisna Paramhamsa

La mente es ilimitada, como el azul infinito del cielo, pero está empequeñecida y nublada por nuestra continua charla interior de preocupaciones, ansiedades, arrepentimientos, resentimientos, deseos, recuerdos, fantasías, dramas y patrones fijos de pensamiento. Liberando estas nubes de pensamientos, se revela la expansión abierta e infinita de la mente interior y el corazón.

Esta apertura hacia la meditación trasciende las palabras y por esta razón la meditación sólo puede experimentarse, no enseñarse. Sin embargo, existen técnicas maravillosas para ayudarnos a inducir el estado meditativo. Sea paciente en su práctica; la meditación llegará a su debido tiempo cuando esté abierto para recibirla.

La meditación no es un escape del estrés y las tensiones de la vida diaria. Es una reunión con el yo en su plenitud, una exploración vívida de la maravillosa fuerza vital que reside en nuestro interior.

Principalmente, existen dos categorías de meditación: concreta o *saguna* (con cualidades), y abstracta o *nirguna* (sin cualidades). En meditación saguna, la mente contempla y se concentra en un objeto o imagen definidos. En meditación nirguna por el contrario, no hay objeto. En su lugar el practicante se absorbe en una contemplación de la unicidad absoluta del universo. Concentrándose en la imagen de los chakras, pueden inducirse estados elevados de conciencia. La imagen del loto a menudo se utiliza para representar los chakras, ya que simboliza las tres etapas del viaje espiritual:

1 La oscuridad de la ignorancia: las raíces del loto crecen en los oscuros y fangosos fondos de las lagunas.
2 Aspiración: el tallo del loto crece hacia arriba alejándose de la oscuridad hacia la superficie del agua.
3 Iluminación: cuando el loto atraviesa la superficie del agua sus pétalos se abren a la luz del sol, simbolizando la iluminación espiritual.

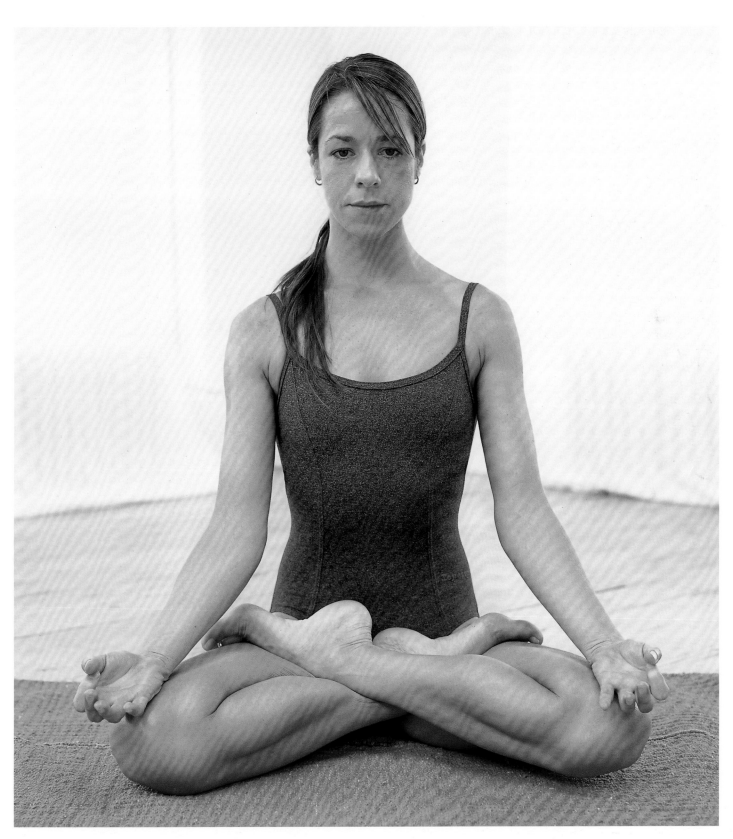

Arriba: Sentarse en Padmasana (postura del loto) favorece que el cuerpo y la mente se aquieten. La postura de las piernas crea una base firme y segura, proporcionando a la columna una base sólida sobre la que crecer. El primer paso hacia la meditación es una quietud constante. Curve su dedo índice bajo su pulgar, simbolizando el yo individual inclinándose y uniéndose con el alma universal. A esto se le llama *chin mudra.*

Meditación

SENTARSE PARA LA MEDITACIÓN

Para meditar, debe asegurarse de que adopta una postura cómoda en la que podrá permanecer sin moverse. Sólo cuando el cuerpo está asentado en completa quietud durante un tiempo puede experimentarse la meditación. Siéntese en alguna de estas posturas:

Sukhasana: (postura feliz fácil)

Siddhasana: (postura perfecta)

Ardha Padmasana: (postura de medio loto)

Padmasana: (postura del loto como en la página anterior)

Escoja una en la que pueda mantener rectitud y elongación de la columna sin sentir tensión en ninguna parte del cuerpo. Sentarse sobre un cojín o un bloque para yoga es muy útil en las primeras etapas. Cuando su espalda se fortalezca será capaz de permanecer sentado por períodos más largos sin ningún tipo de ayuda. Si ninguna de estas posturas le resulta cómoda, siéntese en una silla.

Una vez haya elegido su postura:

1 Siéntese sobre ambas nalgas, de forma que la base sea firme y equilibrada.

2 Relaje las caderas y las piernas de modo que las rodillas puedan relajarse hacia el suelo.

3 Estire la columna, estirando hacia arriba la espalda y abriendo el pecho.

4 Relaje los hombros, dejando descansar los brazos con las manos sobre las rodillas.

5 Relaje la cara y la mandíbula, descendiendo ligeramente la barbilla para estirar la parte posterior del cuello.

6 Relaje los ojos, bajando la mirada o cerrándolos completamente, y lleve su atención/conciencia al flujo natural y al movimiento de la respiración.

Mientras permanece en posición sentada, trate de percibir sus pensamientos a medida que éstos van surgiendo. Simplemente obsérvelos, no intente atraparlos. Una vez que note que los pensamientos le nublan, tómese un instante para inspirarlos todos hacia dentro. No se enfade o frustre por ellos ni trate de suprimirlos, ya que esto le llevará a estar más atado a ellos.

Deje que cualquier necesidad vibre hacia la superficie de su conciencia. Véala, obsérvela, reconózcala, siéntala, y después, lenta y suavemente exhale todo hacia fuera, de modo que vaya limpiando su mente y devolviendo su atención una vez más hacia el flujo natural de la respiración.

A medida que su mente está más tranquila y en calma, lo que puede llevar tiempo y práctica, deje que ésta se centre en la localización, sensación, imaginación simbólica y significado de los distintos chakras.

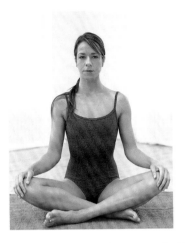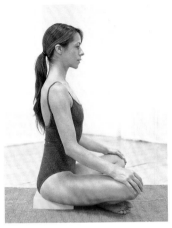

Arriba: Sukhasana (postura feliz fácil) sin y con bloqueo.

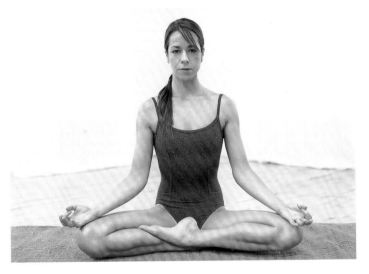

Arriba: Siddasana (postura de cumplimiento)

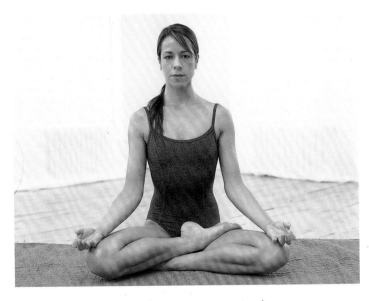

Arriba: Ardha Padmasana (postura de medio loto)

CHAKRAS: LOCALIZACIÓN, ELEMENTO, IMAGINERÍA Y SIGNIFICADO

1 Muladhara, el chakra base: centro raíz.

Mul = raíz o fuente; adhara = parte o lugar vital

Muladhara chakra es la fuente de toda la energía disponible para la humanidad, tanto física, mental, emocional, espiritual o psíquica. Cuando esta energía (conocida como kundalini-sakti) se libera y asciende por los chakras, se purifica y comienza el despertar espiritual.

Localización física: perineo, plexo pélvico.

Elemento: prithvi tattva (elemento tierra)

Mantra primario: lam

Simbolismo: una flor de loto de cuatro pétalos rojo profundo. En el centro de la flor de loto brilla un cuadrado amarillo, representando el elemento tierra. Dentro del cuadrado amarillo, un triángulo rojo invertido, cuyo vértice apunta hacia abajo. Este es sakti, el símbolo de la energía creativa.

Concentrarse interiormente en el triángulo rojo con el cuadrado amarillo favorece el equilibrio interior y la integración de creatividad y estabilidad.

2 Svadhisthana, el chakra sacro: lugar donde habita el ser.

sva = ser o alma; adhisthana = asiento

Este chakra está asociado a las relaciones, la procreación, el placer y el deseo. Es el lugar donde habitan los instintos más enraizados y todos los *samskaras,* que son impresiones mentales y emocionales del pasado.

Localización física: dos dedos sobre muladhara chakra y directamente detrás de los genitales, plexo hipogástrico.

Elemento: apas tattva (elemento agua)

Mantra primario: vam

Simbolismo: una flor de loto con seis pétalos de color carmesí. Una media luna creciente y blanco azulada se asienta en la parte inferior del círculo del loto, simbolizando la influencia que la luna ejerce sobre las mareas y las emociones humanas.

Concentrarse en la imagen de la media luna plateada sobre un gran océano abierto ayuda a restaurar la calma emocional y equilibrar los anhelos. Al mismo tiempo, esta práctica nos permite iberarnos del comportamiento compulsivo y de los patrones insanos que eran habituales en el pasado.

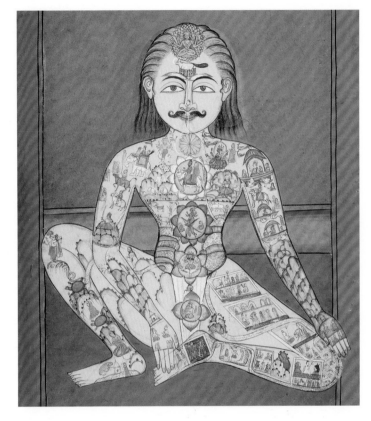

Arriba: Una representación de los chakras del cuerpo y los canales de energía en un manuscrito del siglo XVIII.

Abajo: Representaciones de los siete centros chakra y su imaginería.

3 Manipura, el chakra del ombligo: ciudad de joyas.

mani = gema o joya; pura = ciudad

Manipura chakra es el centro del poder interior, energía, ambición y asertividad.

Localización física: situado detrás del ombligo, plexo solar.

Elemento: agni tattva (elemento fuego)

Mantra primario: ram

Simbolismo: una flor de loto de diez pétalos. Dentro del círculo del loto hay un triángulo rojo fuego apuntando hacia abajo, como un brillante rubí que significa energía y poder.

Visualizar una luz dorada irradiando del triángulo y esparciéndose a través del cuerpo cultiva la energía física, mental y psíquica, dinamismo y vitalidad.

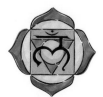   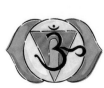

1 Muladhara chakra · 2 Svadhisthana chakra · 3 Manipura chakra · 4 Anahata chakra · 5 Visuddhi chakra · 6 Ajna chakra · 7 Sahasrara chakra

4 **Anahata chakra, el chakra del corazón:** sonido no golpeado.

anahata = no golpeado, se refiere al sonido cósmico que no proviene de dos elementos que chocan (como en los demás sonidos) pero está siempre presente en el corazón

Desde este centro puede escucharse la vibración interna y pulso del corazón, enviando olas de compasión, amor incondicional y comprensión de igualdad y hermandad.

Localización física: detrás del esternón, nivelado con el corazón (por esta razón a este chakra se le llama en ocasiones "loto del corazón"), plexo cardíaco.

Elemento: vaya tattva (elemento aire)

Mantra primario: yam

Simbolismo: un flor de loto de 12 pétalos, En el centro del loto hay una estrella de seis puntas como un hexagrama, que se crea con dos triángulos entrelazados, uno con el vértice hacia arriba y otro hacia abajo. Los triángulos hacia arriba y abajo denotan el equilibrio del punto medio de los chakras inferiores de la existencia física y los chakras superiores de los niveles espiritual y transcendental. Dentro de la estrella hay una suave llama, el símbolo del alma individual (jiva).

Concentrarse en la continuidad de la llama interna del corazón nos conecta con nuestra alma individual, verdad interior y compasión, que permanecen constantes y sin turbar por la actividad externa del mundo.

5 **Visuddhi, el chakra de la garganta:** rueda de pureza.

suddhi = purificación

Es en este centro donde todas las dualidades, polaridades y dicotomías de los opuestos se aceptan dentro de nosotros sin juicios.

Localización física: detrás del nacimiento de la garganta, plexo faringeal.

Elemento: akasha tattva (elemento éter)

Mantra primario: ham

Simbolismo: una flor de loto de dieciséis pétalos violetas. Dentro del loto hay un círculo blanco con una luna llena plateada, con forma de gota de néctar en el centro, simbolizando la armonía y purificación de todas las polaridades y opuestos.

Se dice que visualizar y sentir una dulce gota de néctar como bálsamo calmante al nivel de la garganta mientras se respira, ayuda a suavizar los conflictos internos del corazón y la mente, a cultivar la comprensión y una actitud de no-juicio en la mente y el corazón.

6 **Ajna chakra, el chakra de la frente:** centro de órdenes.

ajni = orden

Este centro de energía es la puerta hacia nuestra intuición, donde se oyen la comunicación y las órdenes del gurú interior. En este punto se crea el vínculo entre los aspectos mentales y físicos de nuestro ser, donde convergen los tres canales susumna, ida y pingala.

Localización física: detrás del espacio entre las cejas, la mitad del cerebro en la médula espinal y el plexo pineal. Debido a su localización en el tercer ojo, también puede referirse a él como *jnana chaksu* - el ojo de la sabiduría.

Elemento: maha tattva (elemento causa de la mente)

Mantra primario: om

Simbolismo: un loto de dos pétalos plateados, un pétalo representa el sol (pingala) y el otro la luna (ida). El círculo del loto tiene un matiz plateado, con un *lingam* (símbolo de energía creativa masculina) en el centro, situado en el interior de un triángulo invertido, que es el símbolo del principio de la feminidad (sakti).

Concentrarse en un círculo de luz brillante en el centro de la frente, irradiando sabiduría e intuición, aumenta la introspección y el conocimiento interior.

7 **Sahasrara , el chakra corona:** loto de mil pétalos.

shasrara = de mil puntas; también conocido como sunya, el vacuo vacío de la totalidad

El chakra corona es el lugar donde habita nuestra conciencia más elevada. Es la unión de todas las conciencias y toda la energía.

Localización física: coronilla, parte alta del cráneo.

Mantra primario: om, o el alfabeto sánscrito completo.

Simbolismo: una flor de loto circula con mil pétalos brillantes superpuestos. Inscrita en cada pétalo hay una letra del alfabeto sánscrito. En el centro del loto hay una luna llena *(purna chandra),* y dentro de la luna llena hay un *jyotirlinga* - un lingam de luz brillando hacia arriba, simbolizando la conciencia pura.

Se dice que la experiencia de sahasrara está más allá de la palabra y la definición En realidad, esta experiencia ha de ser sentida para poder comprenderla. Los practicantes de diferentes religiones utilizan distintos términos para describirla: los cristianos la definen como cielo, los budistas como *nirvana,* los yoguis la llaman *samadhi* y los hindús *kaivalya.* Es la fusión perfecta de todas las cosas; es el yoga en sí mismo.

Derecha: Los siete chakras se sitúan a lo largo del canal central de energía de susumna nadi, con la intersección de ida nadi (energía lunar) partiendo del lado izquierdo, y de pingala nadi (energía solar) del lado derecho.

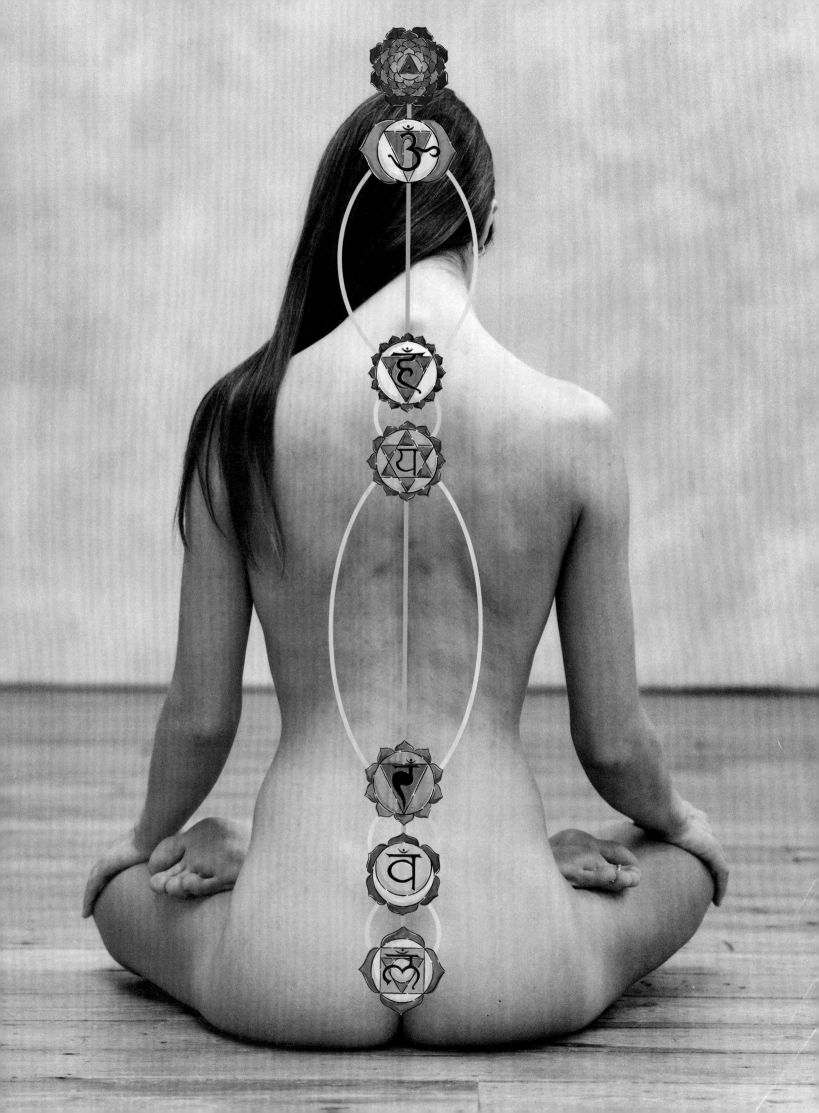

Preparación a la práctica de Astanga Yoga

Haga del yoga parte de su rutina diaria. La práctica está ahí para mejorar su vida en lugar de crear estrés, así que no se preocupe si algún día no puede realizarla. No obstante, unas sesiones de práctica cortas y regulares serán más beneficiosas que una sesión ocasional larga.

CUÁNDO PRACTICARLO

- Tradicionalmente, el amanecer y el atardecer se consideran los mejores momentos para la práctica diaria del yoga, puesto que la salida y la puesta del sol cargan la atmósfera con energía espiritual. Sin embargo, si no le es posible realizarla en esos momentos, hágalo cuando pueda.

- Deje pasar al menos tres horas después de una comida antes de comenzar la práctica. Es mejor beber antes y después de ésta para no deshidratarse, pero evite beber durante la misma, ya que interrumpirá su concentración y el flujo de una asana a otra.

- Haga un hueco en su vida para la práctica regular. Aunque sólo practique durante quince minutos, es mejor que nada. Con el tiempo, es probable que desee dedicarle más tiempo, puesto que el cuerpo y la mente se revitalizarán con la práctica.

CÓMO PRACTICARLO

- Nunca mantenga una postura - cada asana es un movimiento, una experiencia respiratoria, una exploración para abrir, soltar y fortalecer el cuerpo y la mente. El objetivo es el viaje de despertar del yoga, más que las posturas en sí mismas.

- Practique siempre con conciencia, cuidado, atención y paciencia. Deje que su conciencia se extienda, no sólo hacia cómo se mueve y respira, sino también hacia cómo piensa y se siente. Acepte por igual tanto los buenos como los malos pensamientos y sensaciones, sin juicios ni apegos, y deje entonces que salgan mientras exhala, de forma que el yoga se convierta en una práctica de limpieza.

- Nunca empuje o fuerce su cuerpo para conseguir una postura - puede causar lesiones. En lugar de eso, fluya y déjese vencer por la gravedad. La fuerza natural de la gravedad es más poderosa que nosotros mismos, y si nos rendimos a ella, nos llevará más adentro en la postura que cualquier esfuerzo que utilice la fuerza bruta.

- Practique siempre sin zapatos. La ropa más indicada es la que le resulte suave, cómoda. Es también importante que no sea ajustada y esté hecha de tejidos naturales que permitan que su piel respire.

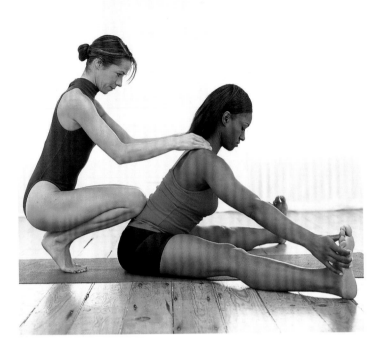

Arriba: Los ajustes con las manos suaves pero firmes ayudan al cuerpo a rendirse en las asanas.

- Despeje un espacio para la práctica - un espacio limpio y sin estorbos le ayudará a crear una mente limpia y sin obstáculos.
- Practique de forma sistemática a través de las posturas, comenzando por el saludo al sol. Con cada sesión, añada una nueva postura y memorícela, de forma que construya su propia práctica y la lleve consigo donde quiera que vaya.

- Los tres pilares para permanecer continuamente alerta son:

  1 La esencia de la práctica del yoga - su respiración. Le dirá cuándo se está forzando demasiado o cuándo ha perdido la concentración. La respiración es el vínculo entre el cuerpo y la mente, y un barómetro de su estado.
  2 La base - los pies. Ábralos y póngalos en el suelo para recibir la energía de la tierra.
  3 La elongación de la columna vertebral - mientras se mueve, respire a lo largo de la espalda para crear espacio y energía en su cuerpo.

- No confunda nunca la fluidez con la prisa. Fluya de forma rítmica y suave a través de las posturas, y esto generará energía dinámica, agilidad y conciencia. Apresurarse durante la práctica tendrá como resultado un cuerpo tenso y una mente agitada.

- Familiarícese con las partes de su cuerpo - en particular con los pies, el sacro, los huesos de las nalgas, el pubis, las costillas flotantes, clavículas, omóplatos, cuello y coronilla, y la colocación de los tras bandhas. Es necesario activar los bandhas durante la práctica. Encontrará recordatorios en las instrucciones.

- Concéntrese siempre en realizar al menos cinco respiraciones completas, profundas, rítmicas en cada asana. Mientras desarrolla fuerza, concentración y resistencia, es posible que desee hacer más respiraciones para mantener las posturas durante más tiempo. Además, respirando más profunda y lentamente, tendrá tiempo y espacio para explorar cada asana en su totalidad.

- Antes de practicar cada postura, estúdiela cuidadosamente, leyendo las instrucciones y observando las fotografías para desarrollar una comprensión mental y visual del concepto. Preste especial atención a la situación de los pies, pues son la base de cada postura y la raíz de su alineación.

- Las secuencias acortadas y moderadas se muestran en el capítulo sobre secuencias acortadas. Mientras se familiariza y toma confianza con las asanas y las secuencias, es posible que desee desarrollar su propia práctica, terminándola siempre con las asanas de cierre.

SEGURIDAD DURANTE LA PRÁCTICA

- Las posturas invertidas, los saltos o asanas que resulten extenuantes deben evitarse durante los períodos de recuperación de lesiones y durante la menstruación.

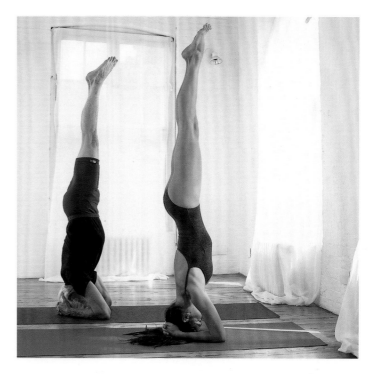

Arriba: A medida que progresa en la práctica, su cuerpo se hace más fuerte y ágil.

Asímismo, también se desaconsejan a aquellas personas que tengan la tensión alta, padezcan hernias, enfermedades coronarias o lesiones que afectan a la columna tales como hernia discal.

- Aunque muchas de las posturas de este libro son seguras y beneficiosas de forma individual durante el embarazo, las mujeres embarazadas no deben practicar las series primarias completas. La práctica del yoga durante el embarazo debe ser moderada. Una muy buena práctica son las clases de yoga prenatal, que recomendamos.

- El uso de ayudas como cintas, bloques de yoga y cojines pueden ser muy útiles cuando se aprenden las asanas o cuando se está recuperando una lesión, pero no debe crearse una dependencia. Están ahí para ayudar al comienzo, no para convertirse en una muleta durante la práctica. No obstante, una esterilla de yoga es una pieza clave del equipamiento que querrá llevar siempre consigo - son ligeras y fáciles de transportar.

- Lo más importante: disfrute de la práctica y no deje que se convierta en una imposición rígida. En lugar de eso, permita que su creatividad fluya a medida que va explorando las maravillas del cuerpo y su energía y sabiduría interior. Escúchelo y respételo, y deje que le guíe. Su cuerpo es su mejor maestro, y el yoga es su santuario interior.

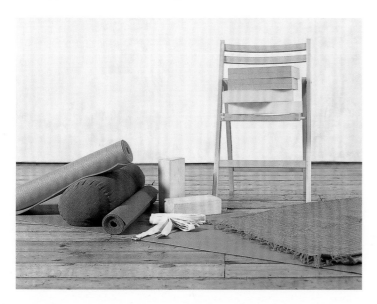

Arriba: Sillas, bloques de espuma, bloques de madera, cintas y esterillas son objetos que ayudan en la moderación de las asanas.

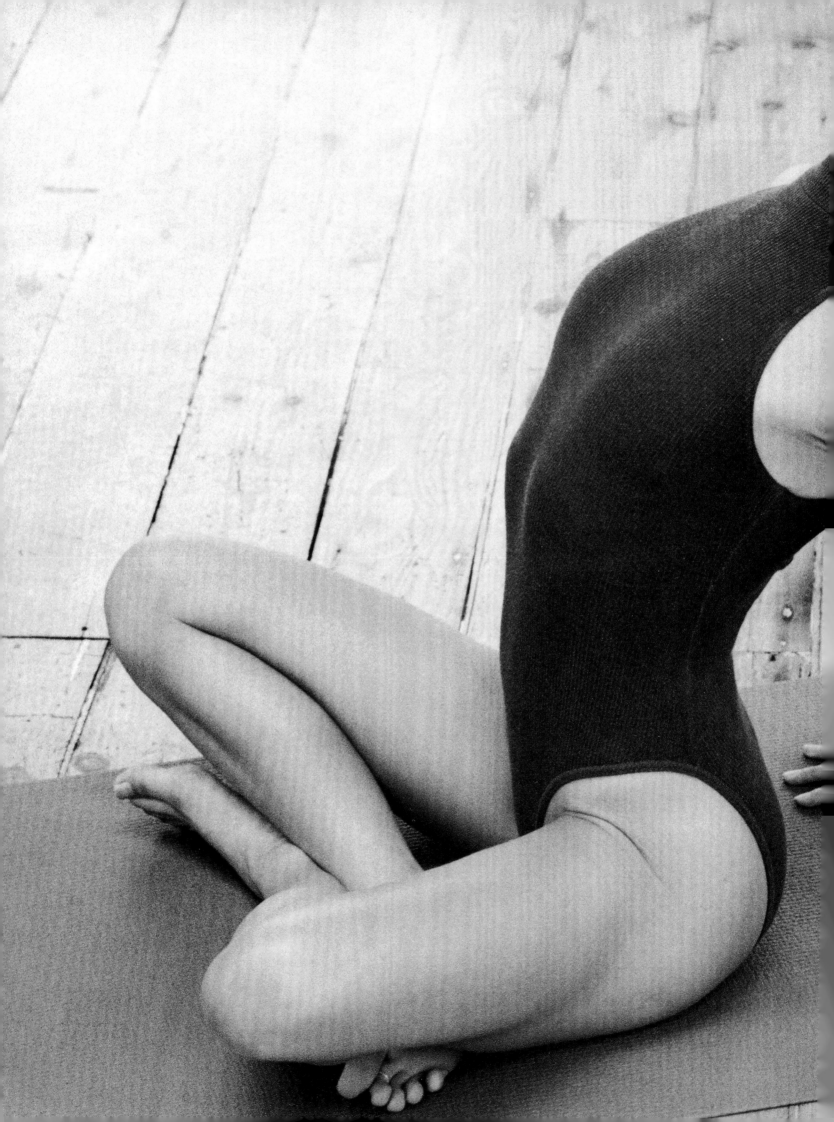

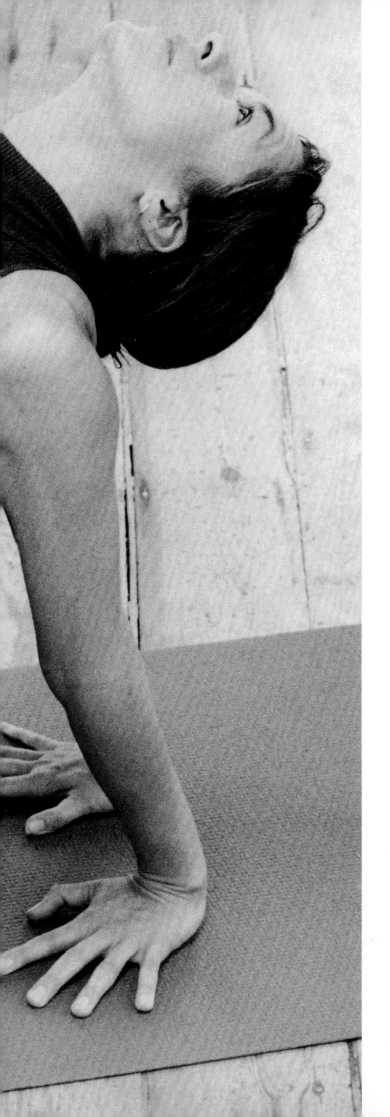

Las series primarias

El yoga Korunta consiste en seis series de unas cuarenta posturas cada una. Las primeras series, o series primarias, se llaman yoga Chikitsa (terapia de yoga). Algunas veces se hace referencia a ellas como "series curativas", ya que las asanas (posturas) que las componen realinean, reequilibran y limpian tanto el cuerpo como la mente, restaurando la salud y la vitalidad. Las segundas series, o nivel intermedio, se llaman Nadi Sodhana (purificación de los canales sutiles). Trabajan sobre la armonía del cuerpo y la mente fortaleciendo el sistema nervioso. Las series avanzadas, niveles A, B, C y D, desarrollan e intensifican la energía vital prana.

Este libro se centra en las primeras series. A través de Surya Namaskara A y B (saludos al sol), se despierta la conexión entre cuerpo, respiración y mente. Las asanas de pie desarrollan la concentración y la fuerza; las asanas sentadas crean flexibilidad y sensación de calma; y la secuencia final apacigua la mente cultivando la claridad y el estado meditativo.

Yoga Chikitsa

En este capítulo se muestra por completo la forma fluida de las series primarias, guiándole a través del orden secuencial correcto de las asanas. Progresando de forma constante a través de las posturas ganará fuerza, flexibilidad y un más profundo conocimiento de su cuerpo y su mente, que le servirá de guía a lo largo del camino yóguico.

Una vez que se dominan las series primarias, se progresa hacia las secundarias Nadi Sodhana, y finalmente siguen las series avanzadas.
Se trata de un viaje natural que se desarrollará con tiempo y práctica. No hay necesidad de apresurarse, puesto que las asanas y las series son un mero vehículo por el que acceder a su alma.

EL MANTRA

El mantra del yoga se recita al comienzo y final de la práctica, normalmente en el original sánscrito. Debería repetirse con amplitud de mente para absorber su significado completo, que se revelará más aparente con el tiempo.

Los mantras son sutiles estructuras de resonancia y frases sagradas que expresan intención y pensamiento como sonido. En cierto modo, se trata de una forma parecida a una plegaria. Son el vínculo entre la conciencia y el sonido que se manifiesta. Poseen amplios poderes de transformación, y pueden convertir los impulsos negativos en positivos elevando la conciencia a través de la vibración del sonido.

Es propicio abrir y cerrar la práctica de yoga con un mantra, y el que aparece al pie de esta página es el tradicional. Como alternativa, recitar en silencio o en voz alta la sílaba OM (el sonido primordial, semilla de la creación y de todos los mantras) le ayudará a canalizar la energía del cuerpo y a enfocar la mente. OM, que forma parte de todos los mantras, se escribe AUM en sánscrito. Cada letra es un símbolo sagrado:

A representa el yo físico individual en el mundo de lo material
U representa los dominios psíquicos de la mente
M representa la luz espiritual del ser intuitivo que mora en el interior

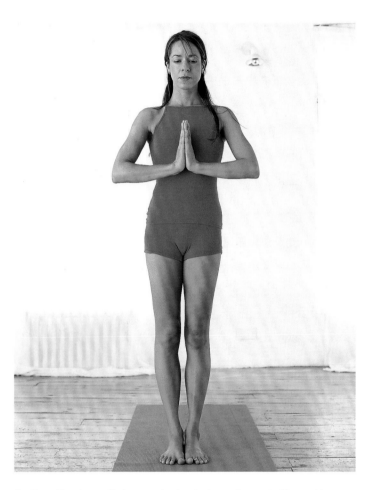

Arriba: De pie en Tadasana, juntando las palmas en Namasté y recitando el mantra al comienzo de la práctica.

MANTRA DE APERTURA DE ASTANGA YOGA

~OM~
VANDE GURUNAM CARANARAVINDE
SANDARSITA SVATMA SUKHAVA BODHE
NIH SREYASE JANALIKAYAMANE
SAMSARA HALA HALA MOHASANTYAI

ABAHU PURUSAKARAM
SANCAKHAKRASI DHARINAM
SAHASRA SIRASAM SVETAM
PRANAMAMI PATANJALIM
~OM~

TRADUCCIÓN

Rezo ante los pies de loto del gurú supremo
despertando la felicidad del ser interior revelado
actuando como un médico de la jungla
capaz de apaciguar la alucinación del veneno de la existencia condicionada

Ante Patanjali, encarnación de Adisesa, de color blanco con mil cabezas brillantes de la divina serpiente Anata, humano en su forma, cargando con la espada de la discriminación, la eterna rueda de fuego y luz y una caracola de sonido divino, yo me inclino.

SURYA NAMASKARA A

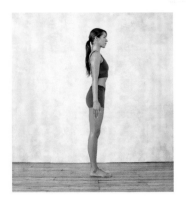

Tadasana Postura de la montaña, pág. 44

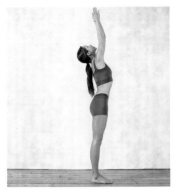

Urdhva Tadasana Postura de la montaña elevada, pág. 44

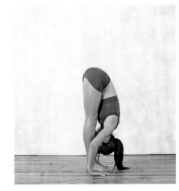

Uttanasana Postura de estiramiento intenso, pág. 44

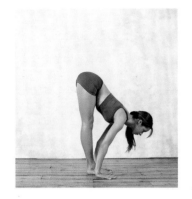

Urdhva Uttanasana Postura de estiramiento intenso elevada, pág. 44

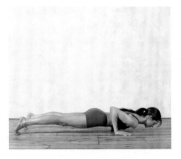

Chaturanga Dandasana Postura de la plancha, pág. 45

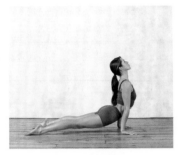

Urdhva Mukha Svanasana Perro mirando hacia arriba, pág. 45

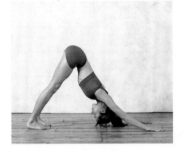

Adho Mukha Svanasana Perro mirando hacia abajo, pág. 45

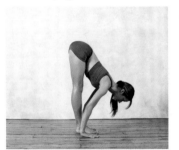

Urdhva Uttanasana Postura de estiramiento intenso elevada, pág. 45

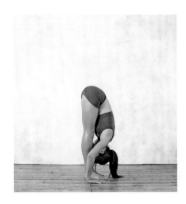

Uttanasana Postura de estiramiento intenso, pág. 46

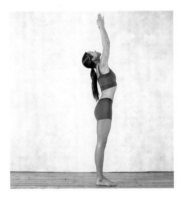

Urdhva Tadasana Postura de la montaña elevada, pág. 46

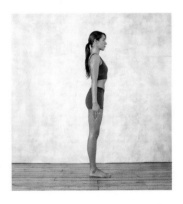

Tadasana Postura de la montaña, pág. 46

SURYA NAMASKARA B

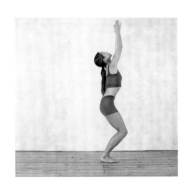

Utkatasana Postura poderosa, pág. 47

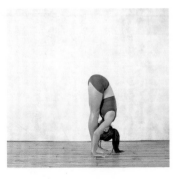

Uttanasana Postura de estiramiento intenso, pág. 47

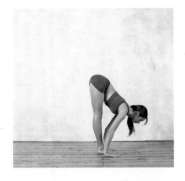

Urdhva Uttanasana Postura intenso elevada, pág. 47

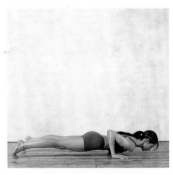

Chaturanga Dandasana Postura de la plancha, pág. 47

▷

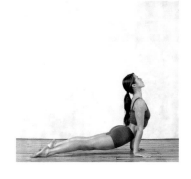

Urdhva Mukha Svanasana
Perro mirando hacia arriba,
pág. 47

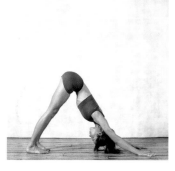

Adho Mukha Svanasana
Perro mirando hacia abajo,
pág. 47

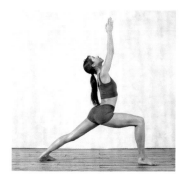

Virabhadrasana I Postura
del guerrero, pág. 48

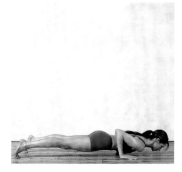

Chaturanga Dandasana
Postura de la plancha, pág. 48

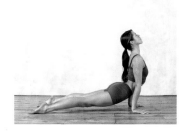

Urdhva Mukha Svanasana
Perro mirando hacia arriba,
pág. 47

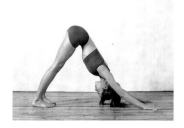

Adho Mukha Svanasana
Perro mirando hacia abajo,
pág. 47

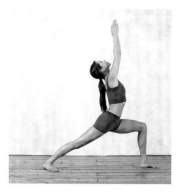

Virabhadrasana I Postura
del guerrero, pág. 48

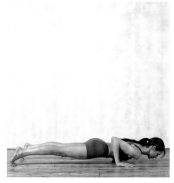

Chaturanga Dandasana
Postura de la plancha, pág. 48

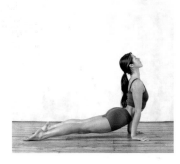

Urdhva Mukha Svanasana
Perro mirando hacia arriba,
pág. 49

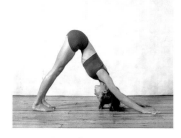

Adho Mukha Svanasana
Perro mirando hacia abajo,
pág. 49

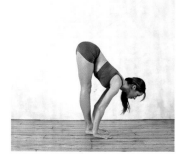

Urdhva Uttanasana Postura
de estiramiento intenso
elevada, pág. 49

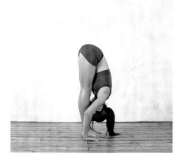

Uttanasana Postura de
estiramiento intenso, pág. 49

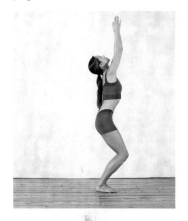

Utkatasana Postura
poderosa, pág. 49

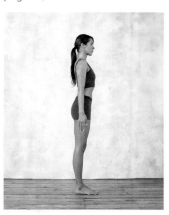

Tadasana Postura de la
montaña, pág. 49

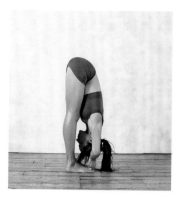

Padangusthasana Postura del dedo gordo, pág. 50

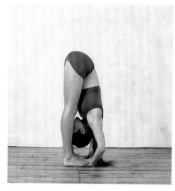

Pada Hastasana Postura pie-mano, pág. 51

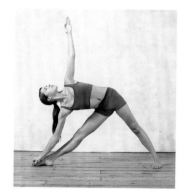

Utthita Trikonasana Postura del triángulo extendida, pág. 52

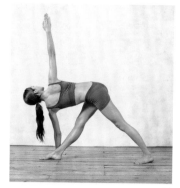

Parivrtta Trikonasana Postura de triángulo en torsión, pág. 53

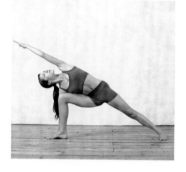

Utthita Parsvakonasana Postura de ángulo lateral extendida, pág. 54

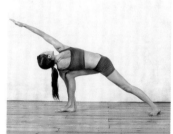

Parivrtta Parsvakonasana Postura de ángulo lateral en torsión, pág. 55

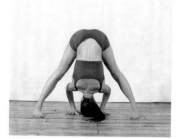

Prasarita Padottanasana A Postura de estiramiento con piernas abiertas A, pág. 56

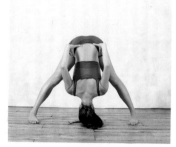

Prasarita Padottanasana B Postura de estiramiento con piernas abiertas B, pág. 57

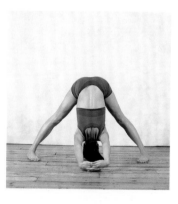

Prasarita Padottanasana C Postura de estiramiento con piernas abiertas C, pág. 58

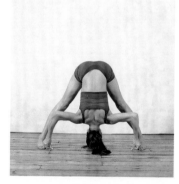

Prasarita Padottanasana D Postura de estiramiento con piernas abiertas D, pág. 59

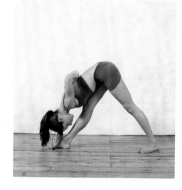

Parsvottanasana Postura de estiramiento lateral intenso, pág. 60

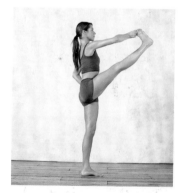

Utthita Hasta Padagusthasana Postura extendida mano pulgar del pie, pág. 61

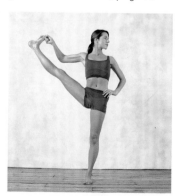

Utthita Parsvasahita A Postura de estiramiento lateral, pág. 62

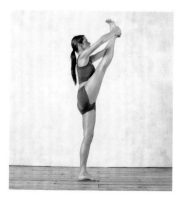

Utthita Parsvasahita B Postura de estiramiento lateral, pág. 63

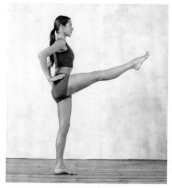

Utthita Parsvasahita C Postura de estiramiento lateral, pág. 63

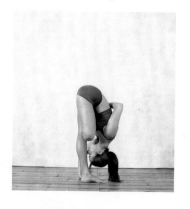

Ardha Baddha Padmottanasana Postura de medio loto, pág. 64

POSTURAS DE PIE CONTINUACIÓN

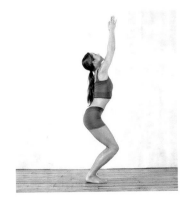

Utkatasana Postura poderosa, pág. 65

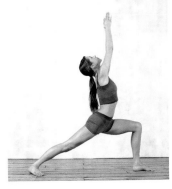

Virabhadrasana I Postura del guerrero I, pág. 66

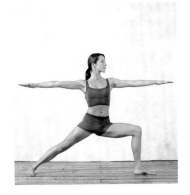

Virabhadrasana II Postura del guerrero II, pág. 67

POSTURAS SENTADAS

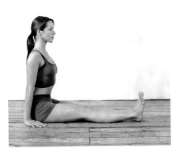

Dandasana Postura de plancha, pág. 72

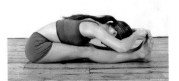

Paschimottanasana A Estiramiento del Oeste A, pág. 72

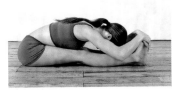

Paschimottanasana B Estiramiento del Oeste B, pág. 73

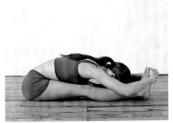

Paschimottanasana C Estiramiento del Oeste C, pág. 73

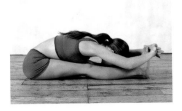

Paschimottanasana D Estiramiento del Oeste D, pág. 73

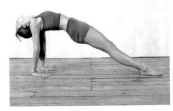

Purvottanasana Estiramiento del Este, pág. 76

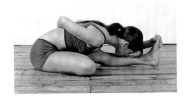

Ardha Baddha Padma Paschimottanasana Estiramiento del medio loto, pág. 77

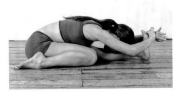

Triang Mukhaikapada Paschimottanasana Estiramiento de tres miembros sobre una pierna, pág. 78

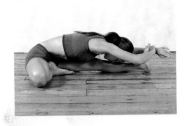

Janu Sirsanana A Postura cabeza rodilla A, pág. 79

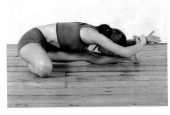

Janu Sirsanana B Postura cabeza rodilla B, pág. 80

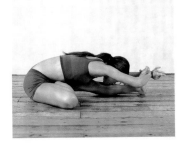

Janu Sirsanana C Postura cabeza rodilla C, pág. 81

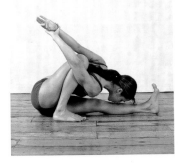

Marichyasana A Postura del sabio Marichi A, pág. 82

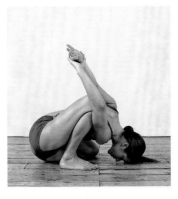

Marichyasana B Postura del sabio Marichi B, pág. 83

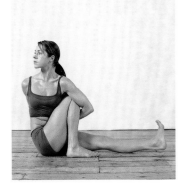

Marichyasana C Postura del sabio Marichi C, pág. 84

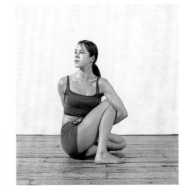

Marichyasana D Postura del sabio Marichi D, pág. 85

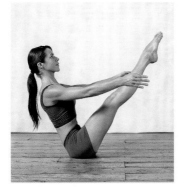

Navasana Postura del barco, pág. 86

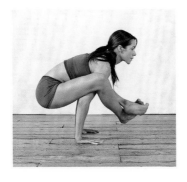

Bhujapodasana A Postura de presión de brazos A, pág. 87

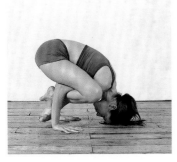

Bhujapodasana B Postura de presión de brazos B, pág. 87

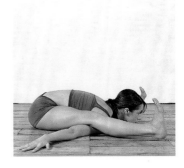

Kurmasana Postura de la tortuga, pág. 89

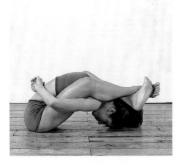

Supta Kurmasana Postura de la tortuga durmiente, pág. 90

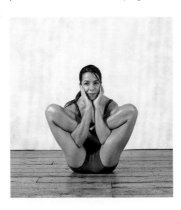

Garcha Pindasana Postura del embrión en el útero, pág. 92

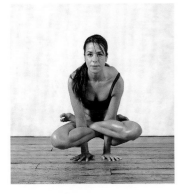

Kukkutasana Postura del gallo, pág. 93

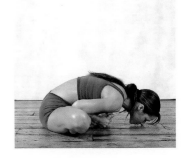

Baddha Konasana A Postura del ángulo atado A, pág. 94

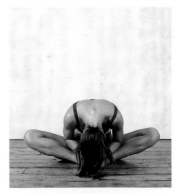

Baddha Konasana B Postura del ángulo atado B, pág. 94

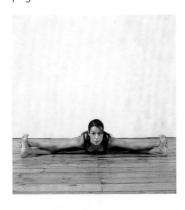

Upavista Konasana A Postura sentada del ángulo atado A, pág. 95

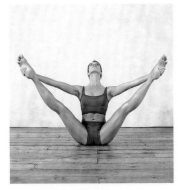

Upavista Konasana B Postura sentada del ángulo atado B, pág. 96

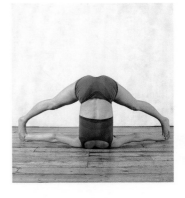

Supta Konasana A Postura durmiente del ángulo atado A, pág. 97

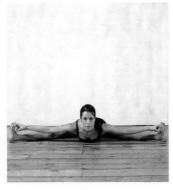

Supta Konasana B Postura durmiente del ángulo atado B, pág. 98

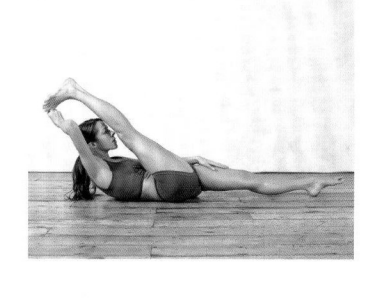

Supta Padangusthasana
Postura durmiente de pulgar
del pie, pág. 99

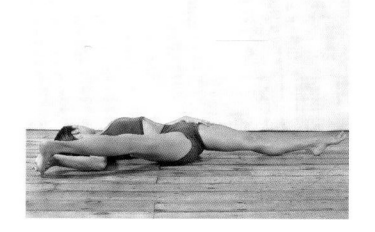

Supta Parsvasahita A
Postura durmiente lateral A,
pág. 100

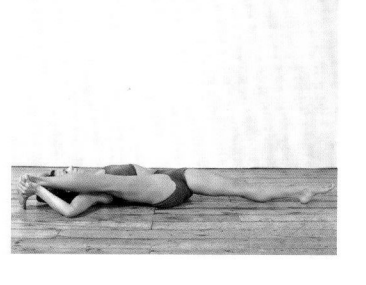

Supta Parsvasahita B
Postura durmiente lateral B,
pág. 101

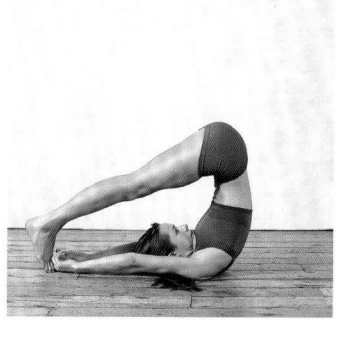

Ubhaya Padagusthansana A
Postura de ambos pulgares del
pie A, pág. 103

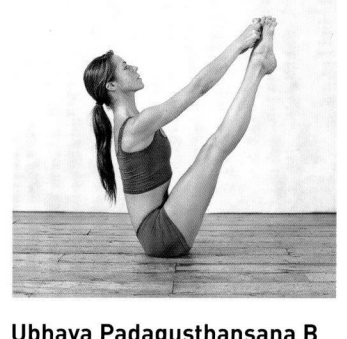

Ubhaya Padagusthansana B
Postura de ambos pulgares
del pie B, pág. 103

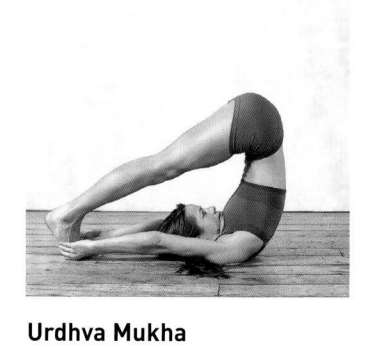

**Urdhva Mukha
Paschimottasana A**
Estiramiento frontal elevado
A, pág. 104

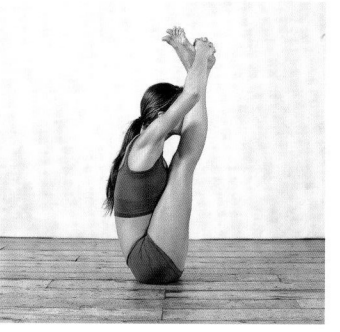

**Urdhva Mukha
Paschimottasana B**
Estiramiento frontal elevado
B, pág. 104

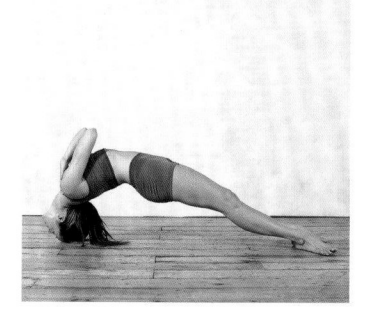

Setu Bandhasana   Postura
del puente, pág. 105

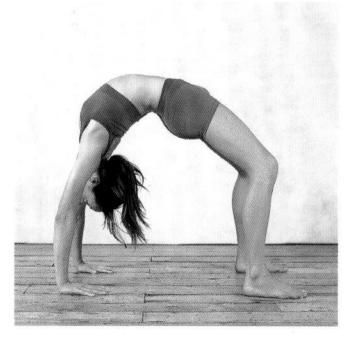

Urdhva Dahnurasana
Postura del arco elevada,
pág. 106

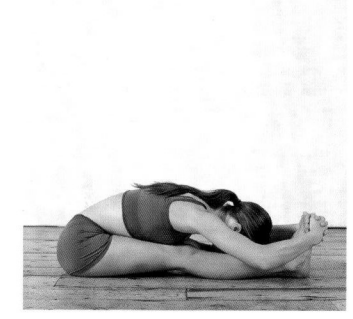

Paschimottasana C
Estiramiento del Oeste C,
pág. 73

SECUENCIA DE CIERRE

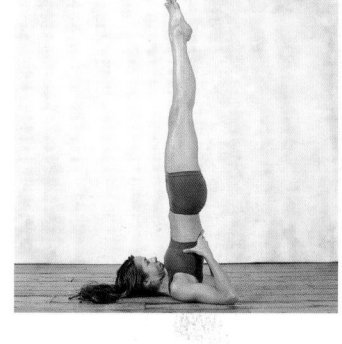

Salamba Sarvangasana
Postura del cuerpo elevado
con apoyo, pág. 112

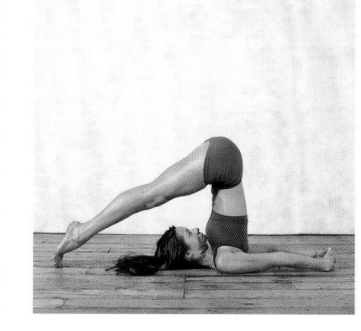

Halasana   Postura del arado,
pág. 114

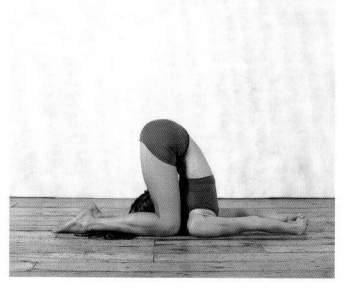

Karnapidasana   Postura de
presión de orejas, pág. 115

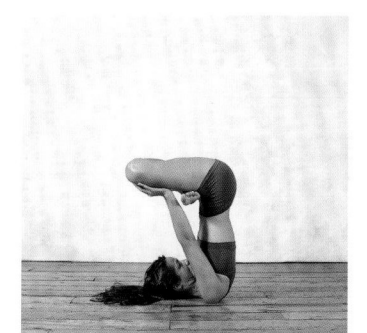

Urdhva Padmasana   Postura
del loto elevada, pág. 116

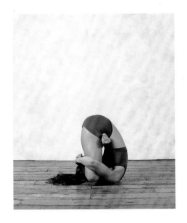

Pindasana Postura del embrión, pág. 117

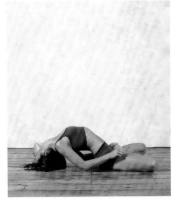

Matsyasana Postura del pez, pág. 118

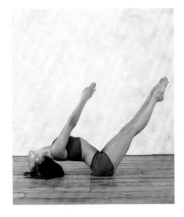

Uttana Padasana Postura de pies estirados, pág. 119

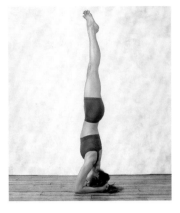

Sirsasana Postura sobre la cabeza, pág. 120

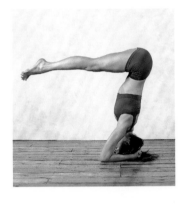

Sirsasana Urdhva Dandasana Postura sobre la cabeza con plancha elevada, pág. 123

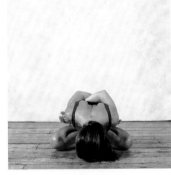

Yoga Mudrasana Postura sellada de yoga, pág. 125

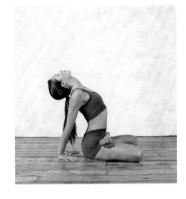

Padmasana A Postura del loto A, pág. 126

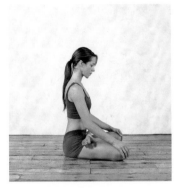

Padmasana B Postura del loto B, pág. 126

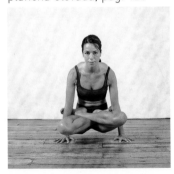

Tolasana Postura de la balanza, pág. 127

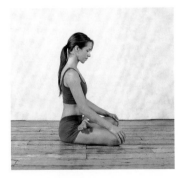

Padmasana Postura del loto, pág. 126

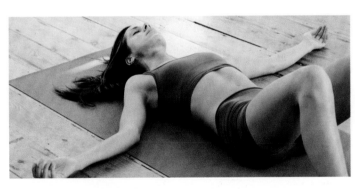

Savasana/Mrtasana Postura del cadáver, pág. 128

MANTRA DE CIERRE DE ASTANGA YOGA

~OM~
SWASTHI - PRAJA BHYAH PARI PALA YANTAM
NYA - YENA MERGENA MAHI - MAHISHAHA
GO - BRAHMANEBHYAHA - SUBHAMASTU - NITYAM
LOKAA - SAMASTHA SUKHINO - BHAVANTHU
~OM~

TRADUCCIÓN

Que la prosperidad sea glorificada
que la ley y la justicia guíen el mundo
que todas las divinidades sean protegidas y
que la gente del mundo entero sea feliz y próspera.

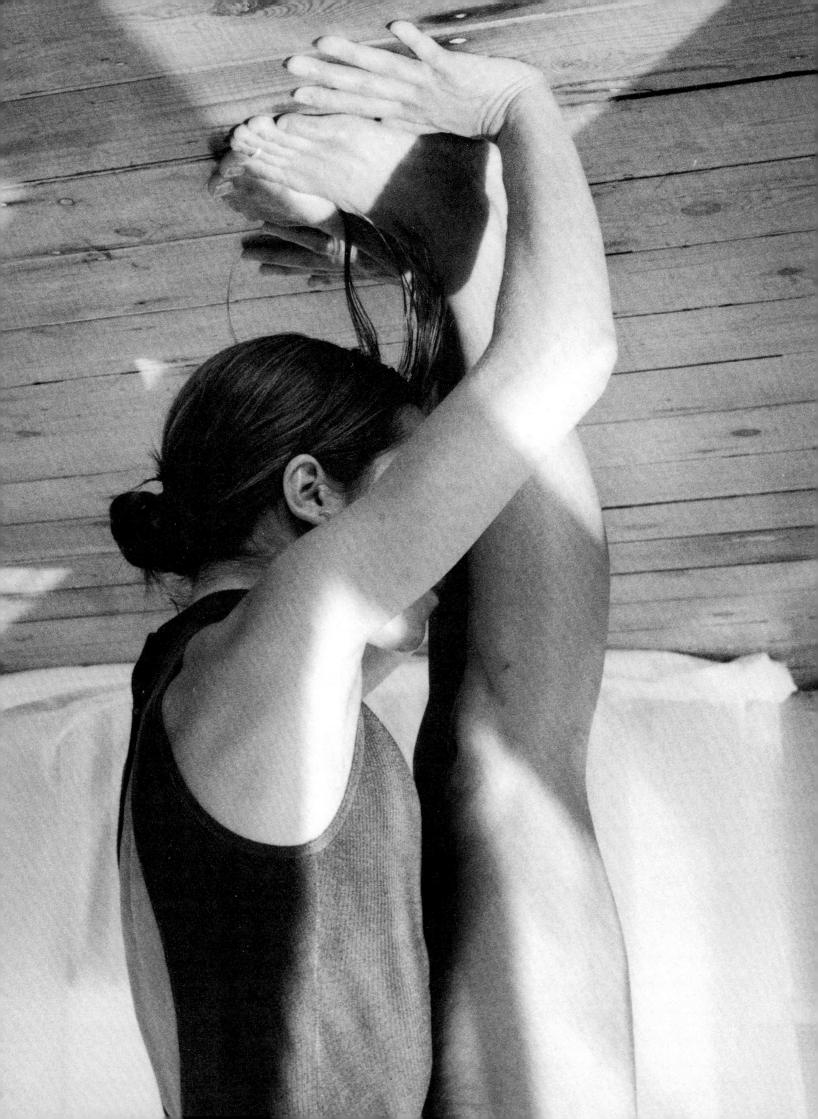

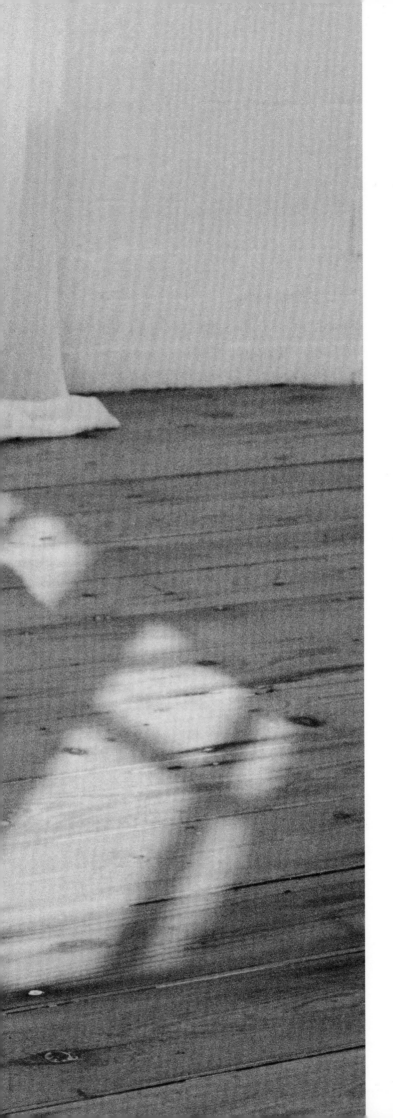

Asanas de pie

Yoga Chikitsa, la serie primaria, comienza de pie en la quietud de Tadasana. Mientras se desliza a través de Surya Namaskara y las asanas siguientes, los pies abiertos sobre el suelo, descubren una relación profunda con la tierra. Al mismo tiempo, la energía vital de la respiración surge desde el suelo, colmando de vida a todo el cuerpo.

Surya Namaskara sirve para calentar y despertar el cuerpo antes de moverse hacia las figuras de pie. Las figuras de pies alinean el cuerpo para desarrollar fuerza, tono y vitalidad.

Al final de la secuencia de pie volvemos a la inspiración de Surya Namaskara para crear un flujo de vinyasa a lo largo de las posturas de pie. De aquí, un vínculo directo nos llevará a las asanas sentadas.

Tadasana/Samasthiti | POSTURA DE LA MONTAÑA

tada = montaña
sama = derecho
sthiti = quieto y equilibrado

A través de la práctica de Tadasana el cuerpo se deshace de las malas posturas y desarrolla una clara alineación en todo el esqueleto. Esto crea vitalidad, salud y equilibro en el cuerpo, ofreciendo la oportunidad de estar de pie con fortaleza sin causar tensión.

1 Manténgase de pie y sin moverse en la parte frontal de la esterilla con los pies juntos, sintiendo cómo se tocan la piel de los pulgares, los talones interiores y los huesos del tobillo. Relaje la planta de los pies y deje que los dedos se abran como raíces.

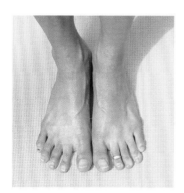

2 Lleve su atención hacia el interior, internalizando la conciencia y comenzando a relajarse desde esta quietud en pie. No tense los músculos, simplemente *respire suavemente* y de forma completa, sintiendo la gravedad fluyendo desde la parte trasera de la cintura hacia el coxis y las piernas, permitiendo que el peso caiga de forma equilibrada a través de los pies al suelo. A la vez, sienta la energía corriendo suavemente por su columna, estirando la parte posterior del cuello y permitiendo que la coronilla flote en dirección al cielo.

Con la atención hacia el interior, alinee sus caderas sobre sus pies y tobillos, dejando que los huesos de las nalgas relajen su peso sobre los talones. Abra los hombros, sintiéndolos colocados justamente en línea con la pelvis, y equilibre la cabeza sobre el cuello, manteniendo la garganta relajada. Todos los huesos se alinean sin tensión o fuerza muscular, que bloquearía el flujo de energía e impediría el alineamiento natural del esqueleto.

De esta forma, se alineará desde el interior, ordenando las articulaciones principales (tobillos, rodillas, caderas y hombros) una encima de otra como bloques de construcción. Las rótulas deben apuntar siempre en la misma dirección que los dedos de los pies.

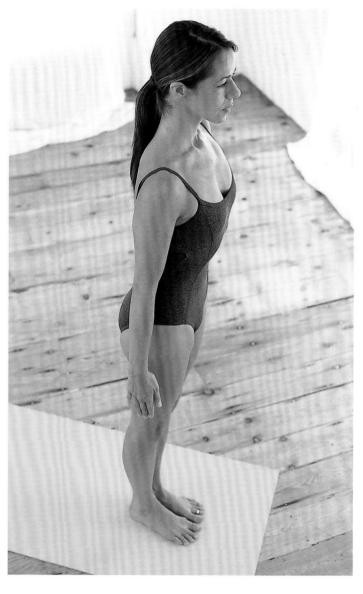

El pilar fundamental del yoga

Todas las posturas de pie del yoga nacen de Tadasana, y el saludo al sol comienza desde este punto de quietud que se consigue a través de la postura de la montaña. Tadasana nos enseña a permanecer quietos y en calma sobre nuestros pies, por lo que es un punto central para la práctica. Cuando comience a aprender Tadasana, es importante que dirija su atención al esqueleto interno, ya que los huesos son las raíces de la alineación y la postura correcta. Para que esta profunda alineación tenga lugar, deberá relajar su piel, músculos, mente y corazón. Alineando los huesos, se crea armonía y estabilidad estructural desde el interior. La fuerza interior se desarrolla y los músculos pueden seguirla y crear esa estabilidad, armonía y movimiento del cuerpo. Mientras esté de pie en Tadasana, deje que su mente se tranquilice. Cuanto más en silencio se encuentre, más capaz será de escuchar y ser consciente de todas energías que fluyen a través del cuerpo y de nuestra existencia.

La respiración confiere nueva vida a estas energías, y mediante la calma de la mente y la inmovilidad del cuerpo se produce una conexión con el flujo rítmico de nuestra respiración. Esta conexión es nuestro telón de fondo y la inspiración de toda existencia, que nos lleva y nos mueve desde el interior a lo largo de nuestra vida y durante la práctica del yoga.

A medida que se mejora en esta postura, el movimiento se hace más sencillo, la confianza, la relajación de la compresión de huesos y articulaciones, y la creación de un espacio interno para que nuestros órganos se asienten de forma correcta y nuestros pulmones respiren plenamente.

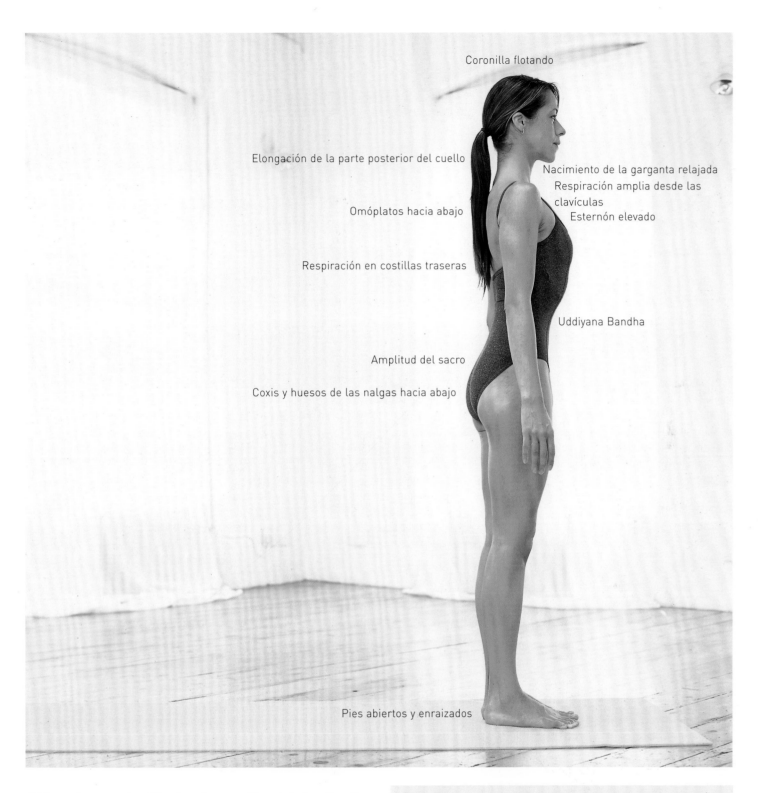

Coronilla flotando

Elongación de la parte posterior del cuello

Nacimiento de la garganta relajada
Respiración amplia desde las clavículas
Esternón elevado

Omóplatos hacia abajo

Respiración en costillas traseras

Uddiyana Bandha

Amplitud del sacro

Coxis y huesos de las nalgas hacia abajo

Pies abiertos y enraizados

3 Lleve ahora su atención al perineo y active mula bandha sin apretar los glúteos. Lleve hacia arriba y hacia dentro la parte inferior del abdomen, conectando con uddiyana bandha, y suelte y abra los hombros. Suavemente, lleve hacia dentro los músculos de la garganta, activando jalandhara bandha, y guíe su respiración hacia ujjayi.

Deje que los músculos se asienten sobre los huesos, apoyando la alineación interior. Mientras *respira,* aumente la quietud, sintiendo el sutil movimiento interno de la respiración - tanto el aumento de energía en la inhalación (prana) abriéndose camino, como el flujo de la exhalación *(aparna)* centrándole en la tierra.

Una vez que esté en Tadasana
Sea consciente y tenga en cuenta lo siguiente:
• respiración del cuerpo
• soltar y abrir los pies en el suelo
• sentir el flujo de energía subiendo por la columna
• rendir los hombros, el coxis y los talones a la gravedad
• inspirar el cielo y espirarlo de nuevo

Desde la respiración en Tadasana, comienzan las secuencias de Surya Namaskara, moviendo el cuerpo con cada respiración que entra y sale de cada asana.

Surya Namaskara A | SALUDO AL SOL A

surya = sol
namaskara = saludo respetuoso

La secuencia fluida de las asanas en Surya Namaskara calienta y prepara al cuerpo, construyéndose desde la alineación creada en Tadasana. Con cada repetición, se genera prana, ayudando a profundizar y expandir la conciencia a la práctica.

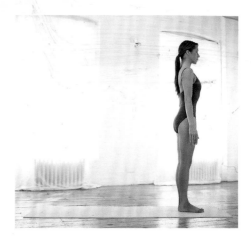

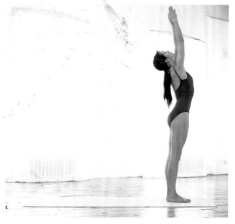

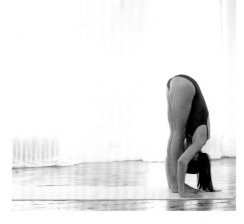

1 TADASANA (postura de la montaña) Comience en esta postura sin moverse. Sienta la quietud de Tadasana y comience a escuchar su *respiración,* percibiendo su ritmo natural, y después, deje que comience a fluir ujjayi pranayama.

2 URDHVA TADASANA (postura de la montaña elevada) *Tome una inhalación profunda* mientras abre los brazos hacia los lados, estirándose y juntando las palmas en un gesto de oración elevado. Deje que la energía ascienda desde la cintura a las puntas de los dedos al tiempo que desliza los hombros y el coxis hacia abajo, abriendo las plantas de los pies en el suelo. Eleve su mirada a los pulgares, <u>dristi</u>: **angustha ma dyai.**

3 UTTASANA (postura de estiramiento intenso) *Exhale lentamente,* y dóblese profundamente sobre las piernas. Coloque las manos sobre el suelo a cada lado de los pies, y deje caer la cabeza, <u>dristi</u>: **nasagrai.**

Moderación Si sus dedos no llegan al suelo con las piernas estiradas, ponga sus manos sobre los tobillos.

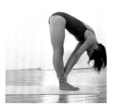

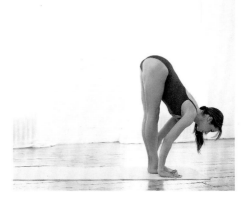

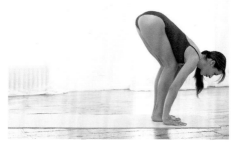

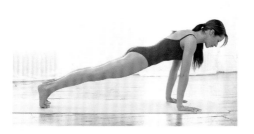

4 URDHVA UTTASANA (postura de estiramiento intenso elevada) *Inhale,* elevando y abriendo el pecho y el corazón hacia delante mientras reafirma los pies hacia abajo. Estira la espalda, manteniendo el cuello estirado y en línea con la columna. Lleve la coronilla hacia arriba y los omóplatos hacia abajo. Mantenga las manos sobre el suelo o los tobillos. Concéntrese en la punta de la nariz, <u>dristi</u>: **nasagrai**.

5 PREPARACIÓN SALTO HACIA ATRÁS *Retenga la respiración,* doble las rodillas, manteniendo el pecho elevado y la columna estirada. Coloque las manos a los lados de los pies sobre el suelo si no las ha puesto antes, y abra las palmas, presionando hacia abajo sobre el suelo. Extienda los dedos, con los dedos del medio mirando hacia delante.

6 Manteniendo el pecho abierto hacia delante, lleve los pies hacia atrás de un salto, separándolos ligeramente. Asegúrese de que los hombros se mantienen alineados con las manos. Sienta el cuerpo recto y fuerte en esta posición de plancha, pero no se quede en ella. En lugar de eso, muévase lentamente hacia el paso 7. Dé un paso atrás si no siente confianza para saltar.

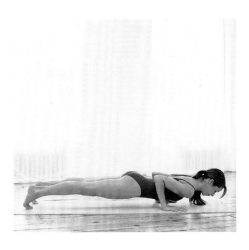

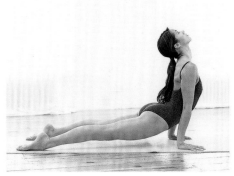

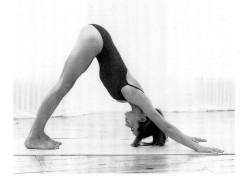

7 CHATURANGA DANDASANA (postura de cuatro miembros en plancha) *Exhale,* doble los codos, acercándolos a los lados del cuerpo, y descienda hacia el suelo. Mantenga la columna y el cuerpo rectos y paralelos al suelo. Abra los hombros, active uddiyana bandha y manténgase a unos 5 cm del suelo. Mantenga los dedos de los pies activos, presionando contra el suelo, extienda las palmas de las manos abiertas y presionando hacia abajo. Mire hacia su nariz, <u>dristi</u>: **nasagrai.**

Moderación Intente doblar las rodillas y descender el pecho entre las manos con las caderas elevadas.

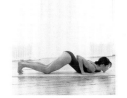

8 URDHVA MUKHA SVANASANA (postura del perro elevada) *Inhale,* haciendo presión con los dedos de los pies para que se estiren, eleve el pecho y la cara hacia el cielo, arqueando ligeramente la columna. Gire suavemente la parte interior de los brazos hacia fuera y hacia dentro a los lados de la cintura, sin forzar los codos. Lleve los hombros hacia atrás y estire las piernas. Presione la parte frontal de pies y palmas sobre el suelo, de forma que las espinillas, rodillas y muslos no toquen el suelo, <u>dristi</u>: **bhru madhya.**

Moderación Deje que las rodillas descansen sobre el suelo hasta que ganen fuerza suficiente.

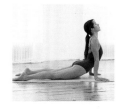

9 ADHO MUKHA SVANASANA (postura del perro hacia abajo) *Exhale,* ruede la parte delantera de los dedos de los pies y empuje las caderas y nalgas hacia arriba y hacia atrás. Abra los pies hasta alinearlos con las caderas y extienda los laterales del pie mientras hace presión con los dedos pulgares del pie sobre el suelo. Extienda los dedos de los pies y las manos, y plante las palmas sobre la esterilla. Relaje y abra los hombros, deslizando los omóplatos hacia la parte alta de la espalda y presionando suavemente el pecho hacia las piernas. Lleve los huesos del muslo hacia arriba. Lleve los huesos de las nalgas hacia arriba. Mueva la barbilla para estirar la parte de atrás del cuello, <u>dristi</u>: **nabi chakra.** *Haga cinco respiraciones largas y profundas,* para acumular energía.

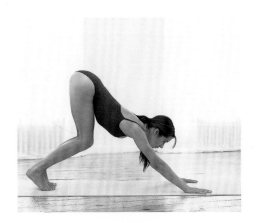

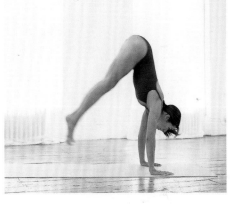

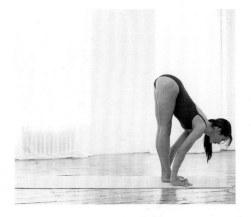

10 SALTO HACIA URDHVA UTTANASANA Hacia el final de la quinta exhalación, cambie su cabeza y hombros hacia delante sobre sus manos, permitiendo que las rodillas se doblen ligeramente y los talones se levanten un poco del suelo. Mantenga las caderas bien elevadas, y lleve su atención hacia delante, balancéese sobre las almohadillas de los pies hacia atrás, doblando aún más las rodillas.

11 Mientras *inhala,* rebote sobre los dedos de los pies y salte ligeramente, proyectando las caderas hacia arriba y los pies hacia adelante y juntos entre las manos. Al principio preferirá hacerlo dando un paso, sobre todo si tiene lesiones de espalda o rodilla.

12 Cuando los pies toquen el suelo, mantenga elevado el pecho y estire la columna.

Moderación Coloque las manos sobre los tobillos y doble las rodillas mientras estira la columna hacia delante.

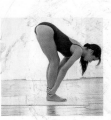

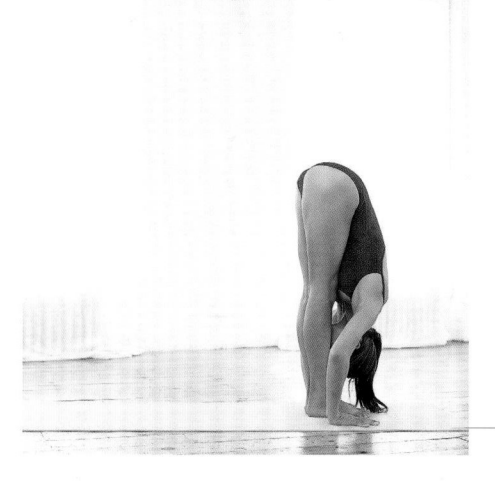 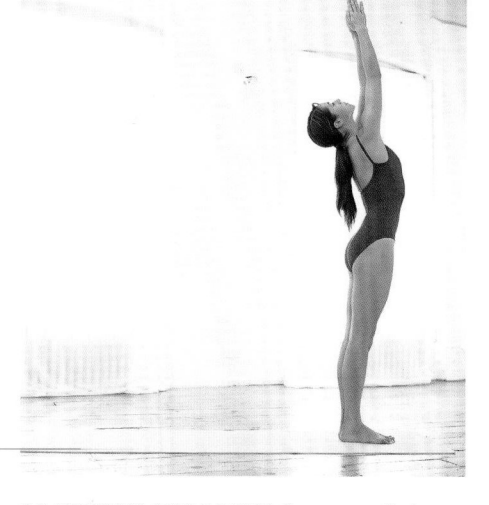 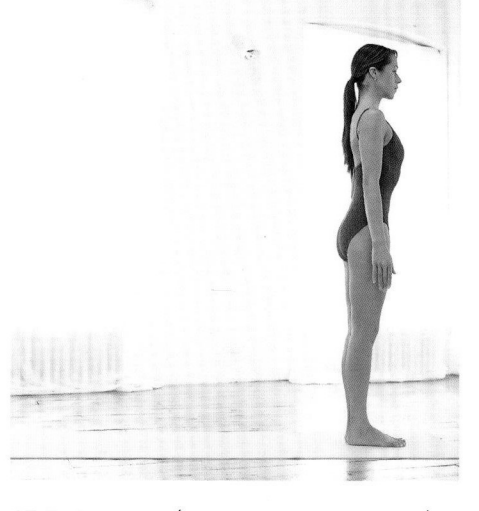

13 UTTANASANA (postura de estiramiento intenso) *Exhale lenta y completamente,* doblándose profundamente hacia delante por las caderas. Lleve el torso hacia los muslos, y extienda la cabeza hacia abajo. Asegúrese de que los pies están juntos y que el cuello y los hombros están relajados. Mire hacia la punta de la nariz, **dristi: nasagrai**, y lleve la barbilla hacia el pecho.

Moderación Si nota tensión en la espalda, protéjala doblando las rodillas y poniendo las manos sobre los tobillos.

14 URDHVA TADASANA (postura de la montaña elevada) *Inhale,* elevando el abdomen y la espalda mientras presiona firmemente los pies contra el suelo. Eleve los brazos lateralmente uniendo las palmas de la mano en Urdhva Tadasana. Eleve el pecho y la mirada hacia los pulgares y el cielo, **dristi; angustha ma dyai.**

15 TADASANA (postura de la montaña) *Exhale,* y lleve las palmas de las manos hacia abajo mientras los brazos descienden a los lados del cuerpo. Sienta cómo se estira la espalda en Tadasana, y abra las plantas de los pies sobre el suelo.

• Repita de cinco a ocho veces, pase entonces a Surya Namaskara B.

La importancia de Surya Namaskara
• El saludo al sol conecta el cuerpo, la mente y la respiración, propiciando el tono y la atmósfera adecuados para comenzar la práctica del yoga. Su significado es la veneración del dios sol - dador de salud y vitalidad - y se realiza tradicionalmente cuando sale el sol del nuevo día.

• Las articulaciones se abren suavemente, los músculos se estiran con suavidad, se masajean los órganos internos y se despierta la conexión mente-cuerpo-respiración, preparándonos para el siguiente viaje a través de la serie primaria de asanas.

• Cuando la respiración y el cuerpo fluyen juntos, se genera calor interior. Así comienza el proceso de purificación, quemando las toxinas que emanan de los órganos, articulaciones y músculos, liberándolas a través de la piel en forma de transpiración.

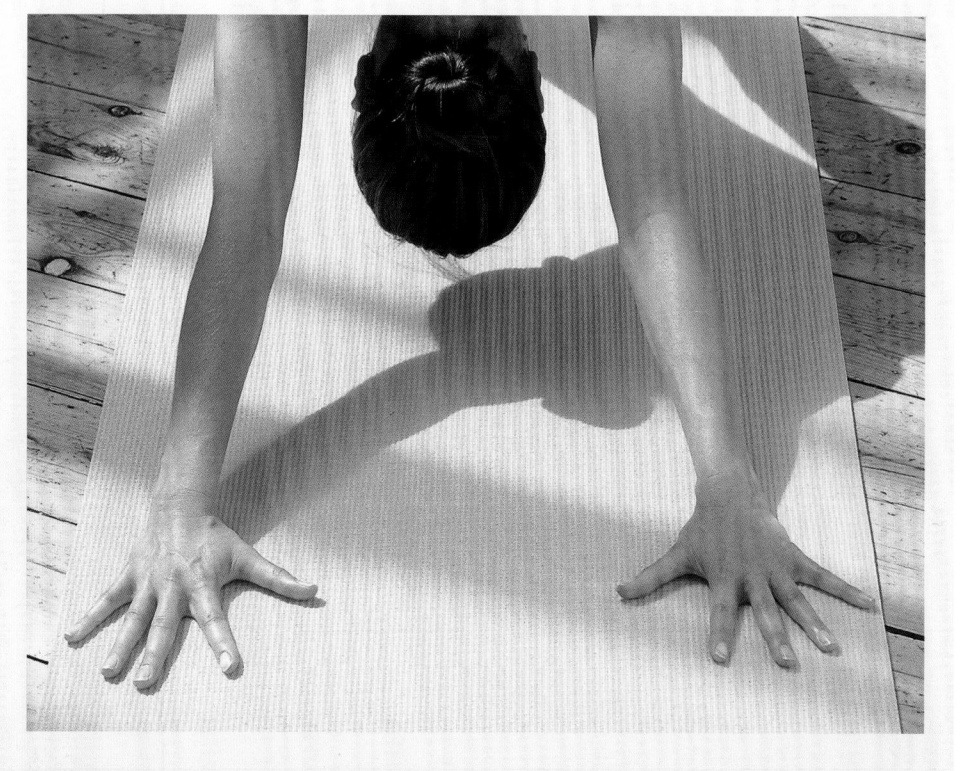

Arriba: Al abrir las manos generosamente sobre el suelo con la punta del dedo corazón estirándose hacia delante, se desarrolla una base segura en la postura del perro hacia abajo.

surya = sol
namaskara = saludo respetuoso

Este saludo al sol se basa en el primero, introduciendo la postura de Virabhadrasana I (guerrero I). Esto intensifica el calor del cuerpo, desarrolla vitalidad física y crea una poderosa coordinación de la respiración y el cuerpo en movimiento.

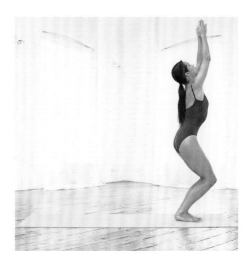

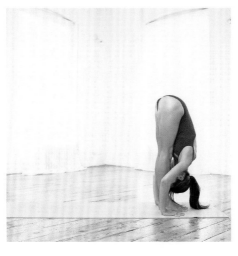

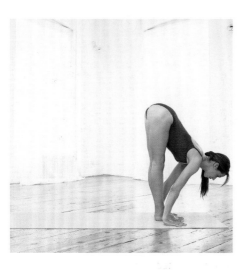

1 UTKATASANA (postura poderosa) Desde Surya Namaskara A, *inhale,* doble las rodillas profundamente y relaje la parte anterior de los tobillos. Eleve los brazos a los lados y junte las palmas apuntando con los dedos hacia arriba. Asiente las caderas y lleve los omóplatos hacia abajo en la espalda, elevando la mirada hacia los pulgares, <u>**dristi: angustha ma dyai.**</u>

2 UTTANASANA (postura de estiramiento intenso), como en Surya Namaskara A. *Exhale.*

3 URDHVA AUTTANASANA (postura de estiramiento intenso elevada), como en Surya Namaskara A. *Inhale.* Seguidamente, doble las rodillas y prepárese para saltar hacia atrás.

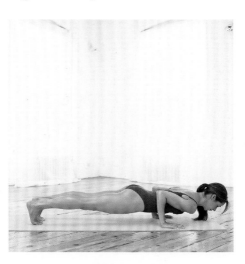

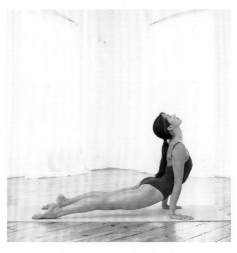

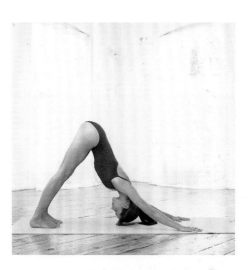

4 CHATURANGA DANDASANA (postura de cuatro miembros en plancha), como en Surya Namaskara A. *Exhale.*

5 URDHVA MUKHA SVANASANA (postura del perro hacia arriba), como en Surya Namaskara A. *Inhale.*

6 ADHO MUKHA SVANASANA (postura del perro hacia abajo), como en Surya Namaskara A. *Exhale.*

Moderación Deje que las rodillas se doblen manteniendo la atención y lleve la pelvis y los glúteos hacia arriba.

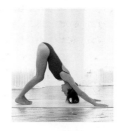

Surya Namaskara B continuación

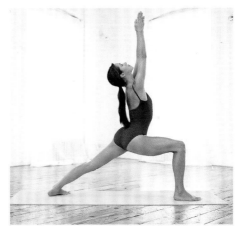

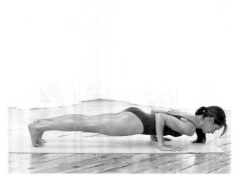

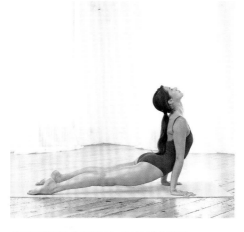

7 VIRABHADRASANA I (postura del guerrero I) Pivotando sobre la almohadilla del pie izquierdo, rote el talón izquierdo hacia dentro y hacia delante 45 grados hacia el puente de su pie derecho. *Inhale lentamente* y adelante el pie derecho entre sus manos, colocándolo en línea con su cadera derecha. Doble profundamente la rodilla derecha, alineándola con el tobillo, mientras presiona con la planta del pie firmemente hacia el suelo. Eleve el cuerpo, estire la columna y abra los brazos lateralmente y luego por encima de la cabeza, juntando las manos. Relaje los hombros, abra el pecho y el rostro hacia arriba; <u>**dristi**</u>: **angustha ma dyai**.

8 CHATURANGA DANDASANA (postura de cuatro miembros en plancha) *Exhale,* colocando las manos sobre el suelo a cada lado del pie derecho. Mantenga bajas las caderas y los hombros alineados directamente sobre las manos, lleve el pie derecho hacia atrás paralelo al izquierdo y descienda a Chaturanga Dandasana. Mire de la punta de la nariz al suelo, <u>**dristi**</u>: **nasagrai**.

9 URDHVA MUKHA SVANASANA (postura del perro hacia arriba) como en Surya Namaskara A. *Inhale.*

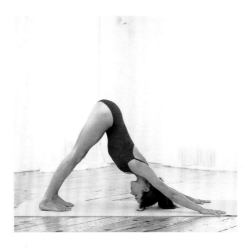

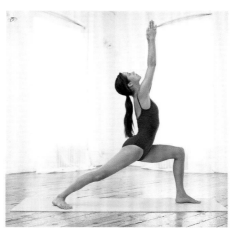

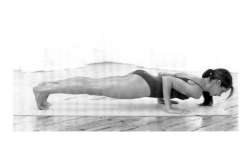

10 ADHO MUKHA SVANASANA (postura del perro hacia abajo) *Exhale,* ruede sobre los dedos de los pies y lleve las caderas hacia arriba y atrás a Adho Mukha Svanasana. Mire hacia el ombligo, <u>**dristi**</u>: **nabi chakra**, y presione su cuerpo hacia las piernas. No se quede ahí, fluya con la siguiente *inhalación* directamente hacia la siguiente postura.

11 VIRABHADRASANA I (postura del guerrero I) Inhale y repita el paso 7, con el pie contrario, de forma que pivotee sobre el derecho y el izquierdo se adelante entre las manos.

Moderación Si el talón trasero se levanta del suelo y las caderas se salen de la alineación, afloje la flexión de la pierna adelantada.

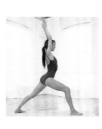

12 CHATURANGA DANDASANA (postura de cuatro miembros en plancha) *Exhale* y coloque las manos a los lados del pie izquierdo y llévelo hacia atrás junto al derecho, descienda el cuerpo recto hacia el suelo, <u>**dristi**</u>: **nasagrai**.

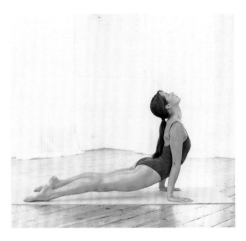

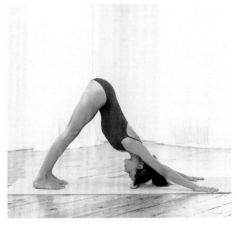

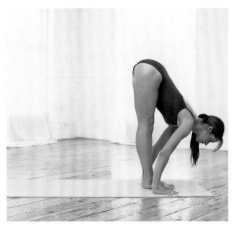

13 URDHVA MUKHA SVANASANA
(postura del perro hacia arriba) *Inhale*,
rote los hombros hacia atrás, eleve el
corazón y arquee la columna.

14 ADHO MUKHA SVANASANA (postura
del perro hacia abajo) *Exhale*, ruede
sobre los dedos de los pies y lleve las
caderas hacia arriba y atrás. *Realice cinco
respiraciones ujjayi largas, lentas y profundas,*
trabajando profundamente la postura
presionando el pecho abierto y
conectando la parte superior del brazo
con el hueco de los hombros. Deslice los
omóplatos hacia arriba y eleve los
músculos de los muslos, abdomen y
caderas, mientras extiende los dedos de
las manos y los pies abiertos sobre el
suelo. Mire hacia el ombligo, <u>dristi</u>: **nabi
chakra**.

15 *Inhale* y salte a **URDVHA
UTTANASANA** (postura de estiramiento
intenso elevada).

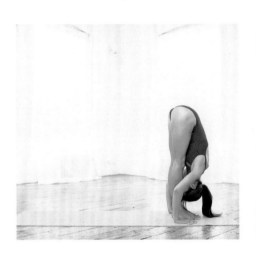

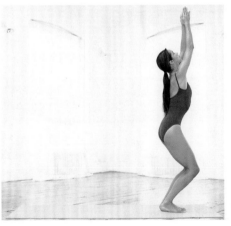

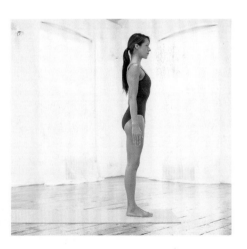

16 UTTANASANA (postura de
estiramiento intenso) *Exhale* y doble el
torso sobre las piernas.

17 UTKATASANA (postura poderosa)
Inhale mientras dobla las rodillas y baja
las caderas, elevando el abdomen y la
espalda y subiendo los brazos
lateralmente para juntar las manos
(véase paso 1).

18 TADASANA (postura de la montaña)
Exhale y presione suavemente las palmas
hacia abajo mientras baja los brazos a
los lados del cuerpo. Sienta la
elongación de la columna mientras
estira las piernas, y presione las plantas
de los pies contra el suelo y vuelva a
Tadasana. Repita Surya Namaskara B de
cinco a ocho veces.

Padangusthasana | POSTURA DEL PULGAR DEL PIE

pada = pie o pierna
angustha = pulgar

Esta postura nos enseña la mecánica básica de la inclinación hacia delante desde la cadera, en lugar de desde la región lumbar. En esta asana, la pelvis se inclina hacia delate y rota sobre la parte superior de los huesos del muslo, mientras el torso se pliega sobre las piernas.

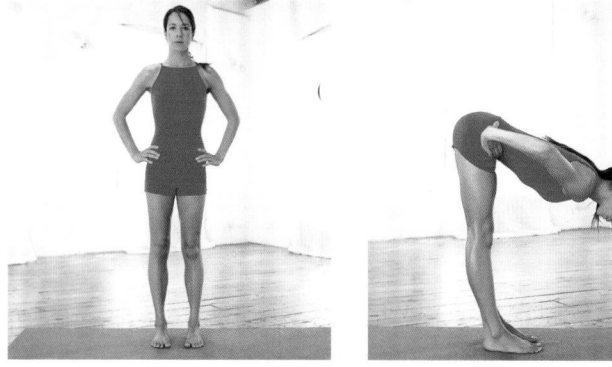
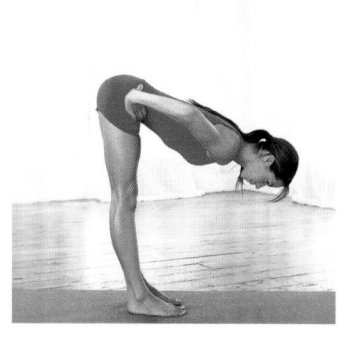

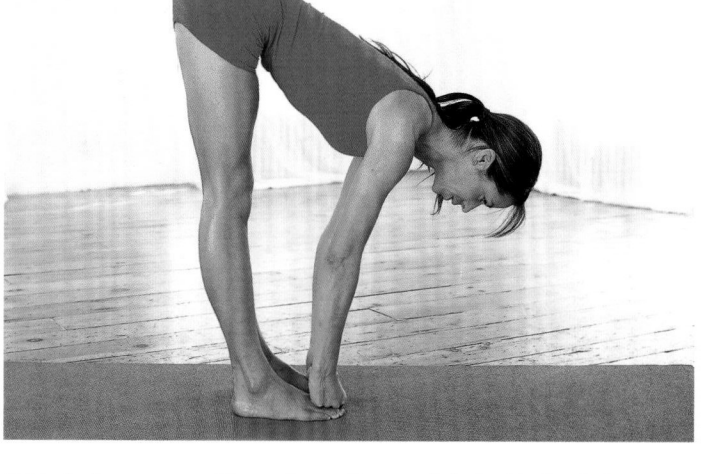

1 Desde Tadasana, *inhale* mientras salta suavemente separando los pies alineándolos con las caderas, y las rodillas en la misma dirección que los dedos de los pies. Clave bien en el suelo los talones, las articulaciones de los pulgares y la parte exterior de los pies. Coloque las manos en las caderas, relaje los hombros hacia abajo, eleve los muslos y el abdomen y estire la columna.

2 *Exhale lentamente*, pivotando la pelvis hacia delante, y doblándose a la altura de las caderas para extender la columna y el torso sobre las piernas.

3 *Inhale despacio*, y sujétese los pulgares del pie. Extienda la coronilla hacia delante y contraiga los músculos abdominales de forma que la columna quede estirada. Eleve los músculos de los muslos y los huesos de las nalgas. Afirme bien los pies mientras baja los hombros y abra bien las clavículas.

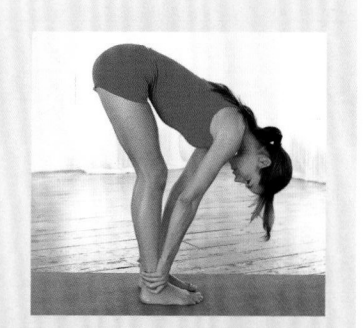

4 *Exhale despacio*, incline aún más la pelvis hacia delante y dóblese más por la cadera. Lleve la cabeza y el cuerpo hacia abajo junto a las piernas. Saque los codos. Deje que los hombros se relajen mientras estira la parte posterior del cuello. *Realice cinco respiraciones ujjayi lentas y profundas*, dejando que la espalda ceda ante la gravedad. Meta los músculos abdominales, deje flotar los huesos de las nalgas y estire las costillas. Eleve los músculos de los muslos hacia arriba sobre sus huesos. Mueva hacia dentro la barbilla y céntrese en la punta de la nariz, <u>**dristi**</u>: **nasagrai**. *Inhale*, mire hacia arriba como en el paso 3, y estire la espalda. Vaya directamente a Pada Hastasana o vuelva a Tadasana. Realice los pasos 1 al 3 de Padangusthasana antes de volver a Pada Hastasana.

Postura fácil
Sentir tensión o dolor es un síntoma de estar realizando demasiado esfuerzo o de que existe una lesión. Debe tener cuidado con ambos. Recuerde escuchar a su cuerpo: si no es capaz de tocarse los dedos de los pies, no lo fuerce. Para comenzar, intente practicar la postura sujetándose los tobillos en lugar de los dedos. Cuando incline la pelvis hacia delante, suelte las caderas por encima de las piernas. Con el tiempo, los músculos de su espalda y de sus piernas serán lo suficientemente flexibles para llegar a los pies sin tener que doblar las rodillas. Practique con paciencia, y conseguirá el éxito que busca.

Profundizar en la postura
Cada vez que exhale, sienta la gravedad tirando de la columna, soltando cada vez más la espalda de las caderas, mientras que presiona suavemente los glúteos hacia arriba y los talones hacia el suelo. Extienda los dedos de los pies, presionando firmemente los pulgares hacia abajo sobre los dos primeros dedos de la mano. Mantenga vivos los puentes de los pies.

pada = pie o pierna
hasta = mano

Esta postura profundiza el estiramiento de la asana anterior, creando soltura y flexibilidad en las caderas y piernas. Cuando el torso se acerca a las piernas, debe concentrarse en hacer el estiramiento desde la parte frontal del torso para evitar que se redondee la espalda.

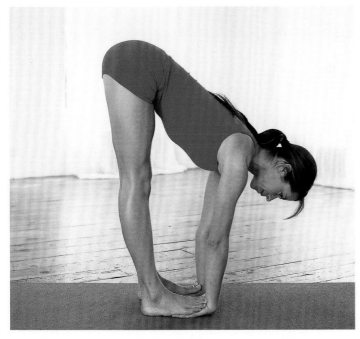

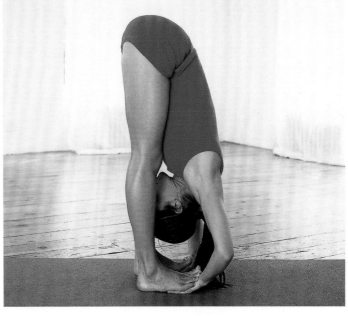

1 *Exhale despacio* y coloque las manos, con las palmas hacia arriba bajo las plantas de los pies. *Inhale* aquí y estire la columna, activando profundamente uddiyana bandha.

2 *Exhale lentamente*. Dóblese por la pelvis para llevar el torso hacia abajo y hacia las piernas. Suelte los músculos del cuello y deje que la gravedad estire la columna completamente mientras desciende la coronilla. Presione la parte trasera de los muslos y las caderas hacia arriba, haciendo más profundo uddiyana bandha. *Realice cinco respiraciones profundas*. Abra la parte posterior de los hombros y mantenga el cuello estirado. Abra y extienda las plantas de los pies sobre las manos, mientras que eleva los glúteos y desciende la cabeza. Mire a la punta de la nariz, **dristi: nasagrai**. *Inhale* y eleve la cabeza como en el paso 1. *Exhale* y ponga las manos sobre las caderas. *Inhale* y vuelva a la posición de pie. *Exhale* y salte ligeramente para juntar los pies y volver a Tadasana.

Postura fácil

Si aún no llega hasta los pies, o si su espalda se tensa cuando lo intenta, flexione las rodillas, juntando las costillas a los muslos. Ponga las manos en el suelo si le resulta incómodo poner los pies sobre ellas. Desde aquí, dóblese suavemente para estirar las rodillas.

Si sufre lesiones de columna o desplazamiento discal, como alternativa, póngase frente a una pared ligeramente separado de ella. Extienda su espalda hacia adelante, dejándola recta y formando un ángulo recto con las piernas. Estire los brazos frente a usted y presione las palmas abiertas sobre la pared. Manténgase en esta posición, respirando y estirando la columna y las piernas durante cinco respiraciones.

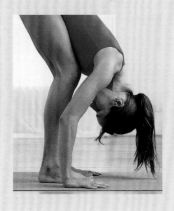

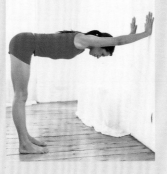

Profundizar en la postura

Para intensificar el estiramiento de la parte trasera de los muslos, haga fuerza sobre las almohadillas de los pies. Desplace con cuidado la parte exterior de las rodillas de forma que queden bien alineadas. Esto mantendrá las rodillas en línea con los dedos, lo que resulta esencial para mantener unas rodillas y

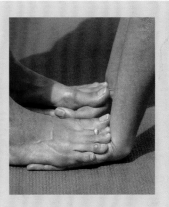

unas piernas sanas y en buena forma.

Utthita Trikonasana | POSTURA DEL TRIÁNGULO EXTENDIDO

utthita = extendido
tri = tres
kona = ángulo

Esta postura lleva la energía hacia arriba a través de las piernas hacia los laterales de la espalda. Se desarrolla la fuerza y la flexibilidad en los pies, tobillos, piernas y caderas, creando una base segura para el resto de posturas de piernas extendidas.

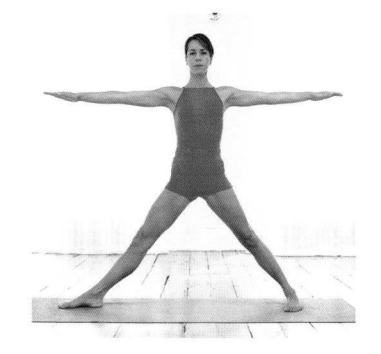

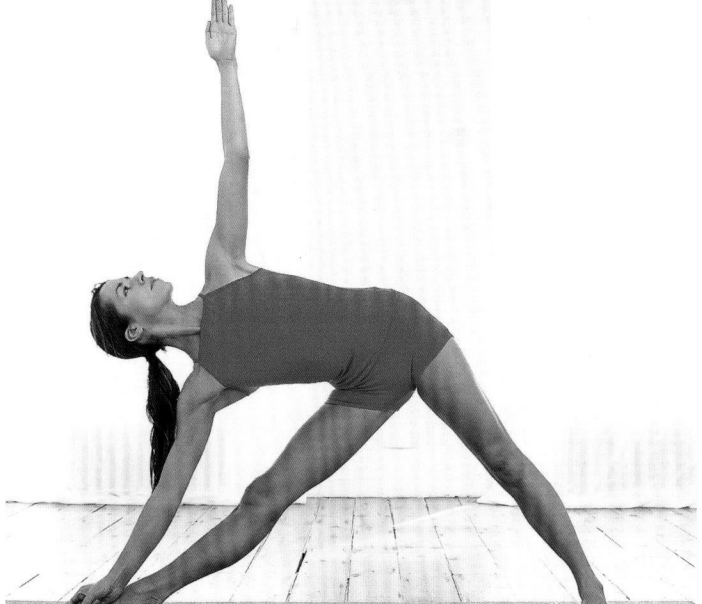
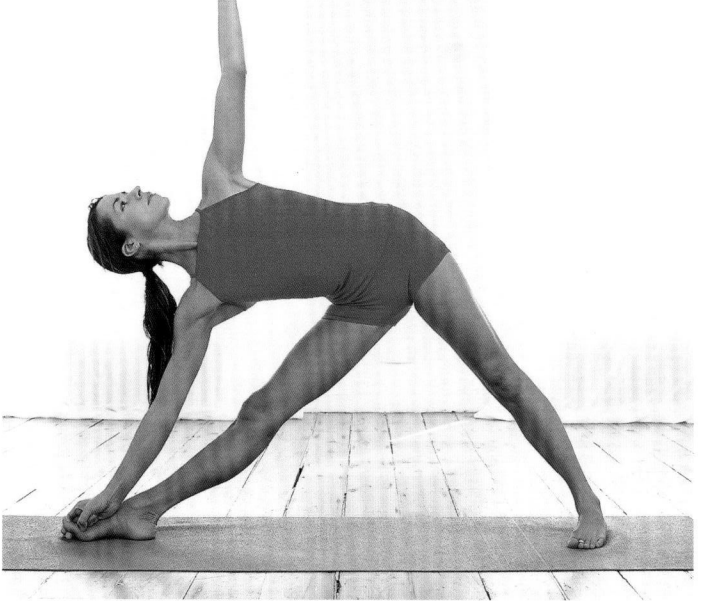

1 Desde Tadasana, *inhale* y salte suavemente (o dé un paso) hacia la derecha, de forma que mire hacia el lateral de la esterilla, separando los pies unos 110 cm. Mantenga las piernas fuertes y eleve las rótulas y los músculos de los muslos. Abra las plantas de los pies, presionando contra el suelo y alineándolas paralelas la una a la otra. Estire los brazos abiertos a los lados en línea con los hombros. Sienta su espalda estirarse suavemente y los hombros sueltos. Mantenga el nivel de la barbilla.

2 Comience una *larga y lenta exhalación*, gire la pierna izquierda unos 10 o 15 grados, mientras gira la pierna derecha 90 grados hacia fuera. Coloque el talón derecho frente al puente del pie izquierdo y mantenga el nivel de las caderas y el coxis relajado hacia abajo. Recuerde mantener las rodillas alineadas con los dedos de los pies, de forma que la rotación de las piernas se realice desde el hueso de la cadera.

3 Continúe *exhalando lentamente*, y estire el torso hacia el lado derecho sobre la pierna derecha. No se incline hacia delante cuando sujete el dedo pulgar del pie derecho. Lleve la cadera izquierda hacia atrás y hacia fuera. Estire el brazo izquierdo hasta la punta de los dedos, con la palma hacia el frente. Mire hacia la mano izquierda, <u>**dristi**</u>**: hastagrai**. *Realice de cinco a diez respiraciones largas y rítmicas*, abriendo el cuerpo como una estrella. Con una *inhalación lenta*, incorpórese hacia arriba, poniendo los pies paralelos. *Exhale lentamente*, y repita el paso 2, esta vez girando la pierna derecha unos 10 o 15 grados y su pierna izquierda 90 grados, y estírese al lado izquierdo. *Realice de cinco a diez respiraciones lentas y profundas*, después *inhale* y levante el cuerpo, poniendo los pies en paralelo. Desde aquí, vaya directamente a la siguiente postura o *exhale* y vuelva a Tadasana. Después salte separando los pies y continúe con Parivrtta Trikonasana.

Postura fácil
Si el torso y las caderas se inclinan hacia delante, se perderá los beneficios del estiramiento lateral. En lugar de intentar agarrar el dedo del pie, coloque su mano derecha ligeramente sobre el tobillo o la espinilla, o sobre un bloque de madera para yoga si tiene uno. No abandone la práctica si esta postura no le sale. Trabaje honestamente y su flexibilidad se desarrollará, permitiéndole sujetar el dedo del pie con el tiempo.

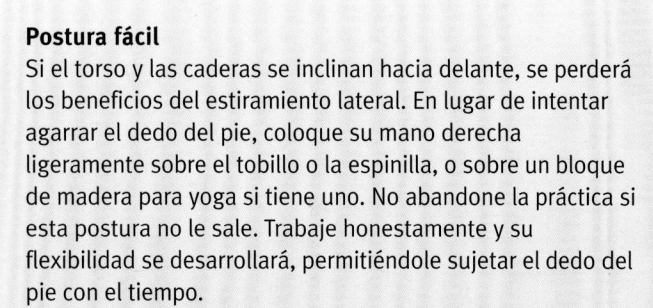
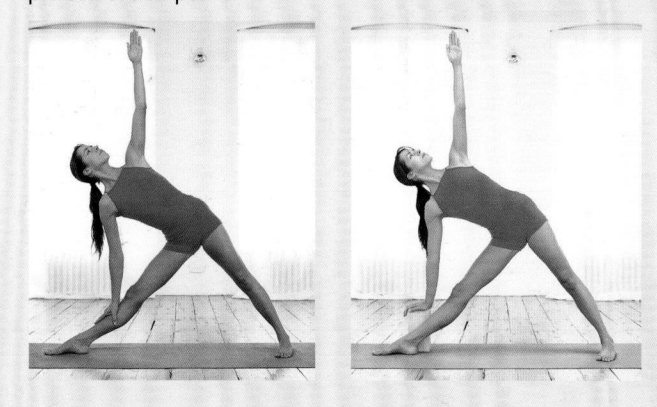

Profundizar en la postura
Desplace la cadera izquierda hacia atrás, moviendo las costillas y el hombro izquierdo. Extienda el brazo izquierdo hacia atrás, llevando los dedos sobre la parte superior del muslo derecho, lo que ayudará a sentir este estiramiento lateral.

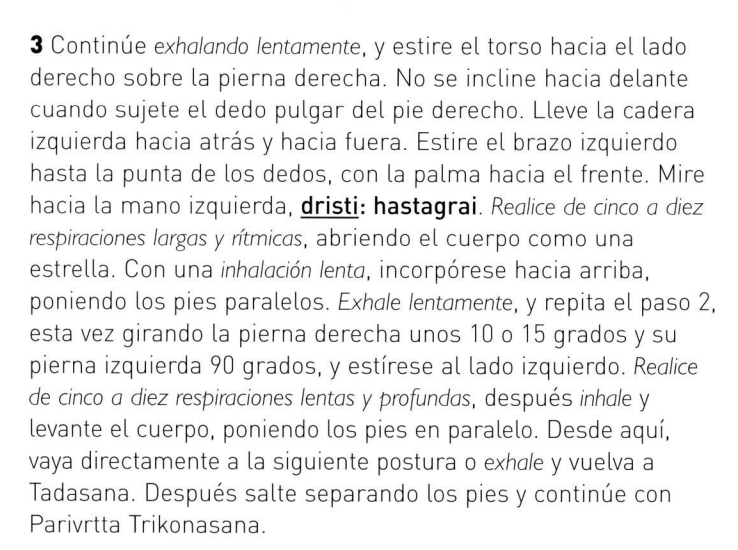

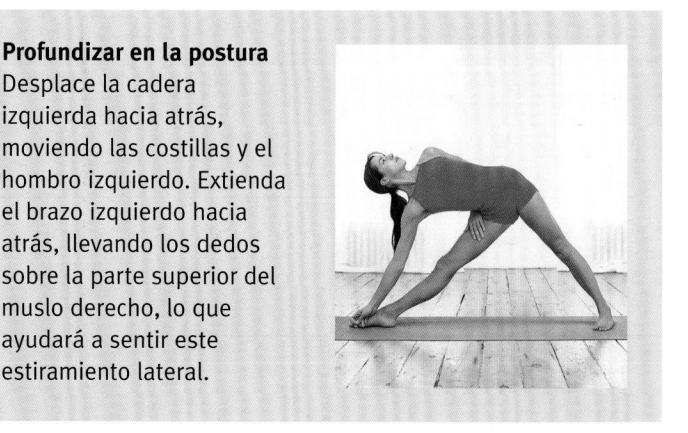

Parivartta Trikonasana | POSTURA DEL TRIÁNGULO GIRADO

parivrtta = rotado o girado
tri = tres
kona = ángulo

Esta postura crea el estiramiento contrario a Trikonasana e introduce el mecanismo del giro, esencial para la columna. Para girar de forma eficaz, las piernas y las caderas deben mantenerse firmes mientras el giro fluye a través de la columna hasta la cabeza.

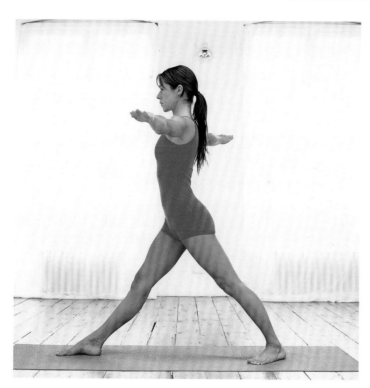

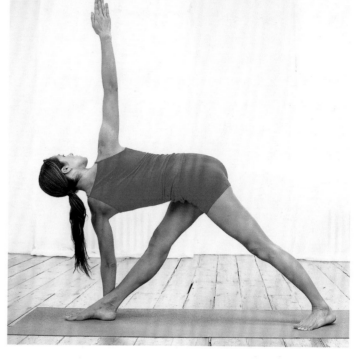

1 Comience *exhalando lentamente*, y gire hacia fuera los dedos del pie izquierdo, la almohadilla y la cadera unos 90 grados. Gire el cuerpo completamente para mirar hacia el lado derecho, cuadrando ambas caderas, clavículas y hombros de forma nivelada, como faros brillando en la misma dirección. Estire los brazos a los lados a la altura de los hombros y alinee los pies con su respectiva cadera.

2 Continúe *exhalando lentamente*, y lleve suavemente el brazo izquierdo y el lado izquierdo del torso hacia delante y abajo, en dirección a la pierna derecha. Cruce la muñeca izquierda sobre el tobillo derecho, y abra la palma sobre el suelo junto al borde del dedo meñique del pie derecho. Gire el hombro derecho y el lado derecho del torso hacia atrás. Extienda el brazo derecho por encima del hombro derecho. Suavemente, lleve ambos hombros hacia abajo, separándolos de las orejas, manteniendo las piernas activas (las rótulas y los músculos del muslo elevados) y los bandhas activados. *Realice de cinco a diez respiraciones*, elevando y abriendo el pecho hacia el cielo y mirando hacia la mano elevada, **dristi: hastagrai**. Con una *inhalación*, eleve el torso, poniendo los pies en paralelo, después *exhale*, y repita la postura hacia la izquierda. *Realice de cinco a diez respiraciones suaves y profundas*, después *inhale* y eleve el torso, poniendo los pies en paralelo. *Exhale* y salte a Tadasana.

Postura fácil
Si en un principio la mano no llega hasta el suelo, déjela reposar sobre la espinilla, el tobillo o un bloque de madera para yoga, y trabaje la rotación del torso desde ahí, llevando la mano elevada sobre el sacro. Con la práctica, será capaz de tocar el suelo con la mano.

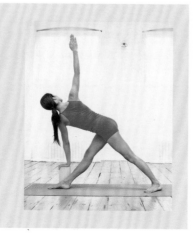

Profundizar en la postura
La estabilidad de esta postura se desarrolla "clavando" los pies en el suelo. Abra la planta del pie que ha quedado atrás y mantenga el talón firme sobre el suelo. Eleve los músculos del muslo adelantado hacia arriba y mueva la parte de la cadera adelantada hacia atrás, y la otra parte hacia adelante de modo que la pelvis quede nivelada. Profundice en el giro de la espalda separando la clavícula derecha de la izquierda. Rote el lado derecho del torso hacia arriba y hacia abajo para alinearlo directamente con el lado izquierdo. En el segundo lado de la postura, céntrese en llevar el lado izquierdo del torso hacia la derecha.

Utthita Parsvakonasana | POSTURA DE ÁNGULO LATERAL EXTENDIDO

utthita = extendido
parsva = lado o lateral
kona = ángulo

Esta postura lleva más lejos los principios de Utthita Trikonasana mediante un estiramiento lateral extendido. La profunda inclinación sobre una pierna y el estiramiento de la otra crean un equilibrio dinámico de fuerza y flexibilidad de piernas.

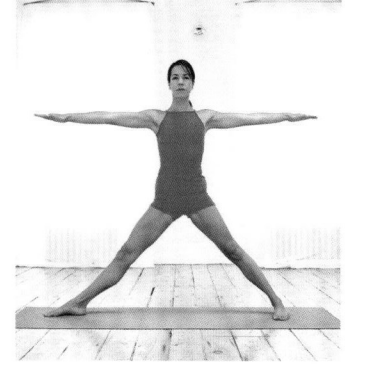
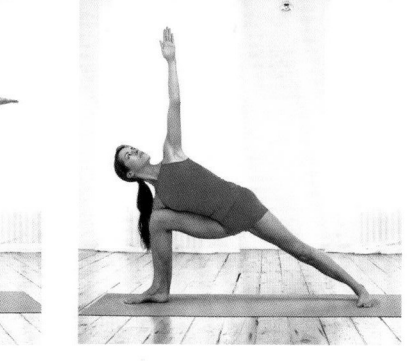
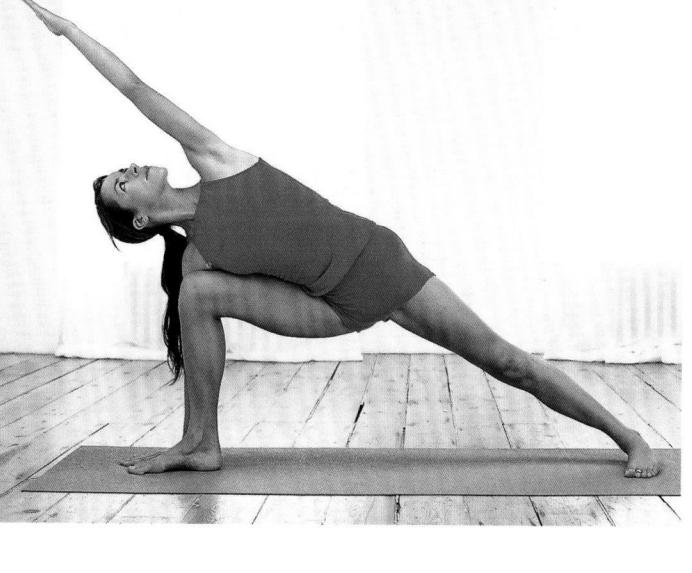

1 Desde Tadasana, *inhale* y salte ligeramente (o dé un paso) hacia la derecha, dejando los pies paralelos uno al otro y separados unos 140 cm, con las manos extendidas a los lados. Sienta cómo se estiran las piernas y se extiende su columna. Comience a *exhalar muy despacio*, girando el pie y pierna izquierdos unos 15 grados y rotando el pie y pierna derechos unos 90 grados (como en Utthita Trikonasana, paso 2). Alinee el talón derecho con el puente del pie izquierdo.

2 Continúe *exhalando lentamente*, y flexione profundamente la rodilla derecha, llevando la parte trasera de la rodilla hasta la línea del tobillo (no más allá) para crear un ángulo recto con la pierna derecha. Extienda el cuerpo sobre el lado derecho, llevando la mano derecha al suelo junto al borde del meñique del pie derecho. Eleve el brazo izquierdo y extiéndalo por encima del hombro.

3 Mientras completa la *exhalación*, relaje el hombro izquierdo hacia abajo y rote el brazo derecho desde el hombro. Estire el brazo diagonalmente sobre el lateral de la cabeza, con la palma apuntando hacia abajo. Mire hacia el dedo meñique de la mano alzada, **dristi: hastagrai**, y *realice de cinco a diez respiraciones rítmicas y profundas*, estirando hacia arriba la totalidad del lado izquierdo del torso y abriendo el pecho hacia el cielo. Inhale despacio, poniendo recta la rodilla y devolviendo el torso a su posición normal. Ponga los pies de nuevo en paralelo y repita Parsvakonasana hacia el lado izquierdo. *Realice de cinco a diez respiraciones profundas y lentas* y después *inhale muy despacio*, elevando el cuerpo y poniendo los pies en paralelo. Desde aquí, vaya directamente a Parivrtta Parsvakonasana cuando comience la *exhalación*, o *exhale* y salte ligeramente hacia Tadasana. Desde aquí, *inhale* y salte ligeramente separando los pies unos 140 cm hacia la derecha, y continúe hacia Parivrtta Parsvakonasana con la siguiente *exhalación*.

Postura fácil
Esta postura es un estiramiento profundo y retador. Si llegar al suelo hace que el torso se doble hacia delante. Evítelo doblando el codo y apoyando el antebrazo sobre el muslo. Esto también ayudará a mantener recta la pelvis y las caderas abiertas, el tórax elevado y la cintura en su lugar. Irá avanzando

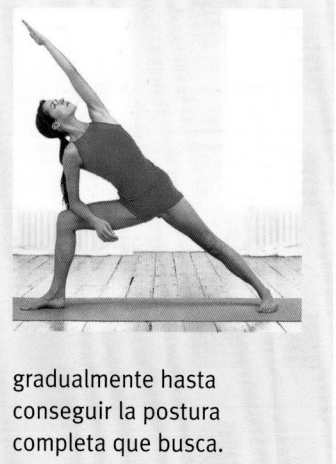

gradualmente hasta conseguir la postura completa que busca.

Profundizar en la postura
Trabaje ambas piernas por igual y sepárelas para crear un equilibrio de energía en la postura. Sienta cómo se sueltan de la pelvis, presione la rodilla derecha y el exterior del muslo hacia atrás, bajo el brazo derecho, mientras estira la pierna izquierda desde el talón exterior y el dedo meñique. (Repita hacia el otro lado.)

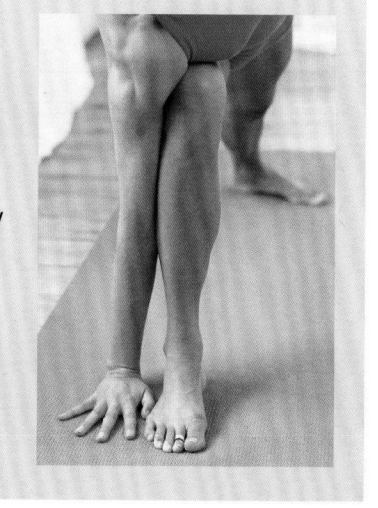
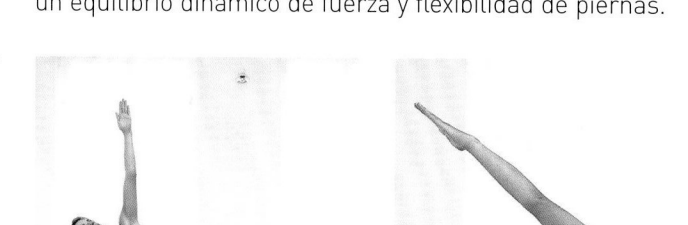

Parivrtta Parsvakonasana | POSTURA DE ÁNGULO LATERAL GIRADA

parivrtra = girado, rotado
parsva = lado o lateral
kona = ángulo

En esta fuerte torsión, la caja torácica se gira completamente, profundizando la respiración y mejorándola. Al girar el torso se estimula la circulación sanguínea hacia los órganos internos, limpiándolos de toxinas y propiciando la digestión. Se desarrolla la fuerza en las piernas.

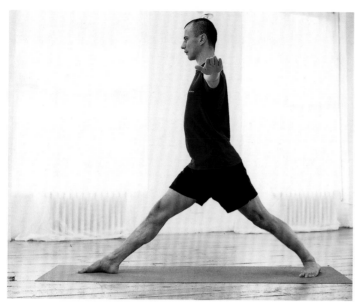

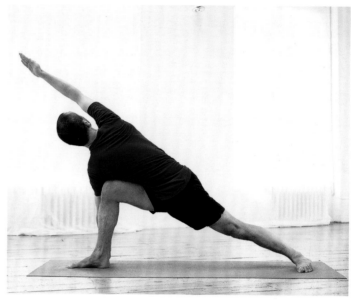

1 Comience *exhalando muy despacio* mientras gira los dedos del pie izquierdo, la almohadilla, la pierna y la cadera izquierdas unos 45 grados. Gire la cadera, pierna y pie derechos unos 90 grados (como en Parivrtta Trikonasana). Gire el cuerpo para mirar hacia el lado derecho, cuadrando los hombros y las caderas mientras estira los brazos hacia los lados a la altura de los hombros. Alinee los pies con su cadera correspondiente.

2 Continúe *exhalando despacio* y flexione la rodilla derecha completamente, llevándola en línea sobre el tobillo derecho para formar un ángulo recto. Gire el torso hacia la pierna derecha, llevando la parte izquierda de la caja torácica sobre el muslo derecho. Extienda la axila izquierda y el brazo por la parte externa de la rodilla y la espinilla derecha. Coloque la mano izquierda sobre el suelo junto a la parte externa del pie derecho. Vuelva el hombro derecho y el lateral del cuerpo hacia arriba y atrás. Rote el brazo derecho dentro del hombro para volver la mano hacia el frente por encima de la cabeza y estire el brazo diagonalmente sobre el lateral de la cabeza. Lleve los hombros hacia abajo y presione el pecho mientras hace agarre con el pie atrasado. *Realice de cinco a diez respiraciones*, mire hacia la parte externa de su mano levantada, **dristi: hastagrai**. Con una *inhalación lenta*, vuelva a enderezar el torso y a estirar la pierna derecha, poniendo los pies en paralelo. Comience a *exhalar lentamente*, y repita los pasos 1 y 2 con el cuerpo girado hacia la izquierda. *Exhale* y salte suavemente hacia Tadasana.

Postura fácil
Si siente tensión o demasiada torsión en la rodilla que ha quedado atrás, relaje el talón y deje que la rodilla toque el suelo.
Si siente que la rodilla es fuerte pero el tórax se encoge o nota que se suben los hombros, como alternativa, practique con el talón en el suelo, sujete el codo sobre

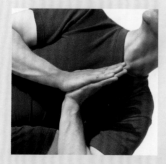

el muslo opuesto y junte las palmas de las manos de modo que permanezcan en el centro del pecho.

Profundizar en la postura
Desplace el brazo y el hombro de forma que queden cruzados sobre el muslo contrario. Céntrese en presionar la cara externa de la rodilla y espinilla para ayudar a asegurar esta enérgica rotación del torso. Cuando se mueva hacia esta posición, asegúrese de que estira la columna mientras abre el pecho hacia arriba.

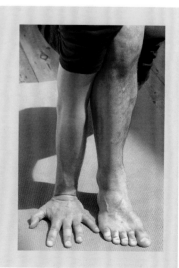

Prasarita Padottansana A | ESTIRAMIENTO DE PIERNAS EXTENDIDAS A

prasarita = expandida o extendida
pada = pie o pierna
uttana = estiramiento intenso o
extendido

Las cuatro variantes de esta postura se centran en el fortalecimiento y estiramiento de las piernas, y trabajan juntas para estimular y limpiar los órganos digestivos. La primera abre las articulaciones de la cadera y hace que la energía fluya de la pelvis a los pies.

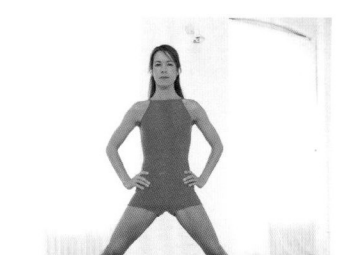

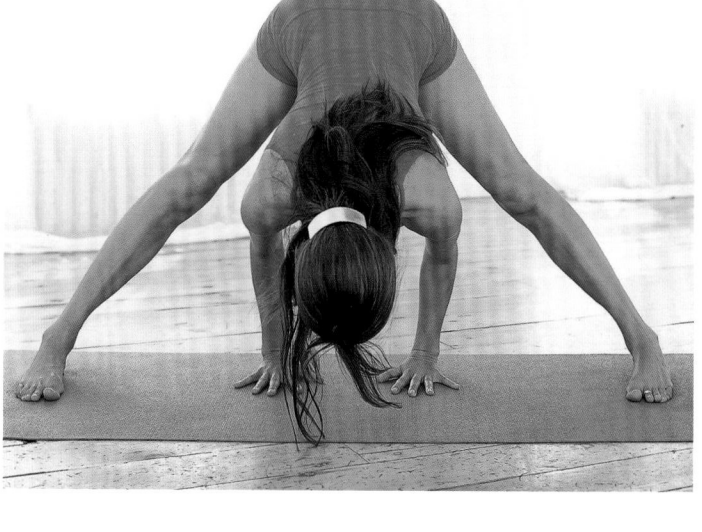

1 Desde Tadasana, *inhale* y salte ligeramente (o dé un paso) hacia la derecha, poniendo los pies separados en paralelo unos 140 cm, con los brazos extendidos a los lados. Abra las piernas para llevar los pies justo debajo de las muñecas, con los puentes fuertemente alzados.

2 *Exhale despacio*, abriendo las plantas de los pies sobre el suelo y coloque las manos en las caderas. *Inhale despacio* y estire la columna, y respire abriendo la espalda y la pelvis. Lleve hacia arriba los músculos de los muslos, y esté especialmente atento a uddiyana bandha en ésta y en el resto de posturas Prasarita Padottanasanas.

3 *Exhale despacio* y extienda la espalda hacia delante, doblándose por las caderas. Si es posible, coloque las manos en el suelo entre los pies. Extienda los dedos de las manos y mire hacia ellas, verificando que se encuentran separadas a la distancia de los hombros y que los corazones apuntan hacia delante. Mantenga el pecho abierto y los hombros relajados.

Postura fácil
Si sufre tensión en la espalda o en los muslos, puede practicar doblando las rodillas y colocando las manos en el suelo en línea con los hombros. También puede ayudarse de bloques de yoga o de una pila de libros; de esta forma puede comenzar a trabajar las piernas estiradas sin causar tensión en la espalda.

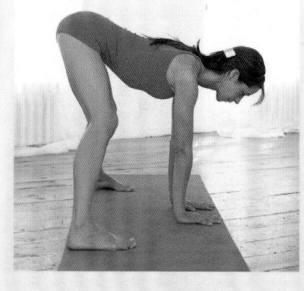

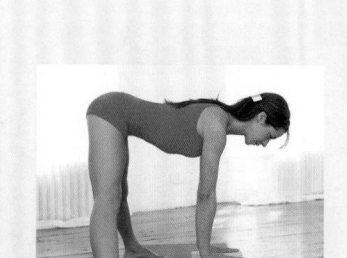

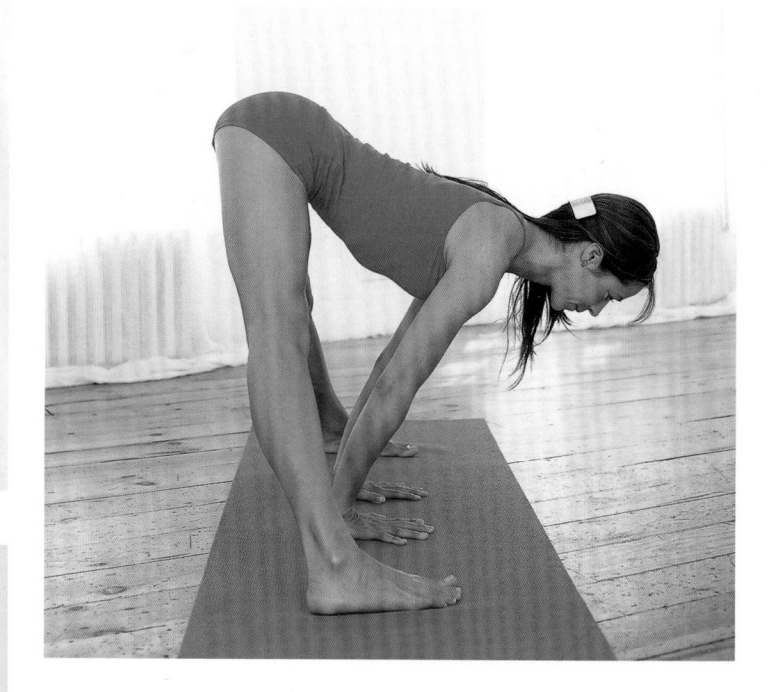

Profundizar en la postura
Al abrir y extender las manos y los pies en el suelo, creará una base sólida. Esto le permitirá elevar los huesos de las nalgas, al tiempo que puede aumentar la flexibilidad de las caderas y las piernas . Mantenga el cuello extendido y los hombros abiertos, separándolos del suelo.

4 *Inhale* y estire la columna, llevando el pecho y la atención hacia adelante mientras mantiene el cuello estirado y en línea con la columna. Suelte los hombros y los omóplatos hacia abajo y eleve firmemente los músculos de los muslos.

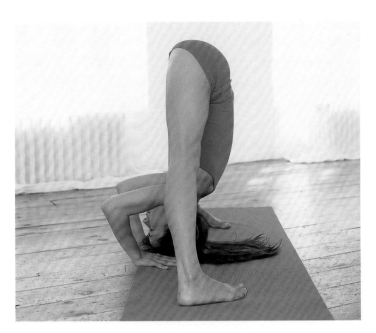

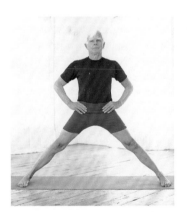

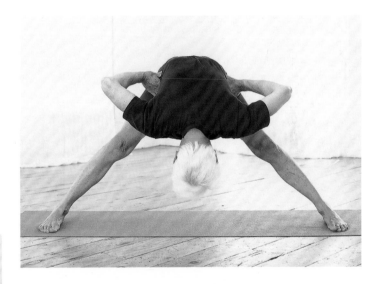

5 *Exhale lentamente* hacia la postura completa pivotando la pelvis aún más para profundizar en la rotación de las caderas. Dé un paso atrás con las manos, de forma que los dedos estén en línea con los talones, y baje la parte superior de la cabeza hasta el suelo. Doble los codos sobre las muñecas y deslice los hombros hacia arriba, contra la gravedad, mientras mantiene las piernas fuertes y activas elevando los músculos de los muslos. Mueva la piel de la parte exterior de las rodillas hacia atrás para evitar que se salgan de la alineación o se bloqueen. Mire a la punta de la nariz, **<u>dristi</u>: nasagrai**, y abra las plantas de los pies. *Inhale lentamente* y eleve su punto de mira y el pecho hacia delante. *Exhale*, extienda la espalda recta y paralela al suelo, manos en las caderas. *Inhale* y eleve el torso hasta la posición de pie. Desde aquí, muévase a la postura B, o *exhale*, y vuelva a Tadasana. Después *inhale*, salte a la derecha, separe los pies y continúe con la variante B.

Prasarita Padottanasana B | ESTIRAMIENTO DE PIERNAS EXTENDIDAS B

prasarita = expandida o extendida
pada = pie o pierna
uttana = estiramiento intenso o extendido

En esta variante, las manos permanecen en las caderas, permitiendo que la columna descienda hacia delante sin tirar de los brazos para llevar el cuerpo hacia abajo. Esto relaja las vértebras, creando espacio en la columna y revitalizando los discos intervertebrales.

1 *Exhale* y, con las manos en las caderas, sienta los pies en el suelo mientras lleva hacia arriba los músculos de los muslos. *Inhale*, respirando a lo largo de la columna y abriendo el pecho y las clavículas.

Postura fácil
Si la espalda se arquea, doble las rodillas para ayudar a mantener la columna recta y estirada y para facilitar pivotar profundamente desde la pelvis hacia delante.

Profundizar en la postura
Tenga cuidado de no tensar o forzar la postura: al igual que en el resto, la flexibilidad no llega al forzar sino al soltar. Tenga esto en mente cada vez que exhale, sienta la gravedad tirando de la columna, ayudando a soltar la espalda y la cabeza más abajo. No deje que los hombros presionen las orejas; en lugar de eso, deslícelos hacia arriba y hacia fuera.

2 *Exhale* y lentamente doble el torso hacia abajo pivotando la pelvis hacia delante. Estire la columna y extienda la coronilla hacia el suelo. Mantenga las manos en las caderas y *realice de cinco a diez respiraciones lentas y profundas*, concentrándose en la energía dinámica de las piernas. Tenga cuidado de no bloquear las rodillas; para evitarlo, separe suave pero firmemente los músculos interiores de los muslos. Mire hacia la punta de la nariz, **<u>dristi</u>: nasagrai**. *Inhale* y eleve los músculos abdominales para devolver el torso a su posición. *Exhale*, relaje los hombros y profundice uddiyana bandha. *Inhale* y estire los brazos al nivel de los hombros. Desde aquí, vaya hacia la postura C, o bien *exhale* y salte ligeramente a Tadasana. Desde Tadasana, *inhale*, salte hacia un lado, separando los pies y abriendo los brazos. Continúe con la postura C.

Prasarita Padottanasana C | ESTIRAMIENTO DE PIERNAS EXTENDIDAS C

prasarita = expandida o extendida
pada = pie o pierna
uttana = estiramiento intenso o
extendido

Esta postura produce estiramiento y apertura de las articulaciones de la cadera y las piernas y de los hombros y brazos. La rotación completa de los hombros en sus cavidades, ayuda a aflojarlos y a prevenir la rigidez de los brazos, hombros y parte superior de la espalda.

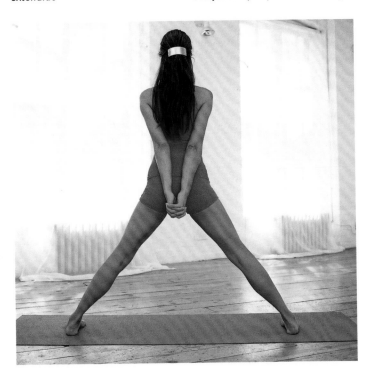

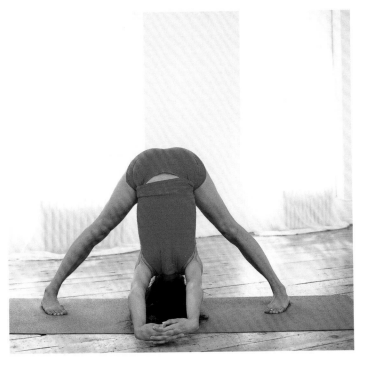

1 *Exhale*, lleve las manos detrás de la espalda y entrelace los dedos. *Inhale*, lleve los hombros hacia atrás y estire los brazos, rotando la parte interior de éstos hacia delante. Presione suavemente los nudillos hacia abajo y abra el pecho y las clavículas.

2 *Exhale despacio* y doble su cuerpo a la altura de la cadera, desplazando los brazos hacia arriba y sobre los hombros. Expanda el pecho, estire los brazos dirigiendo los meñiques hacia el suelo. Sienta cómo los omóplatos se contraen hacia dentro y permita que los brazos roten lentamente dentro de la cavidad de los hombros. *Respire lentamente* en esta postura *entre cinco y diez veces* mientras se mira la punta de la nariz, <u>**dristi: nasagrai**</u>. *Inhale*, eleve la espalda utilizando los músculos abdominales y desplace los brazos hacia abajo detrás de la espalda. *Exhale* y relaje los hombros. *Inhale*, suelte los dedos y estire los brazos a los lados al nivel de los hombros. Desde aquí, tiene dos opciones: puede adoptar la postura D cuando comience la siguiente *exhalación*, o bien *exhale* y salte ligeramente a Tadasana. Desde Tadasana, *inhale* y salte hacia la derecha, separando los pies y continúe hasta adoptar la variante final de esta postura.

Beneficios de la postura

Los músculos entre la parte superior de la columna y los omóplatos se refuerzan en esta postura, ya que se estimula la circulación de esta región. El pecho y las costillas frontales se expanden, mejorando la respiración y ayudando a mantener la apertura del torso frontal.

Postura fácil

Además de desarrollar la flexibilidad de las caderas y de las piernas, esta variación ayuda a que tanto los hombros como los brazos sean más flexibles. Si sus hombros o brazos, o ambos, no ceden, utilice una cinta de yoga para unir las manos y, después, practique suavemente para extender los brazos por encima. Mantenga en

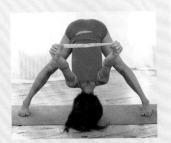

movimiento los omóplatos a la vez que desplaza los hombros hacia atrás, ya que esto relaja la tensión de la zona.

Profundizar en la postura

Mueva la barbilla suavemente para estirar la parte posterior del cuello. Esto también crea el espacio para la rotación y el movimiento que los hombros necesitan para soltar los brazos. Presione hacia abajo con los talones mientras eleva firmemente los músculos frontales de los muslos. Mantenga los pies activos y los puentes elevados.

prasarita = expandida o extendida
pada = pie o pierna
uttana = estiramiento intenso o extendido

La variante final de Prasarita Padottadasana estimula fuertemente el fuego digestivo (agni) ayudando así en el proceso digestivo y en la limpieza interior. El espacio creado entre los omóplatos abre el camino al cerebro a través de la columna.

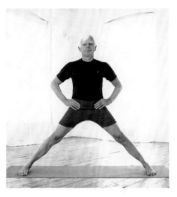
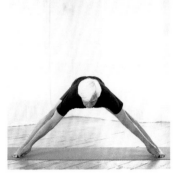

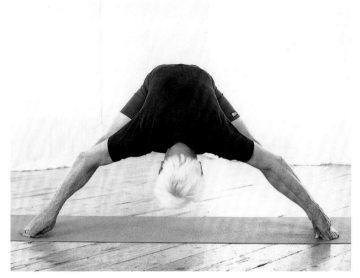

1 *Exhale despacio* y coloque las manos en las caderas mientras abre las plantas de los pies en el suelo. *Inhale despacio,* manteniendo las manos en las caderas y estirando la columna. Respire con el pecho y las clavículas abiertas mientras se concentra en elevar los músculos de los muslos. Active completamente uddiyana bandha.

2 *Exhale despacio* y extienda la espalda hacia delante, doblándose completamente a la altura de las caderas. Sujétese los pulgares del pie utilizando el dedo índice y corazón de ambas manos como en Padangusthasana (postura pulgar del pie, pág. 50). *Inhale* y estire la espalda llevando el pecho y la mirada hacia fuera y hacia delante. Extienda la espalda totalmente manteniendo el cuello en línea con la columna y estire la parte frontal del torso. Separe los omóplatos de las orejas, deslizándolos hacia abajo y hacia atrás, y eleve firmemente los muslos.

3 *Exhale despacio,* doblando los codos hacia fuera y flexionando más desde la cadera. Suelte los músculos del cuello para dejar que la coronilla caiga sobre el suelo. Sienta la gravedad tirando de la columna. Relaje los hombros hacia los lados en la dirección de los codos, y cuide de separar los omóplatos de las orejas. *Realice de cinco a diez respiraciones rítmicas,* mirando a la punta de la nariz, <u>dristi</u>: **nasagrai**. *Inhale despacio,* estire la columna y lleve la vista y el pecho hacia delante, mientras mantiene estirada la parte posterior del cuello. Con los dedos sujetando todavía los dedos de los pies, estire los brazos como en el paso 2. *Exhale* y coloque las manos en las caderas. Extienda la espalda, estirando la parte frontal del torso paralela al suelo. *Inhale,* elevándose con los músculos abdominales, y lleve el torso a la posición normal, mientras abre las plantas sobre el suelo. *Exhale* y salte ligeramente para juntar los pies en Tadasana, mirando al frente de la esterilla.

Postura fácil
Doble las rodillas para soltar todo tipo de tensión o presión que pueda sentir en la espada. Es posible que necesite sujetarse los tobillos si al comienzo no tiene flexibilidad para alcanzar hasta los dedos del pie.

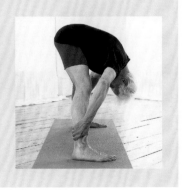

Profundizar en la postura
Relaje el pliegue de la parte frontal de las caderas y concéntrese en llevar el coxis, los huesos de las nalgas y el pubis hacia atrás y hacia arriba para soltar la columna y la coronilla hasta el suelo. Mantenga activas las piernas y separe el interior de los muslos con fuerza, extendiendo la energía hasta los pies y al suelo. Trabaje uddiyana bandha en las cuatro posturas para aumentar los beneficios de la postura y apoyar y proteger la espalda.

Parsvottanasana | ESTIRAMIENTO LATERAL INTENSO

parsva = lado o lateral
uttana = extendido o estiramiento intenso

Esta postura desarrolla la alineación, simetría y equilibrio de la pelvis y las caderas a la vez que fortalece los músculos de las piernas. Estimula la circulación, profundiza la respiración y mejora la postura - especialmente el encorvamiento de la espalda - y desbloquea la tensión.

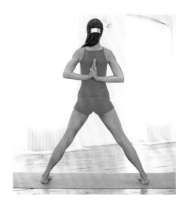
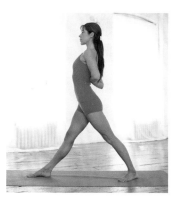

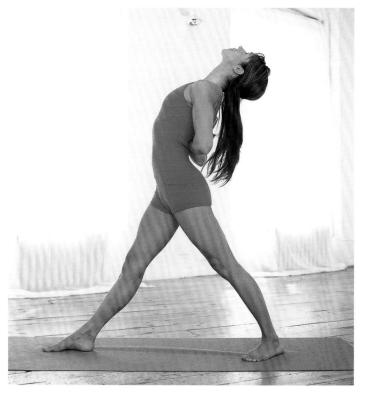

1 Desde Tadasana, *inhale* y salte ligeramente (o dé un paso) a la derecha separando los pies unos 110 cm, abriendo los brazos en línea con los hombros. Abra las plantas de los pies y alinéelas paralelas. Sienta como se estira la espalda y los hombros se relajan. Comience a *exhalar despacio* y junte las palmas de las manos detrás de la espalda como en postura orante (Paschima Namasté).

2 Continúe *exhalando* y gire los dedos del pie izquierdo, almohadilla, pierna y cadera unos 45 grados, mientras rota la cadera derecha, pierna y pie unos 90 grados hacia fuera. Gire el cuerpo hacia el lado derecho, cuadrando las caderas, clavículas y hombros.

3 *Inhale* y gire los hombros abajo y atrás. Eleve el punto de vista, mire hacia arriba y presione las palmas de las manos.

Postura fácil
Si juntar las manos en Paschima Namasté no le resulta posible al principio, sujétese los codos por detrás de la espalda. Gradualmente, la flexibilidad de los hombros le permitirá juntar poco a poco las manos.

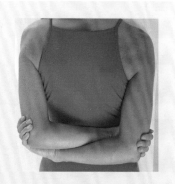

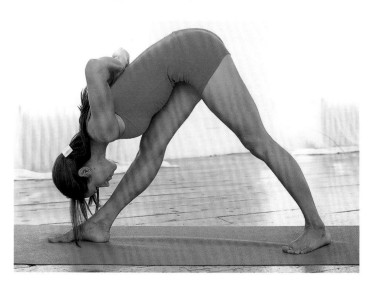

Profundizar en la postura
En la postura completa, gire los codos hacia fuera y lleve los omóplatos hacia dentro, para crear apertura en pecho y corazón. Las piernas y las caderas tienen que estar alineadas para conseguir todos los beneficios de esta postura. Concéntrese en desplazar la rótula y el

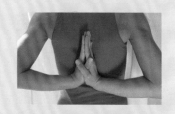

músculo del muslo hacia arriba mientras presiona hacia abajo con la almohadilla del pie adelantado.

4 *Exhale despacio* y pivotee la pelvis hacia delante extendiendo el torso sobre la pierna derecha. Lleve la cara hacia la espinilla. Mientras *realiza de cinco a diez respiraciones profundas y rítmicas*, estire la columna y la parte posterior del cuello, soltando hacia abajo la cabeza. Concéntrese en la punta de la nariz, <u>**dristi: nasagrai**</u>. Con una *inhalación lenta*, elévese desde uddiyana bandha, devolviendo el torso a su postura y poniendo los pies en paralelo. Repita los pasos 2-4 girando hacia la izquierda. *Exhale* y salte ligeramente a Tadasana, soltando los brazos.

uttitha = extendido
hasta = mano
pada = pie o pierna
angustha = pulgar

Esta y las tres siguientes posturas extendidas fluyen consecutivamente de una a otra creando potencia dinámica en los músculos de la pierna de apoyo para mantener el equilibrio de forma eficaz durante la duración de las cuatro variaciones de asana.

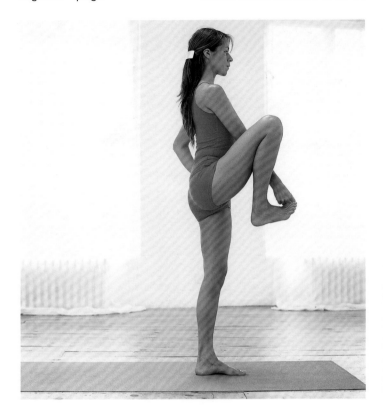

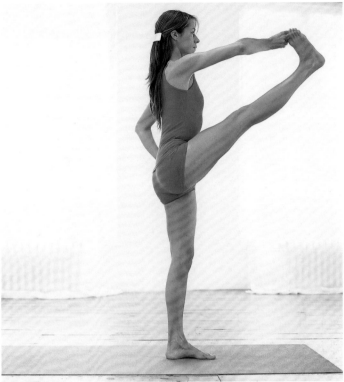

1 Desde Tadasana, *inhale*, eleve suavemente la rodilla derecha y, utilizando los dedos índice y corazón, sujete el pulgar del pie derecho. Presione el pulgar entre los dedos y desplace la cadera derecha hacia abajo para mantenerla en línea con la izquierda. Coloque la mano izquierda en la cadera y mantenga el equilibrio.

2 Con una *exhalación lenta y rítmica*, presione hacia arriba con el pie derecho estirando la pierna hacia arriba y hacia el pecho. Suelte la cadera derecha hacia abajo y eleve la espinilla. Lleve ambos hombros hacia atrás y abajo, y doble el codo derecho hacia atrás para mantener el pecho abierto. *Respire rítmicamente*, conectando uddiyana bandha profundamente y alineando el pie elevado al frente. Mire fijamente a los dedos del pie derecho, **dristi: padhayoragrai**. *Después de cinco o diez respiraciones completas*, *inhale*, extienda el brazo derecho y fluya hacia la siguiente postura.

Profundizar en la postura
No se sobre-concentre en la pierna elevada: realmente es el pie de apoyo el que merece toda su atención, ya que crea la base y el apoyo de la postura. Puede estirar conscientemente la pierna de apoyo, afirmando la planta del pie abierta sobre el suelo y elevando la rodilla y el muslo. Concéntrese en la alineación de rodilla y dedos del pie al frente y mantenga el lado derecho de la cadera

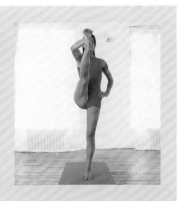

suelto hacia abajo y alineado con el izquierdo. Presione el talón elevado directamente hacia el frente.

Postura fácil
Si estirar la pierna provoca que se curven la espalda y los hombros, practique esta postura con la rodilla doblada, como en el paso 1. Con cada práctica, vaya elevando el pie gradualmente para estirar el músculo del muslo. Con el tiempo y la práctica, desarrollará tanto la fuerza como la flexibilidad para estirar la pierna sin poner en entredicho la alineación de la espalda.

Utthita Parsvasahita A | POSTURA LATERAL EXTENDIDA ACOMPAÑADA A

utthita = extendida
parsva = lado o lateral
sahita = acompañado

Abriendo lateralmente la pierna elevada en esta asana mejora aún más el equilibrio, la coordinación y la concentración mental. Mantener la espalda recta desarrolla la fortaleza de los músculos laterales de la columna. También se tonifican las piernas y los glúteos.

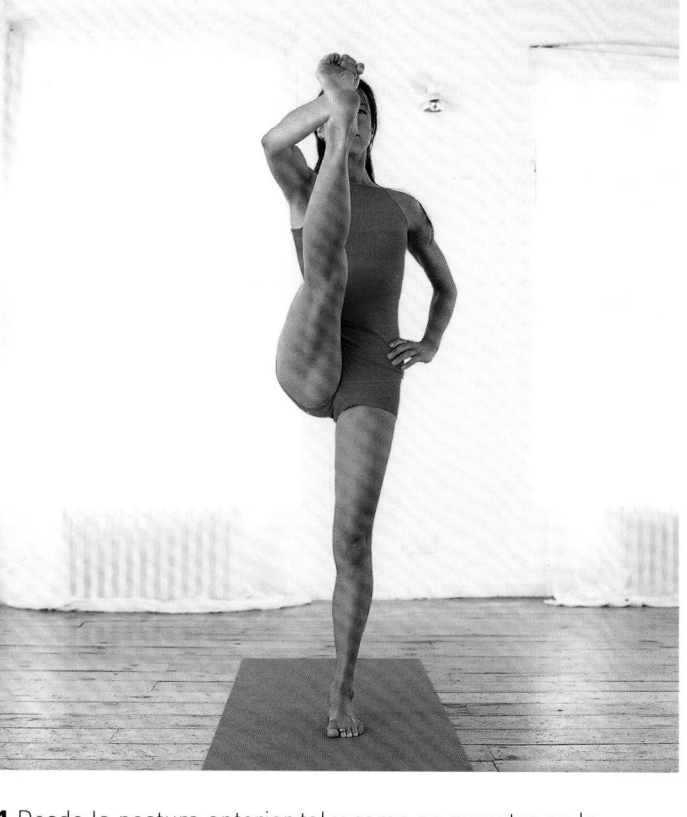

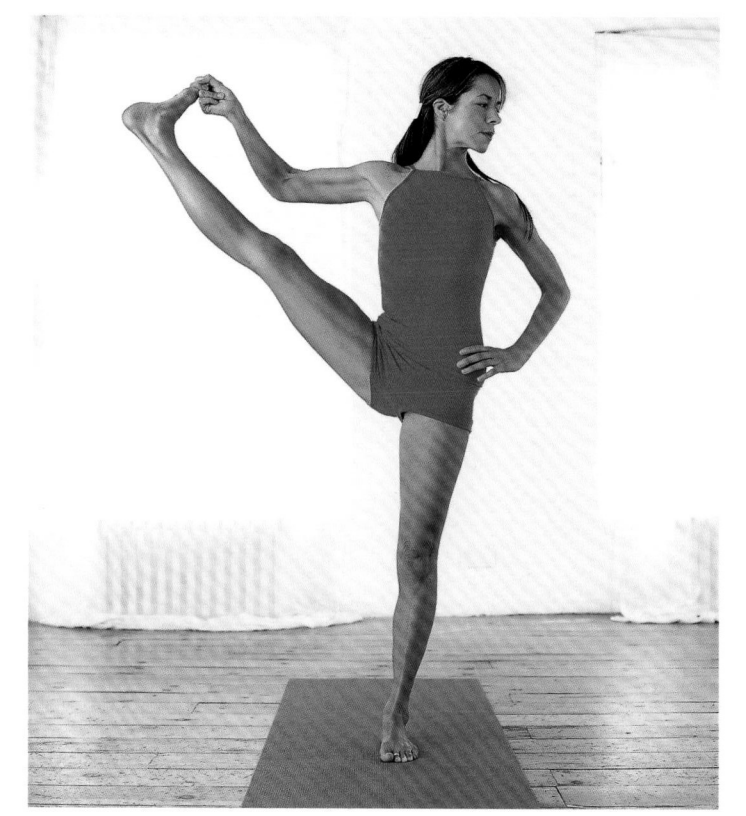

1 Desde la postura anterior tal y como se muestra en la imagen, *realice una exhalación larga y rítmica*, abra el brazo y la pierna derecha hacia fuera, rotando hacia fuera el interior del muslo y soltando hacia abajo el glúteo derecho y el coxis. Abra el pecho y deslice hacia abajo los omóplatos para estirar la columna y el cuello.

2 Gire la cabeza a la izquierda, moviendo la barbilla sobre el hombro izquierdo, y *realice de cinco a diez respiraciones*, nivelando las clavículas abiertas y extendiendo la vista a la derecha, <u>**dristi: parsva**</u>. *Inhale*, y devuelva el brazo y la pierna derecha al frente. Fluya después hacia la siguiente postura.

Postura fácil
Al igual que en la postura anterior, puede trabajar con la pierna doblada, concentrándose en estirarla gradualmente con cada práctica. Tenga paciencia y, con la práctica, pronto alcanzará la postura completa.

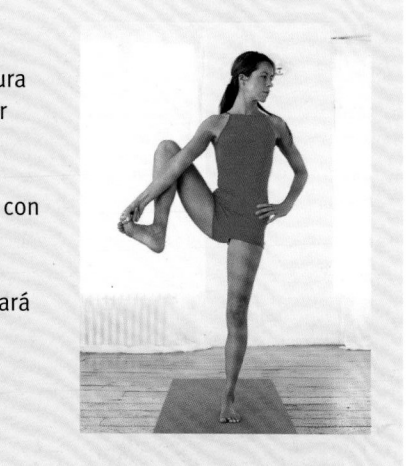

Profundizar en la postura
Sienta la postura completa abriéndose desde el centro en estas tres líneas de energía:
1 Desde la parte trasera de la cintura hacia arriba por la columna hasta el extremo de la cabeza.
2 Desde la parte trasera de la cintura hacia abajo por el coxis y la pierna de apoyo, afirmando la planta del pie sobre el suelo.
3 Desde el interior del muslo por la pierna elevada hasta el talón.
Respire en estas tres líneas de energía y deje que la postura crezca y se extienda.

utthita = extendida
parsva = lado o lateral
sahita = acompañado

Esta postura crea un increíble estiramiento de las piernas y caderas. Presionar hacia la pierna y pie de apoyo es crucial para mantener la estabilidad. La conciencia de la gravedad y la energía que asciende a través del cuerpo le ayudará a centrar y equilibrar la mente y el cuerpo.

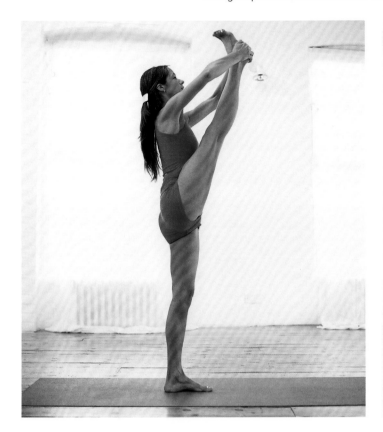

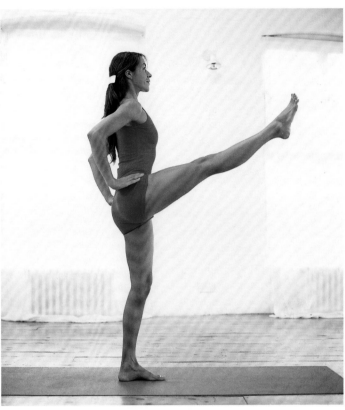

1 Con una *exhalación suave*, sujétese el pie derecho con ambas manos. Afirme el pie de apoyo para levantar aún más el pie elevado. Si la pierna de apoyo flojea o se cansa, concéntrese en enviar la energía de la respiración hacia el pie, y ábralo en el suelo para recibir la energía en los músculos, llenándolos de fuerza y vitalidad. No estire los brazos; en lugar de eso mantenga los codos doblados. *Realice de cinco a diez respiraciones lentas*, mirando hacia los dedos de los pies, **dristi: padhayoragrai**, y después *exhale*, soltando el pie sin dejarlo caer al suelo.

2 Con las manos en las caderas, mantenga la pierna levantada y deje flotar el pie a 90 grados o más de altura sin tensar ni curvar la espalda. *Realice de cinco a diez respiraciones completas y rítmicas*, estirando la espalda y relajando los hombros. Mire ligeramente a los dedos del pie derecho, **dristi: padhayoragrai**. *Exhale* y baje lentamente el pie, volviendo a Tadasana. Repita Utthita Hasta Padangusthasana, y Utthita Parsvasahita A y B/C con el lado izquierdo.

Postura fácil
Es esencial mantener la longitud y el flujo de energía en la columna para la alineación de la columna y la salud. Las posturas de yoga tienen como fin desarrollar esta energía y salud, así que no sacrifique el estiramiento de la columna por la grandeza de una postura. No existen beneficios en tensar y curvar la espalda en un intento de elevar la pierna. De hecho, es más beneficioso no levantarla tanto, o practicar inicialmente con la rodilla doblada en lugar de mantener la espalda fuerte y recta. Practicando de esta forma irá desarrollando gradualmente fuerza, alineación y flexibilidad.

Profundizar en la postura
Cuando lleve la pierna derecha y el pie hacia arriba, sienta el lado opuesto de esa pierna, por ej., la parte superior del hueso del muslo, conectado en su cavidad de la cadera. De esta forma, se creará un movimiento en zigzag, ayudando a que el pie flote más elevado. Sienta el hueso de la nalga derecha en línea con el izquierdo para alinear la pelvis. Abra la planta del pie de apoyo firmemente sobre el suelo.

Ardha Baddha Padmottanasana | ESTIRAMIENTO MEDIO LOTO ATADO

ardha = mitad
baddha = atado o cogido
padma = loto
uttana = extendido/estiramiento
intenso

Aquí se introducen los comienzos de la postura del loto. En la postura completa, el talón presiona sobre el bajo abdomen, estimulando la circulación sanguínea en los intestinos. Se promueve la fuerza de la pierna de apoyo y el brazo atado crea apertura.

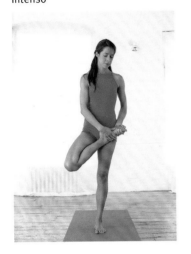
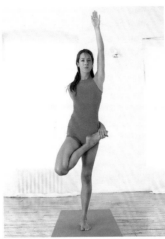

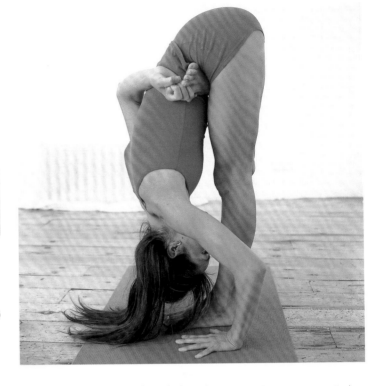

1 *Inhale*. Doble la rodilla derecha, levantando el pie. Utilice ambas manos para colocar el pie en la parte más alta del muslo izquierdo. Mueva el borde del meñique al hueco de la cadera izquierda, y dirija suavemente la rótula hacia abajo. Esto es Ardha Padma (medio loto).

2 Continúe *inhalando*. Estire el brazo derecho por detrás de la espalda y alcance el pie derecho, sujetando el pulgar de éste con los dedos índice y corazón. Suelte la mano izquierda del pie y estírelo hacia arriba. (Si necesita mantener el equilibrio aquí, hágalo, e *inhale y exhale* mientras eleva el brazo. Si no es así siga adelante).

3 *Exhale*, y extienda el torso hacia delante, doblando ligeramente la rodilla izquierda, y doblando suavemente la espalda sobre la pierna izquierda. Coloque la mano izquierda sobre el suelo junto al pie izquierdo y mantenga la mano derecha sujetando el dedo del pie.

Inhale, respirando y estirando la columna, y gire suavemente los hombros hacia atrás y presione el pecho hacia delante. *Exhale completamente*, y doble el torso profundamente sobre la pierna izquierda, relajando los músculos del cuello y soltando la cabeza. Mueva el rostro hacia la espinilla izquierda y *respire rítmicamente de cinco a diez veces*, mirando hacia la punta de la nariz, **dristi: nasagrai**. *Inhale* y eleve el pecho, *exhale* y doble ligeramente la rodilla izquierda. *Inhale* y elévese con los músculos abdominales para poner el torso recto, estirando la rodilla izquierda cuando llegue arriba. *Exhale* y suelte la pierna derecha del medio loto, coloque el pie en el suelo volviendo a Tadasana. *Inhale*, eleve el pie izquierdo al medio loto y repita la postura de este lado. Después de 5-10 respiraciones, *exhale* y vuelva a Tadasana.

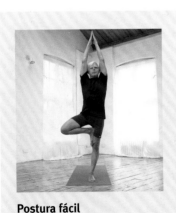
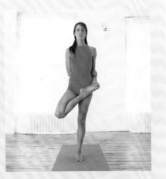

Postura fácil
Si siente tensión en las rodillas, comience colocando el pie levantado sobre la parte interna del otro muslo. Si, una vez en medio loto, su mano no llega al dedo del pie, sujete el codo y trabaje gradualmente bajando la mano hacia la muñeca y después al dedo.

Profundizar en la postura
Presione la parte inferior del abdomen hacia el talón al tiempo que desplaza con firmeza y hacia arriba el músculo del muslo de la pierna de apoyo. Abra enérgicamente la planta del pie de apoyo sobre el suelo para crear una base estable. Si siente que su equilibrio es seguro, intente profundizar en esta postura

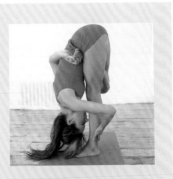

llevando la mano del suelo hacia la parte trasera del tobillo de apoyo.

utkata = poderoso o fiero o desigual

La siguiente postura crea una ola de energía mientras el cuerpo fluye a través de los saludos al sol para enlazarse con las últimas posturas de pie a través de vinyasa. Utkatasana abre las articulaciones de las rodillas y ayuda a quitar la rigidez de los tobillos.

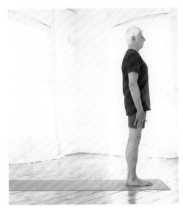

Desde Tadasana, fluya hacia **Surya Namaskara A**, como sigue.

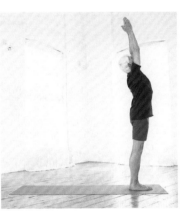

→ *Inhale*, llevando el aire a los pulmones y eleve los brazos en **Urdhva Tadasana** (montaña elevada).

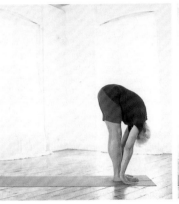

→ *Exhale*, y lleve el cuerpo hacia las piernas en **Uttanasana** (postura de estiramiento intenso).

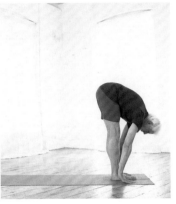

→ *Inhale* y abra el pecho hacia delante en **Urdhva Uttanasana** (postura de estiramiento intenso elevada).

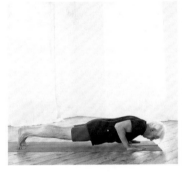

→ *Exhale* y salte hacia atrás en **Chaturanga Dandasana** (postura de plancha).

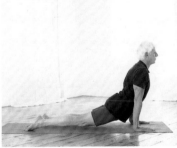

→ *Inhale* y arquéese en **Urdhva Mukha Svanasana** (postura del perro hacia arriba), levantando el corazón.

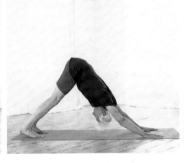

→ *Exhale* y presione las caderas hacia **Adho Mukha Svanasana** (postura del perro hacia abajo) soltando el cuello y la cabeza.

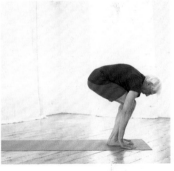

→ *Inhale* y salte ligeramente y junte los pies entre las manos.

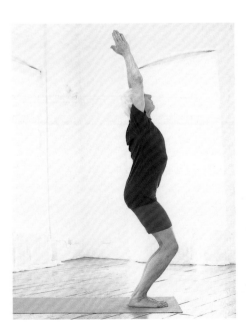

→ *Continúe inhalando* y eleve los brazos doblando profundamente las rodillas. Active completamente uddiyana bandha y descienda las caderas y los glúteos. Estire los lados de la cintura hasta los dedos de la mano, creando un contra-equilibrio con la gravedad. Junte las manos sobre la cabeza. Suavice la flexión de las rodillas y los tobillos para aumentar la profundidad de la postura. *Realice de cinco a diez respiraciones profundas y lentas*, llevando la vista más allá de los pulgares hacia el cielo, <u>**dristi: urdhva**</u>. Desde esta postura de Utkatasana, vaya directamente a vinyasa, como se indica arriba.

Postura fácil
Si siente tensión en los hombros cuando levanta los brazos, intente separar las manos y abrir los brazos de modo que se deje espacio para que caigan los hombros. Deslice los omóplatos hacia abajo, dirigiendo la vista en esa misma dirección e inclinando la barbilla hacia el pecho.

Vinyasa en Virabhadrasana I | POSTURA DEL GUERRERO I

Virabhadra = héroe guerrero creado del cabello de Siva, tercer dios de la trinidad hindú.

Existen tres posturas del guerrero, todas dedicadas a Virabhadra. Las dos primeras se practican en la serie primaria y la tercera se presenta en la tercera serie. Promueven la vitalidad, coordinación y suavidad en el movimiento transicional.

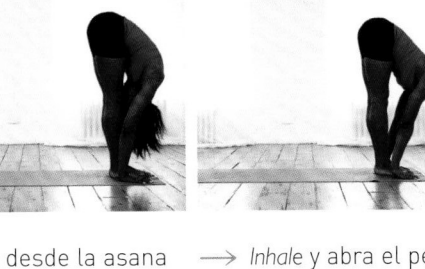 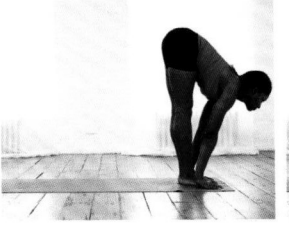 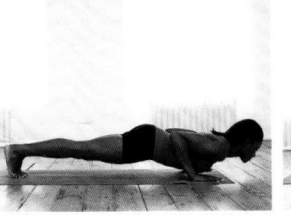 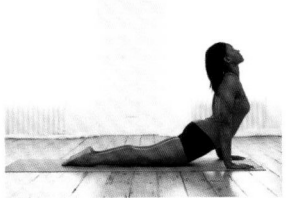 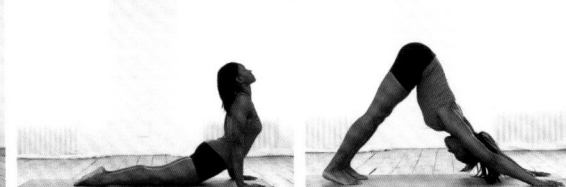

1 *Exhale* desde la asana previa de Utkatasana y dóblese en **Uttanasana** (estiramiento intenso).

→ *Inhale* y abra el pecho hacia adelante en **Urdhva Uttanasana** (estiramiento intenso elevado).

→ *Exhale* y salte hacia atrás a **Chaturanga Dandasana** (postura de plancha).

→ *Inhale* y arquéese en **Urdhva Mukha Svanasana** (postura del perro hacia arriba), levantando el corazón.

→ *Exhale* y presione las caderas hacia **Adho Mukha Svanasana** (postura del perro hacia abajo) soltando el cuello y la cabeza.

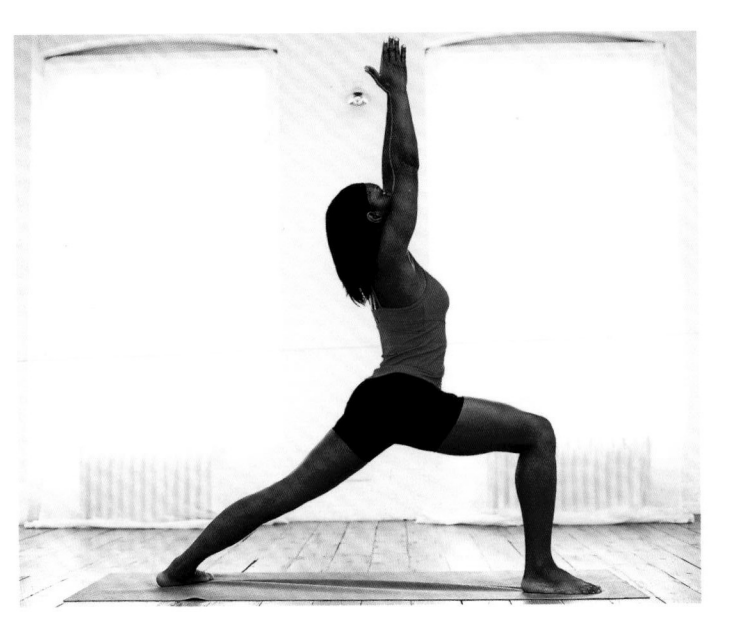

2 *Inhale lentamente* y pivotee sobre la almohadilla del pie izquierdo, rotando el talón hacia dentro unos 45 grados hacia el puente derecho. Ponga el pie derecho entre las manos y alinéelo con la cadera derecha. Doble profundamente la rodilla derecha, llevándola sobre el tobillo, mientras presiona el suelo con la planta del pie izquierdo firmemente. Levante el torso, abriendo los brazos a los lados y luego levantándolos por encima de la cabeza con las palmas juntas. Levante la cara y mire a los pulgares, <u>dristi</u>: **angustha ma dyai**. *Realice de cinco a diez respiraciones* en Virabhadrasana I.

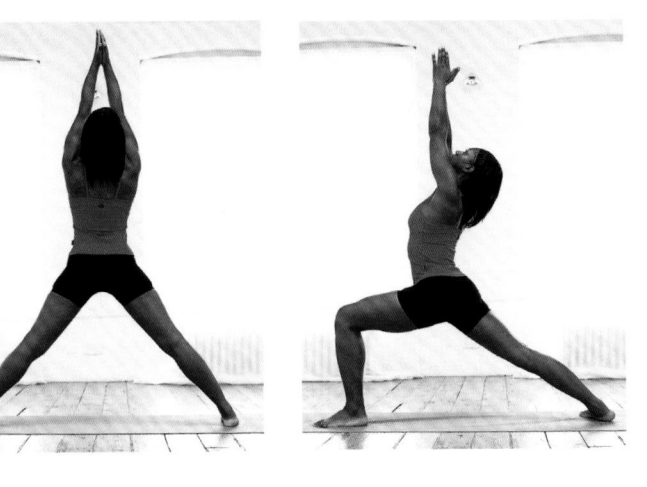

3 *Inhale*, estire la pierna derecha y ponga los pies paralelos mirando al lateral de la esterilla.

4 *Exhale lentamente*, rote los dedos del pie derecho, almohadilla, pierna y cadera hacia dentro unos 45 grados. Gire la cadera, pierna y pie izquierdos 90 grados hacia fuera, cuadrando el cuerpo para que mire al borde trasero de la esterilla. Alinee el pie izquierdo con la cadera izquierda y doble profundamente la rodilla sobre el tobillo en Virabhadrasana I. *Realice de cinco a diez respiraciones largas* y luego pase a Virabhadrasana II.

Postura fácil
Es de vital importancia mantener ambas caderas alineadas, así que, si nota que la cadera de la pierna atrasada se va hacia atrás, disminuya la flexión de la rodilla y céntrese en llevar el hueso de la cadera hacia delante. Puede serle de ayuda colocar las manos en las caderas para llevarlas en la misma dirección. Mantenga el pie atrasado firme presionando hacia abajo, especialmente el borde exterior.

Profundizar en la postura
Deje que coxis, cadera y pelvis se suelten hacia abajo llevados por la gravedad, y sienta el muslo adelantado estirándose mientras lleva la rodilla hacia delante sobre el tobillo para formar un ángulo recto (ponga la espinilla vertical y el muslo paralelo al suelo). Tenga cuidado de no dejar que la rodilla adelantada caiga hacia dentro, y mueva la rodilla externa hacia el dedo meñique. Estire ambos lados de la cintura por igual, levantando el bajo abdomen y elevando el pecho. Suelte los hombros y deje que se alineen directamente sobre las caderas.

Virabhadra = héroe guerrero creado del cabello de Siva, tercer dios de la trinidad hindú.

Aquí, se abren las articulaciones de la cadera, liberando energía y circulación sanguínea desde la pelvis a los pies y aumentando la potencia muscular de la parte inferior del cuerpo. Los brazos se tonifican y fortalecen y el pecho y la caja torácica se abren.

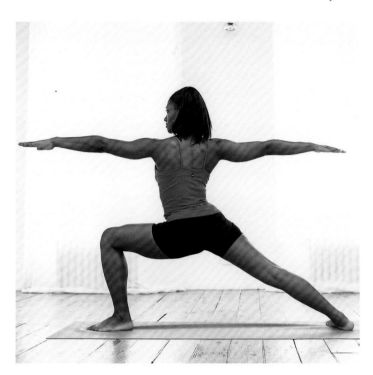

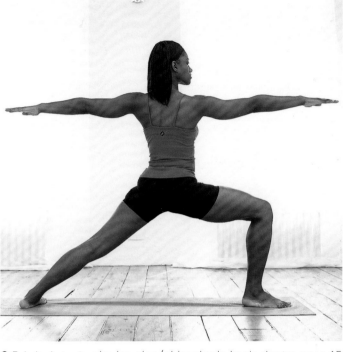

1 Desde Virabhadrasana I, mantenga la flexión de la rodilla izquierda. *Exhale*, abriendo los brazos a los lados y estirándolos hasta las puntas de los dedos a la altura del hombro. Abra la cadera y la clavícula derecha hacia fuera, separándolas. Alinee los pies de forma que el pie derecho esté girado en un ángulos de unos 15 grados y el izquierdo abierto 90 grados, con el talón frente al puente del derecho, como en Parsvakonasana. *Realice de cinco a diez respiraciones rítmicas*, abriendo el cuerpo y mirando hacia la mano izquierda, <u>dristi</u>: **hastagrai**. *Inhale*, estire la pierna izquierda, la columna y ponga los pies en paralelo.

2 *Exhale despacio*, gire los pies (el izquierdo hacia dentro unos 15 grados y el derecho hacia fuera 90 grados, con el talón derecho frente al puente izquierdo), y flexione la rodilla derecha sobre el talón en ángulo recto, repitiendo Virabhadrasana II hacia el lado derecho. *Realice otra vez de cinco a diez respiraciones*, esta vez mirando hacia la mano derecha, <u>dristi</u>: **hastagrai**.

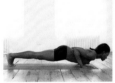

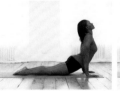

3 *Exhale* y coloque las manos sobre el suelo. Dé un paso atrás con la pierna derecha, y descienda a **Chaturanga Dandasana**.

→ *Inhale* hacia **Urdhva Mukha Svanasana**.

→ *Exhale* hacia **Adho Mukha Svanasana** y vaya directamente al salto.

Postura fácil
La secuencia Virabhadrasana es un reto para las piernas, así que asegúrese de respirar profundamente para proveerlas de oxígeno. Si flexionar la rodilla completamente hace que el pie contrario pierda el contacto con el suelo, afloje la flexión y vuelva a afirmar el pie contrario firmemente

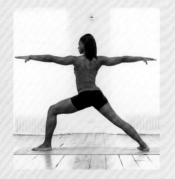

sobre el suelo con el borde exterior y el talón.

Profundizar en la postura
Centre el torso directamente sobre la pelvis, relaje los hombros y abra las clavículas. Sienta las piernas abriéndose y separándose de la pelvis, y mueva el hueso púbico hacia abajo al nivel de la rodilla flexionada. Como siempre, preste atención para alinear las rodillas en la misma dirección que los dedos de los pies y para afirmarlos sobre el suelo.

Salto a través

El vinyasa en el salto a través desarrolla la coordinación muscular y mental mientras que controla el poder de los bandhas. La secuencia de movimiento crea un flujo transicional de la postura de pie a sentada, permitiendo que la práctica se convierta en una corriente continua de movimiento.

El vinyasa está basado en Surya Namaskara (saludo al sol), la piedra angular de la práctica Astanga. La respiración vincula cada movimiento para crear un todo fluyente. Esto nos lleva a través de las posturas sentadas hasta el final de la práctica. Vinyasa ayuda a mantener el calor corporal interior de forma que los músculos puedan ceder y estirarse mejor en las posturas de suelo.

Aprender el salto a través puede llevar tiempo, paciencia y práctica, pero es necesario para desarrollar la fluidez de cada vinyasa. También fomenta la continuidad del movimiento y construye una coordinación completa entre cuerpo y mente, fuerza y sentido del vuelo mientras que controla el poder de los bandhas.

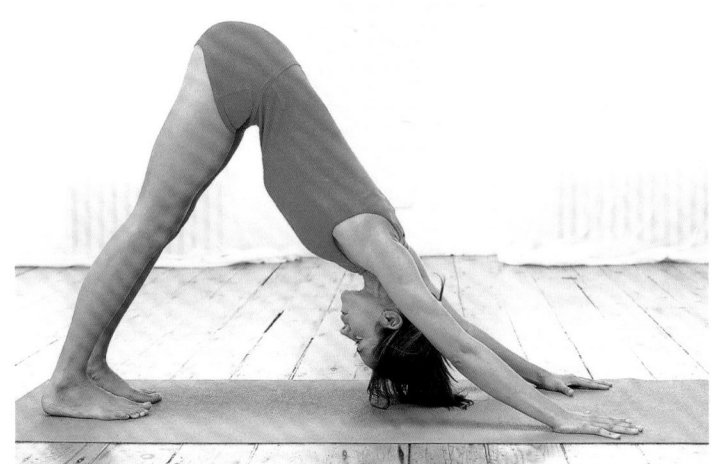

→ Desde la exhalación hacia **Adho Mukha Svanasana** (postura del perro hacia abajo), active uddiyana bandha.

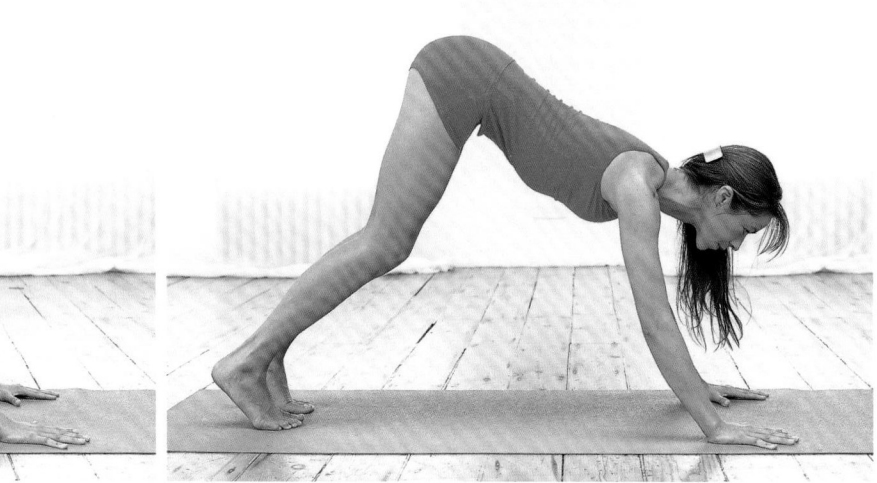

→ Continúe *exhalando* mientras cambia el peso hacia delante sobre las manos, dejando que los talones se levanten. Dirija su mirada hacia el espacio entre las manos. Ponga los hombros en línea con las muñecas y abra el pecho.

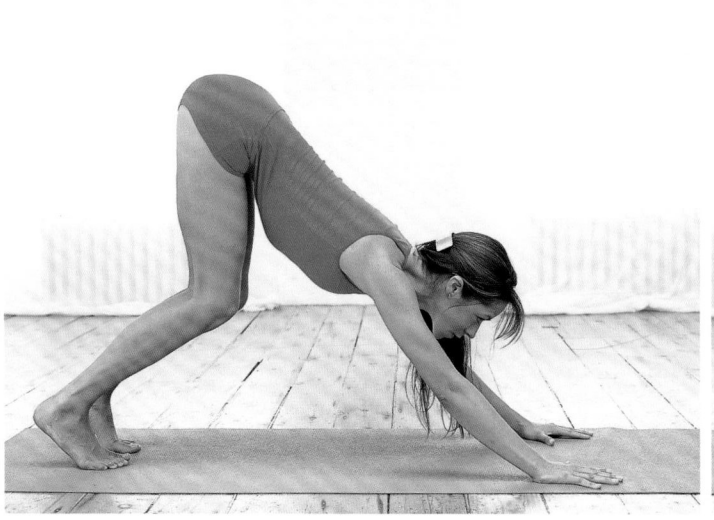

→ Doble las rodillas y tome un suave impulso sobre los pies. Esto hará de trampolín para el salto/flotación con las piernas.

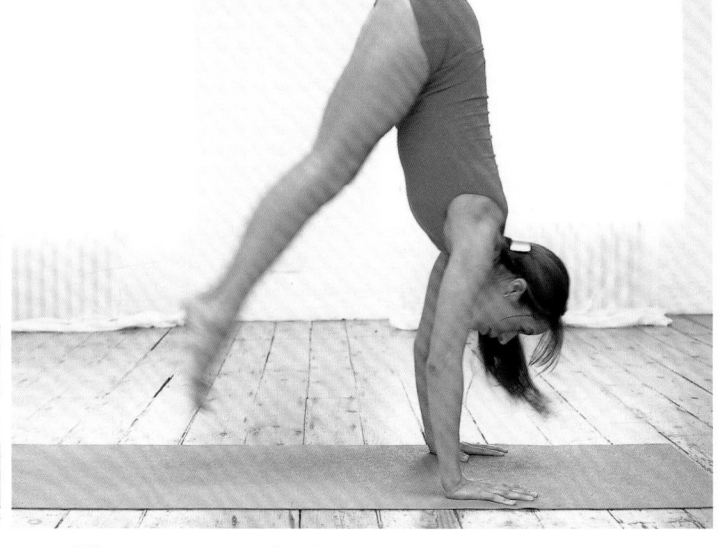

→ Mientras *inhala*, salte ligeramente llevando los hombros sobre las manos e impulsando las caderas en un arco sobre los hombros. Esto transferirá el peso y el centro de equilibrio a las manos, permitiendo que los pies y las piernas floten. Elévese sobre los hombros y presione hacia abajo con las palmas de las manos.

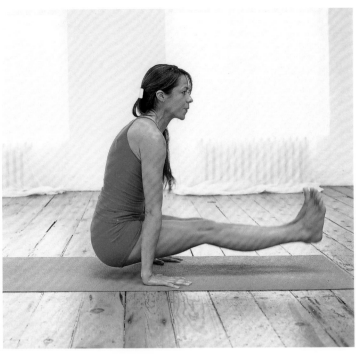 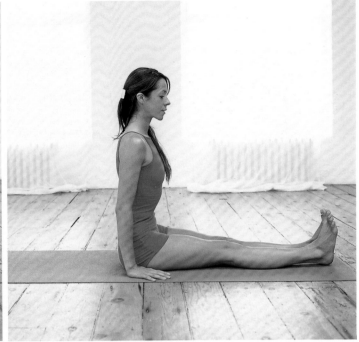

→ Continúe *inhalando*, mientras mantiene con fuerza uddiyana bandha, y lleve las piernas hacia delante a través de los brazos, extendiendo los pies y dejando las caderas en el aire. Cuando las piernas comiencen a descender, extienda la mirada hacia delante, más allá de los dedos de los pies. Presione las palmas firmemente hacia abajo y eleve el abdomen para mantener las caderas, por un momento, por encima del suelo.

→ Manteniendo activado uddiyana bandha, descienda los glúteos hasta sentarse. Cuando los glúteos toquen el suelo, eleve de nuevo uddiyana bandha. Estire la espalda y siéntese en **Dandasana**. *Exhale*.

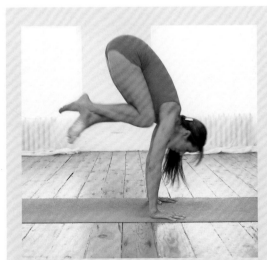 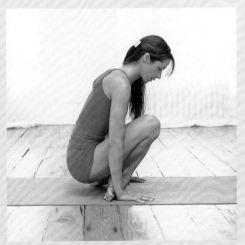

Postura fácil
Puede llevar mucho tiempo perfeccionar este salto vinyasa a través , por lo que, al principio, intente como si saltara para cruzar los tobillos y juntar las rodillas al pecho. Presione las palmas firmemente contra el suelo y eleve los hombros, para ayudar a encontrar el momento de suspensión antes de que las piernas comiencen a descender. Aterrice suavemente sobre la parte frontal de los pies, justo detrás de las manos. Ruede sobre los glúteos y estire las piernas hacia Dandasana. Una vez que esto sea fácil, trabaje lentamente el balanceo de las piernas estiradas hasta aterrizar suavemente sobre los glúteos.

Profundizar en la postura
Si practica, logrará dominar este salto a través. Descubrirá que puede empezar concentrándose en la suspensión de las caderas sobre las manos y encontrar un punto de equilibrio en el momento más alto del salto, justo antes del descenso.
Es crucial activar los bandhas, ya que esto creará control y ligereza en la zona de la pelvis, le permitirá suspenderse y equilibrarse, y le ayudará a desarrollar un salto a través suave y fluido.

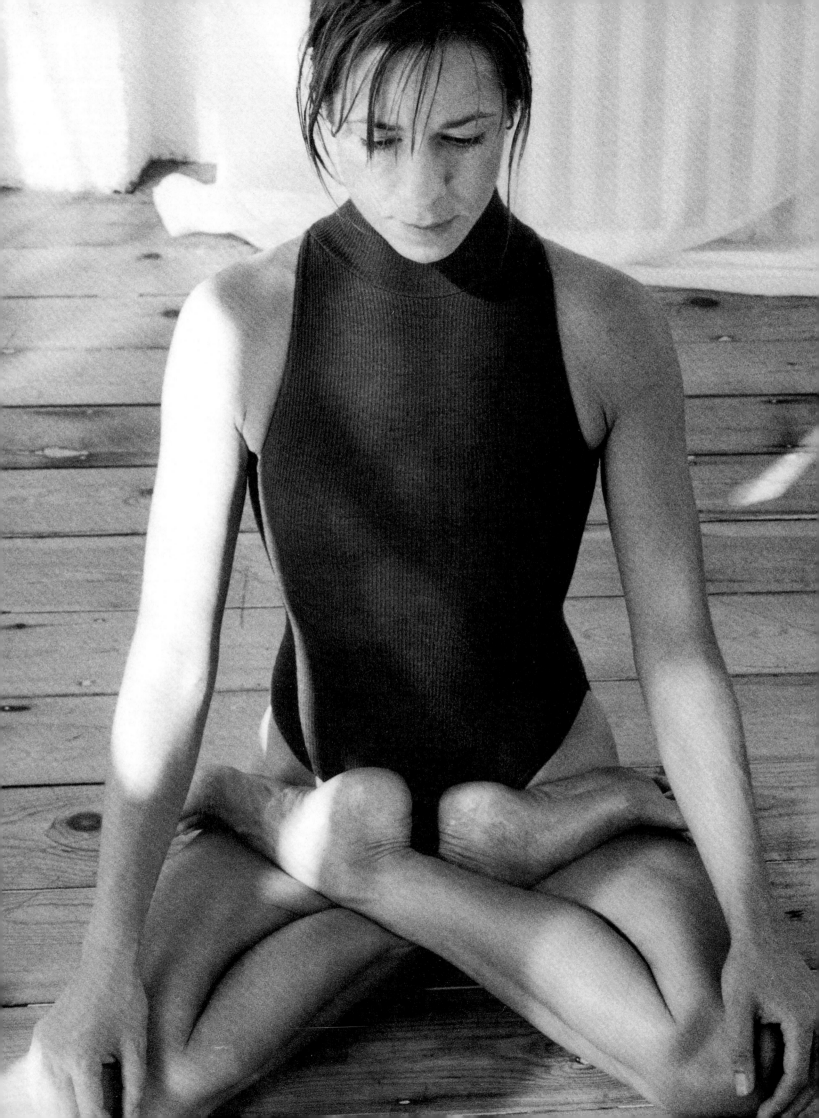

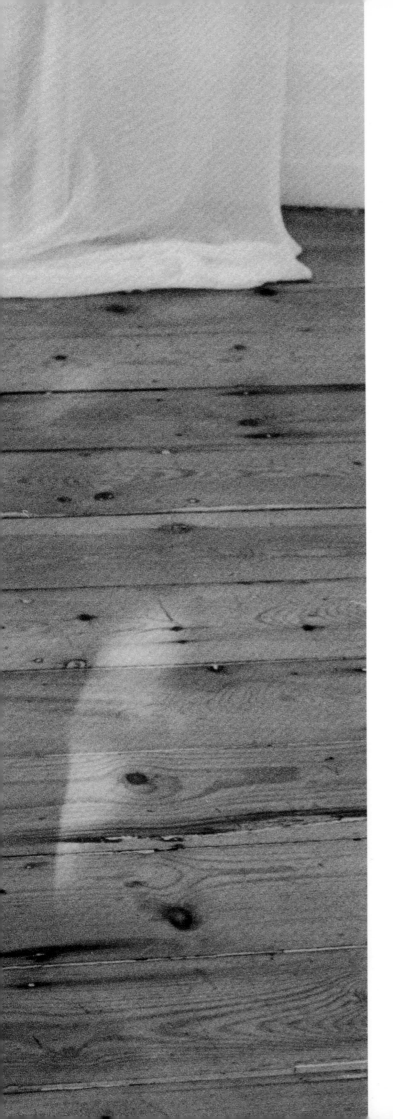

Asanas sentadas

Estas asanas sentadas nos ofrecen la oportunidad de llevar hacia un rango más amplio de posturas la alineación y el equilibrio creado en la secuencia de pie. El calor que se ha generado permite un estiramiento profundo, y los vinyasa entre cada lado de la postura y cada asana ayudan a mantener este calor interior.

Las siguientes posturas sentadas, que forman la parte central de la serie primaria, purifican los órganos internos (incluido el corazón) y los músculos mientras trabajan profundamente las articulaciones. Alivian las tensiones físicas, mentales y emocionales y desbloquean la energía para crear fuerza física, flexibilidad y apertura de mente. Son un reto a la tensión y rigidez a todos los niveles.

Concentrarse en la plenitud de cada respiración le ayudará a moverse a través de estas asanas, y mientras lo hace, escuche todo aquello que surge en su mente y en su corazón. De esta forma comienza a limpiarse el cuerpo y a liberar la mente de experiencias pasadas, dejando que el aliento limpie todo, trayendo nueva energía en cada inspiración y soltando la energía pasada en cada espiración.

Practicando estas asanas se consigue calma mental, se redescubre la apertura de corazón y cuerpo y se consigue una conexión segura con la tierra.

Dandasana | POSTURA DEL PALO

danda = palo, eje

Ésta es la base de la que surgen las demás asanas sentadas. Dandasana nos enseña a sentarnos inmóviles. El sutil movimiento de la respiración fluye a través de los miembros para avivar la postura, activando y ejercitando cada músculo del cuerpo.

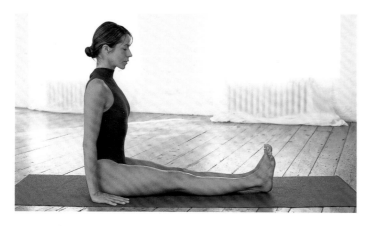

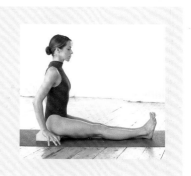

Postura fácil
Si nota tensión en la parte trasera de los muslos o en la espalda, practique esta postura sentado sobre un bloque de yoga o un cojín firme para dar altura extra y apoyo a la parte baja de la espalda.

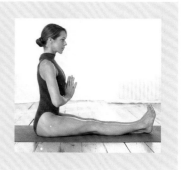

Profundizar en la postura
A medida que la espalda vaya ganando fuerza, levante las manos del suelo y júntelas de forma que queden frente al pecho en Namasté. Mantenga la columna en posición elevada.

Inhale, ancle los huesos de las nalgas en el suelo y estírese desde la parte inferior de la columna hasta la coronilla. Presione con las palmas hacia abajo y sienta caer los hombros. Eleve el pecho manteniendo estirada la parte posterior del cuello, y abra las clavículas. Concéntrese en la punta de la nariz, <u>dristi</u>: **nasagrai**, mientras activa los bandhas para estirar hacia arriba el abdomen. Presione hacia fuera las piernas y lleve los músculos de los muslos hacia las caderas. Sienta la parte trasera de las piernas estirada sobre el suelo. *Realice de cinco a diez respiraciones*, y luego pase a la siguiente postura.

Paschimottanasana A/B/C/D | POSTURA DE LA PINZA A/B/C/D

paschima = Oeste (que representa la espalda)
uttana = estiramiento intenso o extendido

Esta posición sentada permite profundizar en los mecanismos de flexión hacia delante cuando el torso reposa sobre las piernas, desarrollando la flexibilidad y aliviando la tensión y rigidez. Cada movimiento de la mano profundiza en Paschimottanasana.

Paschimottanasana A

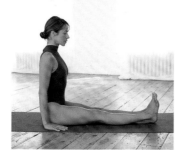 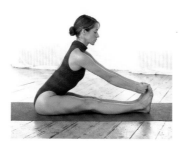 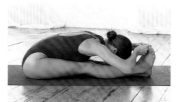 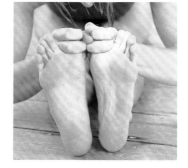

1 Comience en Dandasana.

2 *Inhale* y eleve los brazos suavemente, extendiendo la espalda hacia delante desde las caderas. Sujétese los dedos del pie, manteniendo la apertura del pecho y la columna y el cuello estirados. No arquee la espalda o acorte la parte frontal del cuerpo. Elevar los músculos abdominales (uddiyana bandha), abrir el pecho y echar atrás los hombros le ayudará a evitar que el torso caiga.

3 *Exhale* y mueva la pelvis hacia delante, doblando el torso sobre las piernas. Lleve el pubis hacia atrás y abajo y estire la columna hacia delante. Sienta los huesos de las nalgas anclados y la coronilla flotando hacia los dedos de los pies. Doble los codos despacio y deslice los omóplatos hacia abajo. Baje la cabeza pero mantenga la energía y la concentración en los pies. *Realice cinco respiraciones profundas* en Paschimottadanasana A, *inhale*, levante el pecho, estire los brazos y eche atrás los hombros.

Paschimottanasana B

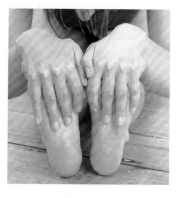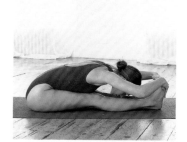

1 *Exhale* y cambie la posición de las manos llevándolas por encima de los dedos de los pies, apuntando hacia los talones y juntando las palmas y las plantas de los pies. *Inhale* estirando la espalda.

2 *Exhale* y dóblese profundamente desde las caderas, extendiendo el pecho más hacia las rodillas y abriendo bien los codos. Esta es Paschimottanasana B. Suelte la tensión del cuello y hombros y deje que el torso caiga con la gravedad sobre las piernas. *Después de cinco respiraciones rítmicas, inhale* y levante el pecho, estire los brazos y estire la espalda en diagonal hacia delante. Continúe hacia Paschimottanasana C.

Paschimottanasana C

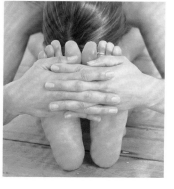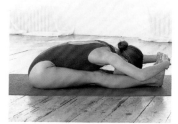

1 *Exhale*, suelte las manos de las plantas del pie y entrelace los dedos por detrás de las almohadillas del pie. *Inhale*, estire la espalda, mire hacia delante y relaje los hombros.

2 *Exhale* y extienda la parte frontal del torso, sobre las piernas. Lleve la barbilla a las espinillas y la frente hacia los tobillos. Esta es Paschimottanasana C. *Realice cinco respiraciones rítmicas* y en la *sexta inhalación*, levante el pecho, separando la cabeza de las piernas y estirando los brazos a la vez.

Paschimottanasana D

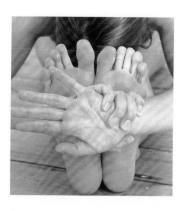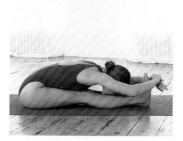

1 *Exhale*, suelte los dedos entrelazados y lleve la mano derecha a la muñeca izquierda (o viceversa). *Inhale* mientras estira la espalda y eleva el pecho abierto.

2 *Exhale* y dóblese por completo sobre las piernas, deslizando el pubis hacia atrás y abajo y extendiendo el esternón hacia delante y hacia fuera. Relaje la parte trasera de las piernas sobre el suelo y descanse el torso sobre las piernas. Doble los codos hacia fuera y relaje los hombros. En esta variante, Paschimottanasana D, *realice cinco respiraciones lentas y profundas, inhale* elevando el pecho y la cabeza.

• *Exhale*, suelte las manos de los pies y coloque las palmas justo frente a las caderas. Desde aquí, vaya al **salto atrás** y **vinyasa** como se describe más adelante.

Postura fácil
A y B Si tiene tensión o siente dolor en la espalda, ate una cinta alrededor de las almohadillas del pie y coloque las manos lo más próximas posible a los pies. Estire la espalda y mantenga las piernas y los pies juntos.
C y D Si necesita una cinta para llegar a los pies, continúe practicando de la misma forma que en la postura A y concéntrese en rendirse a la postura con

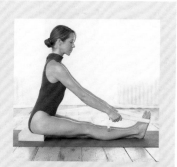

cada exhalación en lugar de forzar el torso hacia abajo. Si es benevolente con sus músculos, estos responderán mejor y serán más flexibles.

Profundizar en la postura
A y B Desplace los músculos abdominales hacia dentro y hacia arriba. Trabaje suave y profundamente, y no tire bruscamente de los brazos ni de los hombros para aumentar la flexión: esto causaría lesiones o tensión, no flexibilidad.
C y D Lleve la parte superior de los brazos dentro de sus cavidades en el hombro y relaje los omóplatos. En cada una de las cuatro asanas relaje los músculos del cuello y baje la cabeza mientras envía energía y concentración desde la coronilla a los pies, **dristi: padhayoragrai.**

Salto atrás a vinyasa completo o medio vinyasa

El vinyasa completo entre cada postura completa y el medio vinyasa entre cada lado de la postura son esenciales para mantener el calor interno del cuerpo, lo que permite que los músculos y articulaciones se estiren profundamente y se abran. El salto atrás cultiva la coordinación entre cuerpo y mente y desarrolla fuerza en la parte superior del cuerpo.

Salto atrás

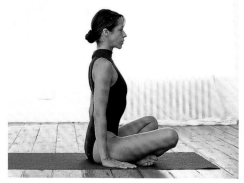 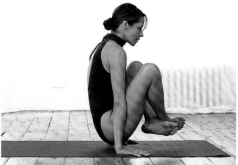 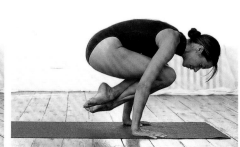

Desde **Dandasana**, cruce los tobillos y *exhale*, colocando las palmas sobre el suelo a los lados de las caderas. Profundice uddiyana bandha para preparar el paso siguiente, y gire los hombros para ponerlos en línea con las muñecas.

→ *Inhale* y presione las palmas contra el suelo. Utilice la fuerza y la potencia de uddiyana bandha para curvar ligeramente el torso. Presione con los brazos y levante los glúteos y pies del suelo en **Lolasana** (postura trémula).

→ Continúe *inhalando* y sin tocar el suelo, lleve los pies hacia atrás y la cabeza y el pecho hacia delante a **Lolasana** adelantada, moviendo los hombros por delante de las muñecas en línea con la punta de los dedos.

Vinyasa completo

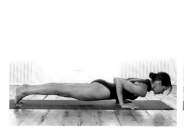 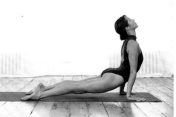 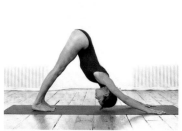 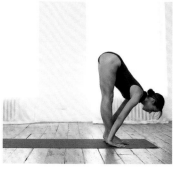

Exhale, salte poniendo los pies atrás en **Chaturanga Dandasana**.

→ *Inhale* para estirarse en **Urdhva Mukha Svanasana**.

→ *Exhale* y pase a **Adho Mukha Svanasana**.

→ *Inhale*, salte y junte los pies en **Urdhva Uttanasana**.

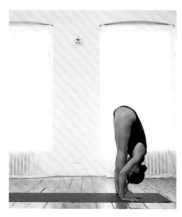 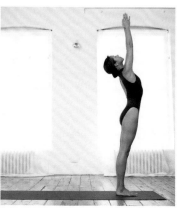 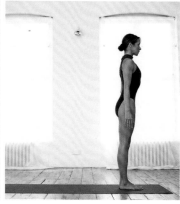 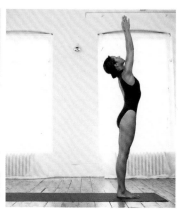

→ *Exhale* y dóblese en **Uttanasana**.

→ *Inhale* estirándose en **Urdhva Tadasana**.

→ *Exhale*, bajando los brazos a **Tadasana**.

→ *Inhale*, estírese en **Urdhva Tadasana**.

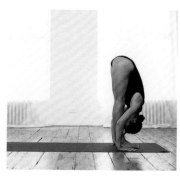

⟶ *Exhale* y dóblese en **Uttanasana**.

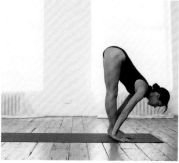

⟶ *Inhale* estirándose en **Urdhva Tadasana**.

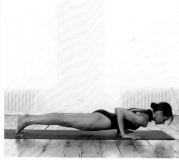

⟶ *Exhale*, salte con los pies en **Chaturanga Dandasana**.

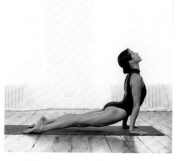

⟶ *Inhale* para estirarse en **Urdhva Mukha Svanasana**.

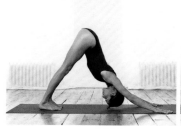

⟶ *Exhale* y pase a **Adho Mukha Svanasana**.

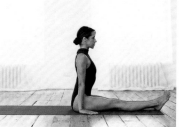

⟶ *Inhale* y salte a través hacia **Dandasana**.

Beneficios de vinyasa

La secuencia del vinyasa completo se practica una vez que se ha completado una postura sentada en ambos lados. El medio vinyasa se practica entre cada lado de una postura. Además de mantener el calor de los músculos y el flujo del cuerpo, los vinyasa neutralizan y alinean el cuerpo, preparándolo para la siguiente postura.

Si lo desea, puede volver a Surya Namaskara para ver los detalles adicionales de transición a través de las posturas de vinyasa.

Salto atrás hacia medio vinyasa

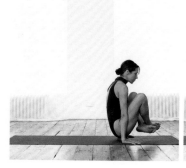

Inhale, presione los brazos y levante el cuerpo del suelo.

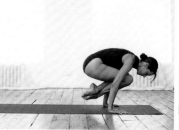

⟶ Continúe *inhalando*, pase a **Lolasana** (véase paso 3 del salto atrás).

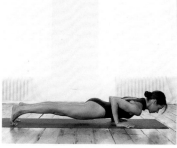

⟶ *Exhale*, salte poniendo los pies atrás en **Chaturanga Dandasana**.

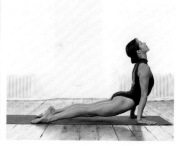

⟶ *Inhale* para estirarse en **Urdhva Mukha Svanasana**.

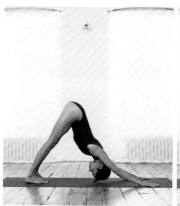

⟶ *Exhale* y pase a **Adho Mukha Svanasana**.

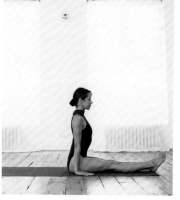

⟶ *Inhale* y salte a través hacia **Dandasana**.

Vinyasa fácil

El cambio a Lolasana es un movimiento difícil, por lo que comience la práctica cruzando los tobillos y colocando las manos en el suelo frente a las espinillas. Desde aquí, ruede suavemente sobre los pies para llevar el peso a las manos y luego, salte o dé un paso atrás a Chaturanga Dandasana. Una vez que

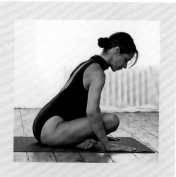

haya ganado confianza, intente levantar los glúteos del suelo.

Purvottanasana | ESTIRAMIENTO DEL ESTE

purva = Este (que representa el frente)
uttana = estiramiento intenso o extendido

En esta contra-postura de Paschimottanasana, se estira y abre la parte frontal del cuerpo, elevando el corazón por encima del nivel de la columna. Esto aumenta el flujo sanguíneo hacia el cerebro, refrescando y revitalizando cuerpo y mente.

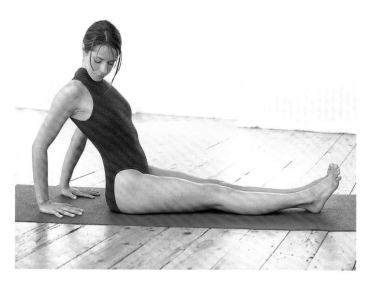

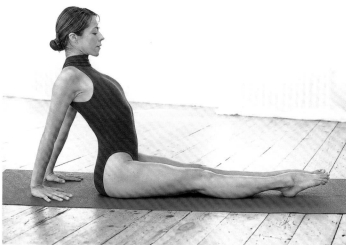

1 Desde Dandasana, *exhale* y ponga las manos detrás de las caderas, poniendo las palmas en el suelo con los dedos apuntando hacia los glúteos.

2 Levante la parte posterior de la cintura, mientras eleva firmemente el pecho hacia la barbilla y eche los hombros hacia atrás. Estire bien las piernas, extendiendo los dedos de los pies.

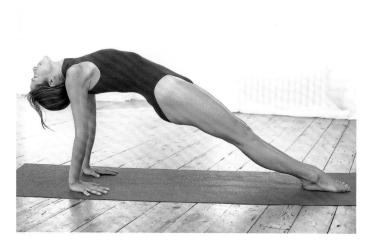

3 *Inhale* y presione con las manos en el suelo, impulsando las caderas hacia arriba mientras extiende hacia delante los dedos y las almohadillas de los pies. Eleve el corazón más arriba y relaje el cuello, dejando que la cabeza caiga suavemente hacia atrás. Estire más las piernas, manteniéndolas activas y afirmando bien en el suelo la articulación del dedo gordo. *Realice de cinco a diez respiraciones*, expandiendo el pecho y concentrándose en la punta de la nariz, <u>dristi</u>: **nasagrai**. *Exhale*, baje los glúteos al suelo y levante la cabeza, volviendo a Dandasana.

• *Inhale*, presione las manos en el suelo, levante las rodillas, cruce los tobillos y eleve las caderas del suelo para llevar los pies hacia atrás en **vinyasa completo**. Fluya a través de vinyasa y luego **salte a través** para volver a Dandasana.

Postura fácil
Si en un principio no puede elevarse bien, flexione las rodillas y separe los pies que permanecen planos sobre el suelo. Desde aquí, eleve la pelvis y forme una línea paralela al suelo con el torso.

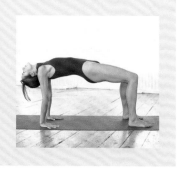

Profundizar en la postura
Asegúrese de que las manos están colocadas a la misma distancia que los hombros y abra los dedos de las manos. Practique la rotación de los hombros y abra bien el pecho. Eleve el coxis hacia arriba y hacia atrás, hacia el hueso del pubis, y sienta la columna presionando sobre la parte frontal del torso.

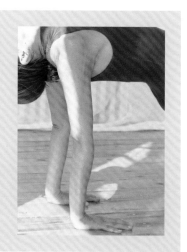

Ardha Baddha Padma Paschimottanasana

ESTIRAMIENTO INTENSO DEL OESTE EN MEDIO LOTO ATADO

adha = medio
baddha = atado o cogido
padma = loto paschima = Oeste
uttana = intenso o extendido

La flexión completa de una pierna cada vez abre las articulaciones de la rodilla, preparándolas para Padmasana (postura del loto), que forma parte de la secuencia sentada. Esta postura masajea los órganos abdominales, mejorando la digestión y la eliminación.

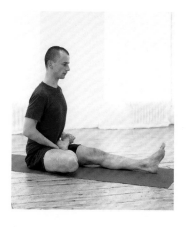
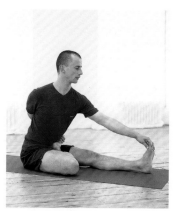

1 Una vez en Dandasana desde el vinyasa completo, continúe *inhalando*. Doble la rodilla derecha ayudándose de las manos para llevar el pie hasta la parte más alta del muslo izquierdo. Coloque la parte exterior del meñique en el pliegue de la cadera izquierda. Alinee el talón con el hueso del pubis y mueva la rodilla derecha hacia delante y hacia dentro, para formar un ángulo de 45 grados con la pierna izquierda. Mantenga la pierna izquierda activa estirándola hasta el talón mientras la pierna derecha se encuentra en Ardha Padmasana (medio loto).

2 *Hacia el final de la inhalación*, estire el brazo derecho por detrás de la espalda y sujete el dedo gordo del pie derecho con los dos primeros dedos de la mano derecha. Extienda la mano izquierda para sujetar el pie izquierdo y estire la columna.

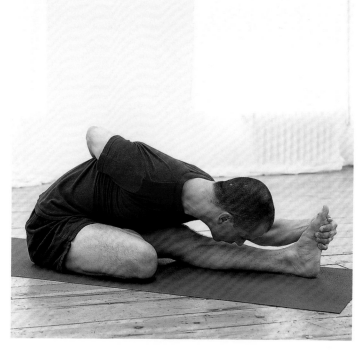

3 *Exhale despacio* y estire la espalda hacia delante desde las caderas, moviendo el pecho hacia la pierna izquierda y la barbilla hacia la espinilla izquierda. Flexione suavemente el codo izquierdo hacia el lado, llevando el abdomen sobre el talón derecho y *realice de cinco a diez respiraciones largas y rítmicas* mientras concentra la energía y la mirada en el pie extendido, <u>**dristi**</u>: *padhayoragrai*. *Inhale*, levante el pecho, *exhale* y suelte las manos de los pies y estire la pierna derecha a Dandasana.

• *Inhale*, presione las manos sobre el suelo, levante las rodillas, cruce los tobillos y eleve las caderas para pasar a **medio vinyasa**. Vuelva a Dandasana. Repita esta postura, esta vez doblando la pierna izquierda en medio loto. Después de *cinco a diez respiraciones*, realice un **vinyasa completo** y **salto atrás** a Dandasana.

Postura fácil
Si siente tensión en las rodillas, no fuerce la postura. En lugar de ello, o bien manténgase estirado y practique la relajación de las caderas para permitir que la rodilla se suelte y caiga más cerca del suelo, o bien, desplace el pie hasta el suelo y extienda el cuerpo desde ahí. Utilice una cinta en cualquiera de estas posturas si aún no puede sujetar el pie.

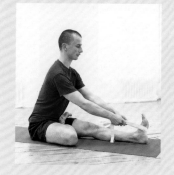
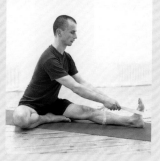

Profundizar en la postura
Relaje la piel de la rodilla flexionada para permitir que la articulación se doble completamente. Presione suavemente la rodilla hacia abajo para profundizar la rotación de la pierna y la apertura de la cadera. Mueva el abdomen hacia delante y hacia abajo sobre el talón del loto (de la pierna doblada) para estimular los órganos abdominales.

Triang Mukhaikapada Paschimottanasana

ESTIRAMIENTO INTENSO DEL OESTE DE TRES MIEMBROS

tri = tres
anga = miembro
mukha = cara
eka = uno

pada = pie
paschima = Oeste
uttana=intenso

Los tres miembros a los que se refiere son los pies (estirándose hacia delante y atrás), las rodillas (abiertas) y los glúteos (extendidos a lo ancho cuando la espalda se extiende hacia delante). Esta postura también ofrece un contra-estiramiento al medio loto anterior.

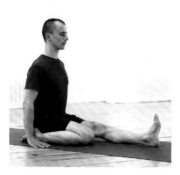 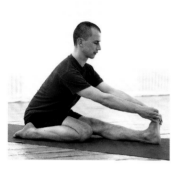

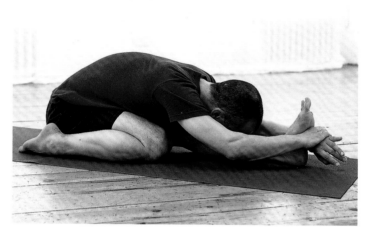

1 Una vez en Dandasana desde el vinyasa completo, continúe *inhalando* y doble la rodilla derecha, llevando el pie hacia atrás. Coloque el talón contra la cadera derecha, con la parte frontal del pie, tobillo y espinilla presionando sobre el suelo. Junte las rodillas y afírmese sobre los huesos de las nalgas, presionando firmemente los glúteos sobre el suelo.

2 Al final de la *inhalación*, abra el pecho, estire la espalda e incline la pelvis hacia delante, estirando los brazos y sujetando el pie izquierdo con ambas manos.

3 *Exhale* y dóblese más por las caderas, llevando el pubis hacia atrás y hacia abajo, estirando el torso sobre la pierna izquierda. Estire la columna y lleve la parte superior de la cabeza hacia los dedos del pie, doblando hacia fuera los codos. Afirme bien el glúteo y cadera derechos para mantener una base nivelada en la postura. *Realice de cinco a diez respiraciones* y concéntrese en enviar energía hacia el pie extendido, <u>dristi</u>: **padhayoragrai**. *Inhale*, mantenga agarrado el pie, y eleve el pecho, girando los hombros hacia atrás. *Exhale*, suelte las manos de los pies e incorpore el torso, extendiendo la pierna derecha a Dandasana.

• *Inhale*, presione las manos sobre el suelo, levante las rodillas, cruce los tobillos y eleve las caderas para llevar los pies atrás. Muévase suavemente a **medio vinyasa** y al **salto a través**, aterrizando despacio en Dandasana. Repita esta postura, esta vez doblando la pierna izquierda. Después de *cinco a diez respiraciones*, realice un **vinyasa completo** y **salto atrás** para aterrizar suavemente en Dandasana.

Beneficios de la postura

Triang Mukhaikapada Paschimottanasana es de especial ayuda cuando se desea relajar la tirantez de la parte posterior de la pelvis. También abre el área del sacro para estimular y mejorar la circulación en los nervios (especialmente el ciático) de la columna y los músculos de la espalda.

Postura fácil

Esté siempre atento a posibles dolores en la rodilla pues pueden ser indicativos de que se está practicando demasiado bruscamente o demasiado rápido. Si este es el caso, coloque un cojín firme bajo el glúteo de la pierna que se encuentre estirada. Esto le ayudará no sólo a proteger la rodilla sino también a afirmar ambos glúteos de igual forma. Como en anteriores

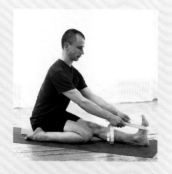

ocasiones, utilice una cinta para sujetar el pie si tiende a arquear la espalda o a doblar la rodilla al sujetarse con las manos.

Profundizar en la postura

Para profundizar la apertura del sacro, junte la parte interior de los muslos y llévela hacia abajo; esto también desarrollará una amplia rotación de las piernas. Mientras hace esto, asegúrese de activar uddiyana bandha para apoyar la parte baja de la columna.

janu = rodilla
sirsa = cabeza

Esta postura es la base de las siguientes dos variantes y continúa abriendo la pelvis y desarrollando la flexibilidad y libertad de caderas y rodillas. Equilibra y tonifica el hígado y el bazo, mejorando el sistema digestivo.

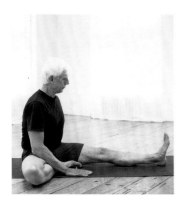
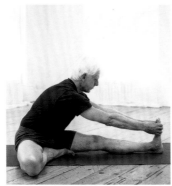

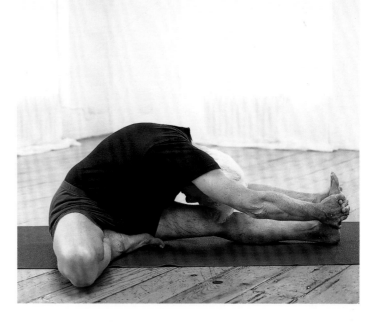

1 Una vez en Dandasana desde el vinyasa completo, continúe *inhalando* y doble la rodilla derecha hacia atrás en línea con el hombro derecho, o algo más atrás (a 90 o 95 grados de la pierna izquierda). Coloque el talón de forma que toque el interior del muslo de la misma pierna, lo que nos asegura la apertura completa de la cadera derecha. Cuadre el cuerpo y la cara con la pierna izquierda, con el ombligo en línea con la rodilla izquierda.

2 Al *final de la inhalación*, extienda la espalda hacia delante desde la pelvis y sujete el pie izquierdo con las manos, manteniendo las clavículas abiertas y los hombros relajados.

3 *Exhale* y profundice la flexión al nivel de las caderas, extendiendo el torso sobre la pierna izquierda. Presione suavemente la rodilla derecha y la parte externa del muslo sobre el suelo, y estire el talón izquierdo para alargar la pierna izquierda. Aleje los hombros de las manos y doble suavemente los codos hacia fuera, presionando el pecho contra la rodilla izquierda. *Realice de cinco a diez respiraciones rítmicas* y dirija la atención y la energía al pie extendido, <u>dristi</u>: **padhayoragrai**. *Inhale*, mantenga el pie sujeto entre las manos mientras estira los brazos y levanta el pecho, desplazando los hombros hacia abajo y hacia atrás. *Exhale*, suelte el pie y levante el torso, extendiendo la pierna derecha a Dandasana.

• *Inhale*, presione las manos sobre el suelo. Después, levante las rodillas, cruce los tobillos y eleve las caderas: Muévase suavemente a **medio vinyasa** y al **salto a través**, aterrizando despacio en Dandasana. Repita esta postura, esta vez doblando la pierna izquierda. Después de *cinco a diez respiraciones*, realice un **vinyasa completo** y **salto atrás** a Dandasana.

Postura fácil
Al comienzo, es aconsejable practicar con una cinta para sujetar el pie si siente que no es aún capaz de sujetarlo manteniendo la espalda y la pierna erguidas. El uso de la cinta le ayudará a evitar tensar los hombros y arquear la espalda. Una vez en esta postura, concéntrese siempre en mantener la columna completamente estirada.

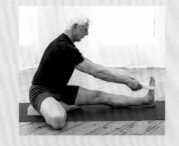

Profundizar en la postura
Concéntrese en que ambos lados del torso estén nivelados de forma que la espalda se abra y experimente un estiramiento igualado. Esto le ayudará a equilibrar los riñones y la flexibilidad muscular de la espalda. Con cada exhalación, deje que la espalda se deje llevar por la fuerza de la gravedad.

Janu Sirsasana B | POSTURA RODILLA CABEZA B

janu = rodilla
sirsa = cabeza

En esta variante de Janu Sirsasana, el talón presiona bajo el perineo, ayudando a mantener la actividad del mula bandha. Sentarse sobre el pie también ayuda a inclinar la pelvis hacia delante, permitiendo un mayor estiramiento del cuerpo.

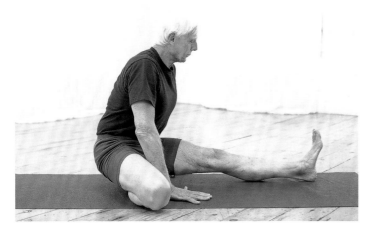

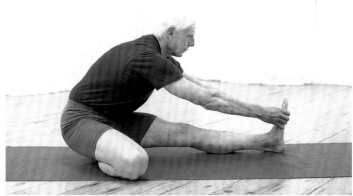

1 Desde Dandasana, continúe *inhalando* mientras dobla la rodilla derecha hacia atrás, moviendo el pie derecho hacia el pubis. Presione hacia abajo con la mano para elevar las caderas y luego lleve la pelvis hacia delante, colocando el perineo sobre el talón derecho. Dirija los dedos del pie derecho hacia el talón izquierdo y coloque la rodilla derecha en un ángulo de 80 grados con la pierna izquierda.

2 Al final de la *inhalación*, abra las clavículas y extienda la espalda hacia delante, saltando desde la pelvis y sujetando el pie izquierdo con ambas manos.

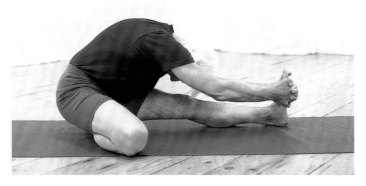

3 *Exhale* y dóblese suavemente por las caderas para estirar el torso sobre la pierna izquierda, doblando los codos hacia fuera y estirando la parte posterior del cuello. Mantenga el cuerpo centrado sobre la pierna izquierda. Extienda el talón izquierdo y lleve hacia arriba el músculo del muslo izquierdo. Concéntrese en enviar energía a través del pie extendido, <u>dristi:</u> **padhayoragrai**, y meta el abdomen. *Inhale* y levante el pecho, manteniendo agarrado el pie, y estire los brazos. *Exhale* e incorpore el torso, extendiendo la pierna derecha a Dandasana.

• *Inhale*, presione las manos sobre el suelo, levante las rodillas, cruce los tobillos y eleve las caderas del suelo. Fluya a través de **medio vinyasa** y **salte a través** suavemente, aterrizando en Dandasana. Repita esta postura, esta vez doblando la pierna izquierda. Después de *cinco a diez respiraciones*, realice un **vinyasa completo** y **salto atrás** para aterrizar suavemente en Dandasana.

Beneficios de la postura
Además de los efectos positivos generales de las variantes de Janu Sirsasana para hombres y mujeres, esta postura es especialmente beneficiosa para los varones. La colocación del talón contra el perineo y el estiramiento desde la pelvis ayuda a regular la próstata, protegiéndola contra el agrandamiento. Recomendamos a aquellos que sufran esta enfermedad que mantengan esta asana durante más tiempo.

Postura fácil
Utilice una cinta si tiene dificultades para alcanzar el pie estirado. Si siente incomodidad en la parte inferior del pie doblado, doble la esterilla debajo de este pie.

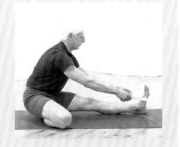

Profundizar en la postura.
En esta asana, sienta continuamente cómo el perineo está conectado con el talón. Ánclese en este punto y suelte el torso hacia delante y hacia fuera, alejándolo de la base de mula bandha.

janu = rodilla
sirsa = cabeza

Esta variante de Janu Sirsasana, final y más profunda, se estimula completamente la pierna entera, su movilidad potencial y su potencia, desde la cadera hasta los dedos del pie, mejorando la circulación y el flujo de energía desde la pelvis, a través de las caderas, hasta las piernas.

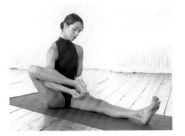

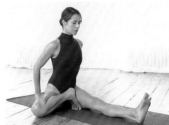

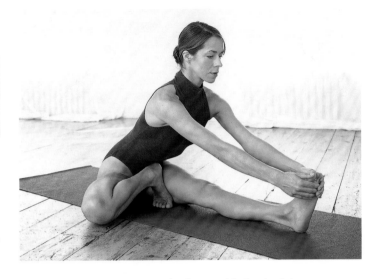

1 Desde Dandasana, continúe *inhalando* mientras dobla la pierna derecha, llevando el codo por debajo de la rodilla derecha y sujetando los dedos del pie. Con la mano izquierda, presione el talón derecho hacia delante, luego coloque los dedos y la almohadilla del pie derecho junto a la parte interior del muslo izquierdo, en un ángulo de 45 grados. Mantenga el talón derecho elevado y pegue el puente al interior del muslo izquierdo.

2 Con el pie colocado, suelte las manos del pie derecho y rote suavemente la rodilla derecha hacia delante y contra el suelo.

3 Al final de la *inhalación*, estire la espalda hacia delante flexionando desde la pelvis, y estire la pared abdominal para crear longitud desde el pubis hasta el ombligo. Estire el abdomen y el ombligo por encima del talón derecho, sujetando con ambas manos el pie izquierdo.

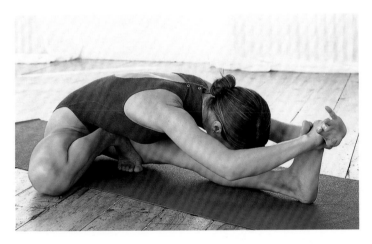

4 *Exhale* y extienda el torso a lo largo de la pierna izquierda, doblando los codos hacia fuera. Mantenga la espalda y la parte posterior del cuello estiradas mientras lleva la cabeza hacia el tobillo izquierdo. Tenga activa la pierna izquierda y abra suavemente la parte posterior del muslo, rodilla y gemelo izquierdos sobre el suelo. *Realice de cinco a diez respiraciones profundas*, activando plenamente uddiyana bandha, y concéntrese en enviar energía hasta el pie extendido, <u>dristi</u>: **padhayoragrai** mientras se asienta sobre los huesos de las nalgas. *Inhale* y levante el pecho, echando atrás los hombros y estirando los brazos mientras sujeta el pie. *Exhale*, incorpore la espalda y suelte la pierna derecha en Dandasana.

• *Inhale*, presione las manos sobre el suelo, levante las rodillas, cruce los tobillos y eleve las caderas del suelo. Muévase suavemente a través de **medio vinyasa** y **salte a través** levemente a Dandasana. Repita esta postura, esta vez doblando la pierna izquierda. Después de *cinco a diez respiraciones*, realice un **vinyasa completo** y **salte a atrás** para aterrizar suavemente en Dandasana.

Beneficios de la postura
Esta colocación del pie abre las articulaciones de los dedos, estira los músculos de las plantas y da flexibilidad a las articulaciones del tobillo. Cuando la rodilla doblada desciende, se abre la cadera y la rodilla, estirando el tendón de Aquiles y el gemelo.

Postura fácil
Esta es una postura intensa y como tal, deberá tener cuidado, paciencia e inteligencia. La rotación de la pierna y la rodilla se origina en la cavidad de la cadera, así que no intente forzar la pierna. Con una práctica cuidadosa las caderas cederán lentamente, permitiendo que baje la rodilla y que el torso descienda sobre la pierna estirada. Conténtese con trabajar los pasos 1 y 2 hasta que el cuerpo esté preparado para ir más allá.

Profundizar en la postura
Cuando la rodilla desciende, es fácil que la base se desequilibre, lo que distorsiona la alineación y la postura del cuerpo. Concéntrese en cultivar una conciencia de la gravedad anclándose en ambos huesos de las nalgas.

Marichyasana A | POSTURA DEL SABIO MARICHI A

Marichi = hijo de Brahma (el creador) y abuelo de Surya (dios del sol)

En esta extensión hacia delante del torso, las manos se sujetan tras la espalda. Esto significa que el movimiento del abdomen hacia dentro para profundizar uddiyana bandha y la fuerza de la gravedad son esenciales para estirar el torso hacia delante y hacia abajo.

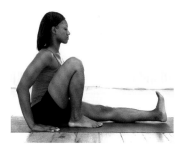
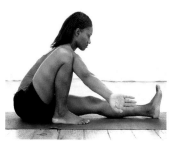
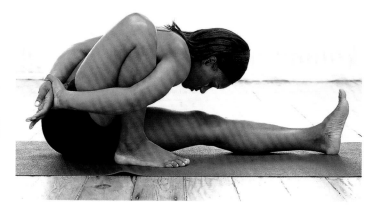

1 Desde Dandasana, continúe *inhalando* despacio, y doble la rodilla derecha hacia el hombro derecho. Coloque el talón derecho firmemente sobre el suelo en línea con el hueso de la nalga, con los dedos del pie apuntando hacia delante.

2 Continúe *inhalando* y extienda el brazo derecho hacia fuera, con la palma alejada del cuerpo. Ponga la parte posterior del hombro derecho contra la parte interna de la rodilla derecha y coloque la mano izquierda en el suelo a la altura de la cadera.

3 Hacia el *final de la inhalación*, barra con el brazo derecho hacia atrás, abriendo la axila derecha contra la espinilla. Lleve las manos atrás para sujetarlas detrás de la espalda. Estire la columna y abra el pecho mientras que cuadra los hombros hacia delante.

Postura fácil

En un principio, es posible que le resulte muy difícil o imposible unir las manos. Lo mejor, en ese caso, es que utilice una cinta para sujetar detrás la espalda. Con la práctica, vaya aproximando los dedos a lo largo de la cinta hasta que se toquen.

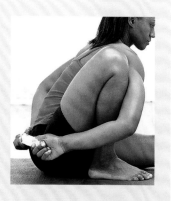

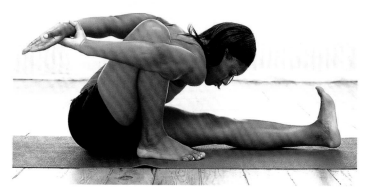

4 *Exhale* y estire el torso sobre la pierna izquierda, doblándose profundamente por las caderas. Estire el talón izquierdo y presione el interior del muslo derecho contra el lado derecho de la caja torácica. Apunte con la rodilla directamente hacia arriba. Respire y estire la espalda y lleve el pecho hacia la rodilla izquierda, extendiendo los brazos por detrás. *Realice de cinco a diez respiraciones*, activando profundamente uddiyana bandha y concentrando la energía en el pie estirado, **dristi: padhayoragrai**. *Inhale*, eleve el pecho y abra bien los hombros. *Exhale* y suelte las manos, levantando el cuerpo y estirando la pierna derecha en Dandasana.

Profundizar en la postura

Sujete las manos con seguridad, ya que esto creará un bucle de energía entre los brazos y le ayudará a sellar la postura. A medida que le vaya resultando más fácil y sienta que su cuerpo gana flexibilidad, en la primera parte de la asana utilice la mano derecha para sujetar la muñeca izquierda, y en la segunda parte utilice la mano izquierda para sujetar la muñeca derecha. Cuando sienta que puede hacerlo, estire los brazos al tiempo que separa las manos de la espalda.

• *Inhale*, presione las manos sobre el suelo, levante las rodillas, cruce los tobillos y eleve las caderas del suelo. Muévase suavemente a través de **medio vinyasa** y **salte a través** levemente a Dandasana. Repita esta postura, esta vez doblando la pierna izquierda. Después de *cinco a diez respiraciones*, realice un **vinyasa completo** y **salto atrás** para aterrizar suavemente en Dandasana.

Garbha Pindasana B y Kukkutasana

POSTURA DEL EMBRIÓN EN EL ÚTERO B Y POSTURA DEL GALLO

garbha = útero
pinda = embrión
kukkuta = gallo

En Garbha Pindasana B, cada pendulación del movimiento representa uno de los nueve meses de gestación en el útero humano. La elevación a Kukkutasana desarrolla la fuerza de la parte superior del cuerpo, especialmente de muñecas, brazos y hombros.

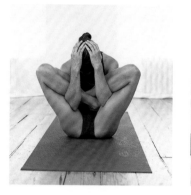
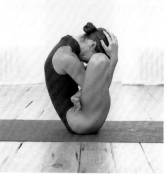
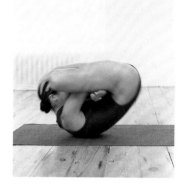
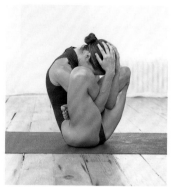

1a y b *Exhale* y lleve la barbilla hacia el pecho, bajando la cabeza y curvando el cuerpo como una bola. Coloque las palmas de las manos sobre la cabeza para sellarse en esta postura redonda.

2 Mientras continúa *exhalando*, mantenga la curva de la columna y ruede suavemente hacia atrás hasta los hombros, y hacia delante hasta las caderas.

3 *Inhale*, y mientras comienza a rodar hacia el frente, lleve las caderas ligeramente hacia la derecha de forma que, cuando llegue sobre los glúteos, haya girado levemente en el sentido de las agujas del reloj. *Exhale* y ruede hacia atrás sobre la columna curvada y, mientras comienza a rodar hacia el frente, lleve las caderas de nuevo ligeramente hacia la derecha para rotar un poco más. Repita este movimiento en Garbha Pindasana otras siete veces (nueve en total) hasta completar el círculo.

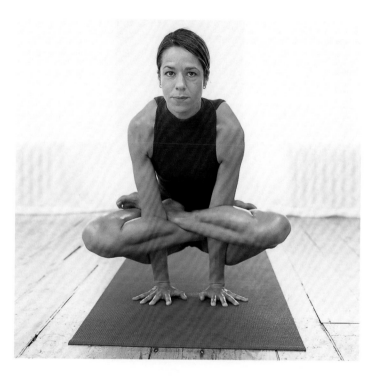

4 Mientras *inhala* en la novena vez, suelte las manos de la cabeza y presione las manos contra el suelo con los dedos estirados apuntando hacia delante. Cuando las manos lleguen abajo, presione firmemente con el pecho hacia adelante y arriba. Levante la cabeza y mantenga los brazos rectos y firmes. Cuando estire los brazos, levante los glúteos del suelo, activando firmemente mula bandha y uddiyana bandha (el control de bandha es realmente importante aquí). Mantenga el equilibrio sobre las manos bien abiertas y *realice de cinco a diez respiraciones completas y rítmicas* en Kukkutasana, mirando a la punta de la nariz, **dristi: nasagrai.**

• *Exhale*, siéntese en el suelo y estírese en Dandasana. *Inhale*, doble las rodillas y pase al **vinyasa completo.**

Postura fácil

Como en la asana anterior, puede comenzar a practicar esta postura colocando los brazos alrededor de las piernas envolviéndolas mientras se balancea hacia delante y hacia atrás. También puede cultivar la fuerza y realizar el equilibrio completo colocando las manos sobre el suelo junto a las caderas hasta que se sienta

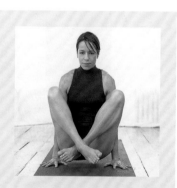

perfectamente capaz de deslizarlas entre las piernas en loto.

Profundizar en la postura

Fluya con el ritmo de la respiración para mejorar el movimiento de rueda y conectarse con el movimiento de su prana - la exhalación relaja el cuerpo sobre la tierra y la inhalación eleva la energía del cuerpo hacia arriba.

Baddha Konasana A/B | POSTURA EN ÁNGULO TRABADA A/B

baddha = trabado o cogido
kona = ángulo

Estas posturas liberan energía en la región pélvica y permiten que fluya hasta los pies para mejorar la circulación sanguínea y la potencia en las piernas. El estiramiento hacia delante de la espalda refresca y rejuvenece los riñones, ayudando a aliviar los desórdenes urinarios.

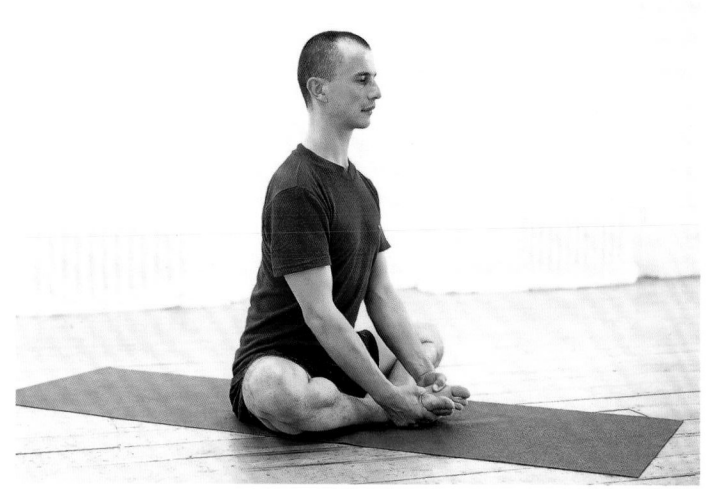

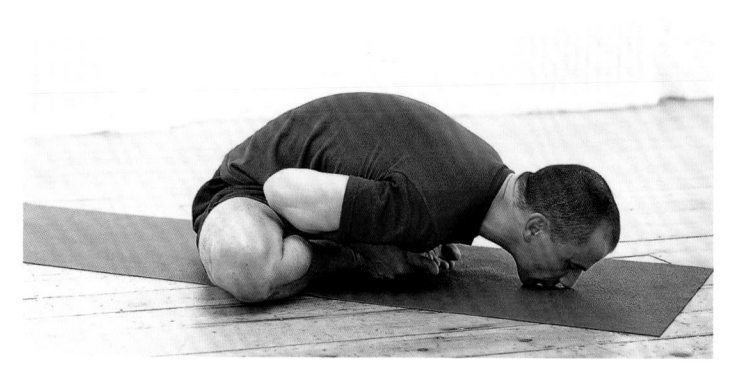

1 Desde Dandasana, *inhale*, doblando las rodillas hacia los lados y juntando los pies, pegando los talones al perineo y colocando las manos sobre los pies. Relaje las caderas y abra las plantas de los pies hacia arriba, volviendo los empeines hacia el suelo. Abra la parte interna de los muslos y baje las rodillas hacia el suelo. Estire la columna, elevando el pecho y bajando la barbilla de modo que la parte posterior del cuello se alargue. Lleve los hombros hacia abajo con suavidad y abra las clavículas mientras *realiza de cinco a diez respiraciones lentas y profundas*, mirando a la punta de la nariz, **dristi: nasagrai**. En la última *inhalación*, estire más la espalda.

2 Mientras *exhala*, estire la espalda hacia delante sobre las plantas de los pies, flexionando desde la cadera y llevando el pubis atrás y abajo. Estire la parte frontal de la columna, torso y garganta para llevar la barbilla al suelo frente a los dedos de los pies. Mire a la punta de la nariz, **dristi: nasagrai**, *y respire profunda y lentamente* en Baddha Konasana A de diez a cinco veces.

Postura fácil
Sentarse sobre un bloque de yoga o un cojín firme le ayudará a estirar la columna sobre las caderas. Esto puede resultarse especialmente beneficioso si tiene tensión en la pelvis. Además, le ayudará a no arquear la parte inferior de la espalda.

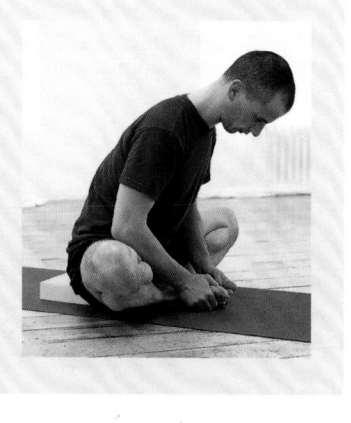

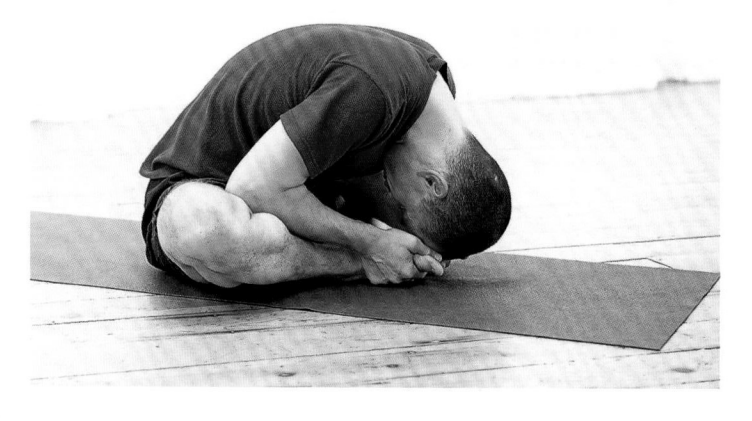

3 Con una *inhalación*, vuelva a levantar el torso y a estirar la espalda. En la *siguiente exhalación*, active profundamente uddiyana bandha para contraer hacia dentro el abdomen, curve suavemente la espalda y baje la cabeza sobre las plantas de los pies. Meta la barbilla hacia dentro y relaje la tensión de los hombros abriendo y bajando los omóplatos a los lados de la columna. *Realice de cinco a diez respiraciones* en Banddha Konasana B mientras mantiene la atención en la punta de la nariz, **dristi: nasagrai**.

• *Inhale*, póngase recto y pase a un **vinyasa completo**.

Profundizar en la postura
Coloque los codos hacia dentro sobre el interior de los muslos y, con cada exhalación, aplique una suave presión en las piernas para abrir las caderas, soltar el interior de los muslos y bajar las rodillas.

Upavista Konasana A | POSTURA EN ÁNGULO SENTADO A

upavista = sentado
kona = ángulo

Esta asana complementa perfectamente Baddha Konasana, ya que ahora se estiran las piernas aumentando el flujo de energía desde la pelvis a los pies. Al abrir las piernas y extender el torso hacia delante, se desarrolla la flexibilidad de caderas y piernas.

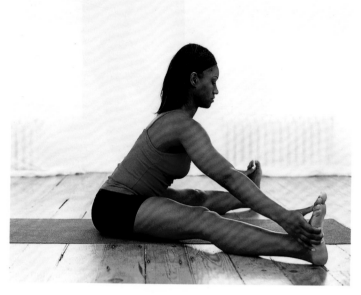

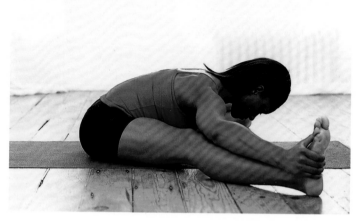

1 Una vez en Dandasana desde el **vinyasa completo** continúe *inhalando*, estire y separe las piernas hacia los lados. Estire la espalda y la parte frontal del torso, estirando la pared abdominal para inclinar la pelvis hacia delante. Lleve las manos a los pies, colocando el pulgar entre el dedo gordo y el segundo, envolviendo el borde del pie con los dedos. Abra las clavículas y presione el centro del pecho hacia delante mientras clava los glúteos en el suelo, estirando bien ambos lados de la cintura.

2 En la *exhalación*, flexione más por las caderas y mueva la pelvis hacia delante, llevando el pubis y el coxis atrás y abajo. Afirme los glúteos y la parte posterior de las piernas sobre el suelo. Abra el centro del pecho hacia adelante y afuera, bajando el torso hacia el suelo. Mantenga uddiyana bandha y un buen estiramiento de la columna y garganta para estirar la barbilla sobre el suelo. Relaje los hombros para separarlos de las orejas. Lleve su atención al centro del tercer ojo, **dristi: bru madhya**, y *realice de cinco a diez respiraciones completas*. Mientras respira en esta asana, con cada *exhalación* relaje las caderas y profundice uddiyana bandha mientras lleva el torso más lejos. Pase directamente a Upavista Konasana B.

Postura fácil

Esta postura desarrolla la flexibilidad de las caderas, parte inferior de la espalda y cara interna de los muslos. Si estas zonas están tensas, puede encontrar dificultades para alcanzar los pies con las manos. En lugar de forzar la postura arqueando la espalda o doblando las rodillas, concéntrese en estirar completamente la columna y

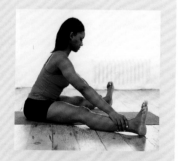

las piernas. Para ello, puede colocar las manos sobre los tobillos o en el punto al que consiga llegar.

Profundizar en la postura

Activar los bandhas en todas las posturas es crucial para ganar apoyo interno. En esta asana, para reforzar más el estiramiento sin riesgo de que se produzca tensión, asegúrese de que activa completamente uddiyana bandha y mula bandha para soportar el estiramiento del torso y la apertura de las caderas y muslos.
Ponga especial atención en evitar que la parte frontal de las piernas se vuelva hacia dentro. Controle esta tendencia moviendo la parte externa del muslo y las rodillas hacia atrás, para dirigir las rótulas y los dedos del pie directamente hacia arriba.
Mantenga las piernas activas extendiendo los talones y estirando los dedos.

Supta Konasana B | POSTURA EN ÁNGULO DURMIENTE B

supta = durmiente
kona = ángulo

El movimiento rodante sobre la columna ayuda a alinear las vértebras y masajear los músculos de la espalda sobre el suelo. La cabeza inclinándose suavemente arriba y abajo mejora la circulación de la sangre del cerebro al corazón, aclarando la mente y refrescando el cuerpo.

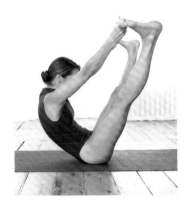 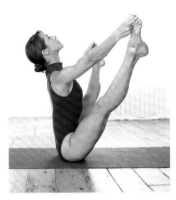

1 Desde Supta Kodasana A, *inhale* y presione con los dedos del pie redondeando suavemente la espalda para rodar hacia arriba sobre la columna. Mantenga sujetos los dedos del pie y lleve la cabeza hacia adelante para rodar hacia arriba.

2 En la cima de la *inhalación* y justo cuando ruede sobre los glúteos, eleve firmemente el pecho. Lleve los hombros atrás y estire la columna para ponerla recta. Lleve hacia abajo las nalgas y las caderas para estabilizarse en esa postura, quedando suspendido un momento en ese punto de equilibrio, levantando la cara y el corazón al cielo y mirando al centro del tercer ojo, <u>dristi</u>: **bhru madhya**.

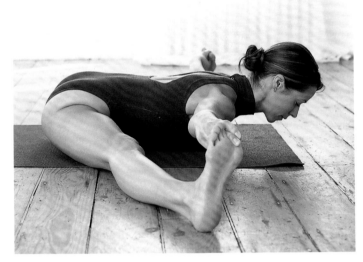

3 Mientras *exhala*, caiga hacia delante en Upavista Konasana, estirando las piernas y pies completamente con los dedos aún sujetos. Esto llevará la forma completa de la postura anterior sobre el suelo. Deslice hacia abajo los omóplatos y estire la parte frontal del torso sobre el suelo, moviendo el pecho hacia delante y la barbilla hacia el suelo. En la siguiente *inhalación*, y mientras sigue sujetándose los dedos, eleve el cuerpo abriendo más el pecho. Con una *exhalación* suelte las manos de los pies y levante el torso completamente.

• *Inhale*, cruce los tobillos y presione las manos sobre el suelo para elevar los glúteos. Lleve los pies atrás a Chaturanga Dandasana y continúe a un **vinyasa completo** para aterrizar suavemente en Danadasana.

Postura fácil
Conseguir este movimiento rodante hacia arriba y hacia abajo necesita práctica y una especial atención al movimiento de balancear la espalda hacia atrás e inclinarse hacia adelante. Mantener la espalda y la columna curvada de una forma consciente le ayudará a rodar como una pelota y, si mantener las piernas completamente estiradas le impide concentrarse al principio, intente doblarlas ligeramente mientras rueda hacia arriba. No obstante, una vez que haya alcanzado el punto de equilibrio, estire las piernas y la espalda. Cuando caiga hacia delante, tenga cuidado de no chocar con los talones, aunque esto es difícil especialmente si, al principio, tiende a doblar las rodillas. Si ése es el caso, baje los pies lentamente uno a uno hasta que su fuerza y flexibilidad se hayan desarrollado lo suficiente como para progresar en la caída con las piernas rectas tal y como se describe en el cuadro "Profundizar en la postura" (derecha).

Profundizar en la postura
Concéntrese completamente en estirar las piernas y pies, de forma que cuando caiga hacia delante los talones no toquen el suelo. Esto no sólo desarrollará fuerza y flexibilidad en las piernas sino que asegurará que los músculos del gemelo amortiguarán la caída en Upavista Konasana B, en lugar de dejar que choquen los talones. Además, los bandhas serán de mucha ayuda en el aterrizaje, así que actívelos conscientemente y deje que el cuerpo fluya y ruede con el ritmo natural de la respiración.

supta = durmiente
pada = pie o pierna
angusta = pulgar

Las posturas anteriores han preparado los músculos de las piernas para el intenso estiramiento de esta postura. Mientras se aumenta la flexibilidad de una pierna al estirarla sobre el torso, la otra presiona sobre el suelo en la dirección opuesta para desarrollar la fuerza.

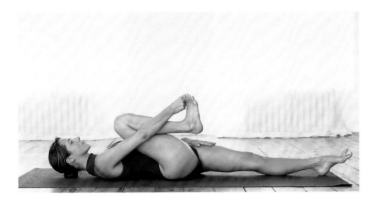

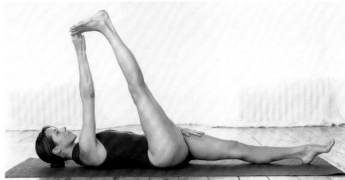

1 *Exhale* desde Dandasana y ruede despacio la espalda sobre el suelo para tenderse recto. En esta posición supina, *inhale*, levante el muslo y rodilla derechos, doblándose bien por la cadera y sujetando el dedo gordo del pie con los dedos índice y corazón de la mano derecha. Estire bien la pierna, presionando la planta del pie hacia fuera y lejos de la cadera.

2 Al final de la *inhalación*, estire la pierna derecha completamente anclándose sobre la parte posterior de la cadera derecha para mantener la alineación de la pelvis. Estire la espalda y abra los hombros y el sacro sobre el suelo. Presione la palma izquierda firmemente sobre el muslo izquierdo para aumentar la extensión completa de la pierna izquierda.

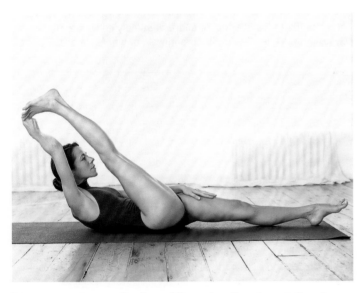

3 Mientras *exhala*, profundice uddiyana bandha y levante la cabeza, hombros y parte superior de la espalda del suelo, moviendo la pierna derecha hacia la cara. Estire completamente la pierna izquierda, extendiendo el talón y la almohadilla y abriendo la parte posterior de la pierna sobre el suelo. Esto creará una base firme para estirar la pierna derecha. Tenga cuidado de no encorvar los hombros; para evitarlo, ábralos bien y doble el codo derecho hacia el lado mientras la cabeza se eleva hacia la pierna derecha. *Realice de cinco a diez respiraciones profundas y rítmicas* en esta asana, mirando a los dedos del pie derecho, <u>**dristi**</u>**: padhayoragrai**. Después de un mínimo de cinco respiraciones, *inhale* y con control, baje suavemente la cabeza, hombros y parte superior de la espalda al suelo, como en el paso 2. Desde aquí, pase directamente a la siguiente asana.

Postura fácil
Si no es capaz de sujetar el dedo del pie con la pierna recta, utilice una cinta y deslícela alrededor de la almohadilla del pie levantado. Trabaje de esta forma hasta que sea lo suficientemente flexible para agarrar el dedo. Si ha sufrido alguna lesión o dolor de espalda, practique doblando la pierna levantada y abrazando la rodilla con ambas manos mientras levanta la cabeza y los hombros. Esto le ayudará a desarrollar fuerza abdominal y realinear la espalda. Cuando haya desarrollado fuerza, trabaje la asana completa.

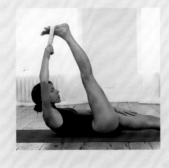

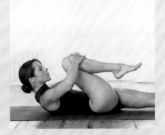

Profundizar en la postura
Mantenga ambas piernas y el torso igualmente activos - sin sobre estirar o trabajar un lado del cuerpo más que el otro. Estire la parte posterior de la pierna levantada y presione la parte trasera de las caderas contra el suelo por igual. Active firmemente uddiyana bandha aplanando la pared abdominal mientras lleva la barbilla hacia la rodilla.

Urdhva Mukha Paschimottanasana | ESTIRAMIENTO INTENSO DEL OESTE ELEVADO

urdhva = elevado
mukha = rostro
paschima = Oeste
uttana = estiramiento intenso

Esta es una progresión desde Ubhaya Padangusthasana en la que se intensifican sus beneficios mediante la presión del frontal del torso sobre las piernas. Esto estira y tonifica la pared abdominal, aumentando el flujo sanguíneo alrededor y a través de los órganos internos.

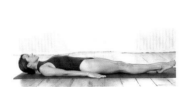 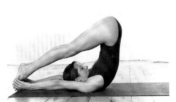 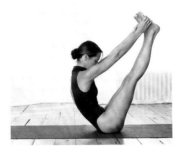 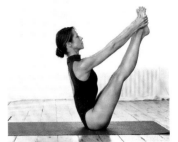

1 Una vez en Dandasana desde el vinyasa completo, continúe *inhalando* y ruede hacia atrás la espalda para tenderse boca arriba en el suelo. Siga *inhalando* mientras levanta las caderas, curvando la espalda hasta rodar sobre la parte posterior de los hombros.

2 Complete la *inhalación* y extienda los pies sobre la cabeza, estirando bien las piernas juntas. Lleve las manos a los pies y agárrelos por la parte externa, relajando la parte posterior del cuello y abriendo los hombros mientras levanta más las caderas y tira de los talones hacia fuera.

3 Tire de los pies, mientras *inhala*, curvando suavemente la espalda y profundizando uddiyana bandha. Mantenga la barbilla sobre el pecho mientras rueda hacia arriba sobre la columna curvada. Estire la parte posterior de las piernas mientras echa la cabeza hacia delante.

4 Continúe *inhalando* y, cuando las nalgas hagan contacto con el suelo, proyecte el pecho hacia arriba, alineando el cuello con la columna y llevando la atención a los dedos de los pies, <u>dristi</u>: **padhayoragrai**. Relaje los hombros y estire la espalda, asegurando el equilibrio sobre las nalgas. Profundice uddiyana bandha y estire las piernas lo máximo posible.

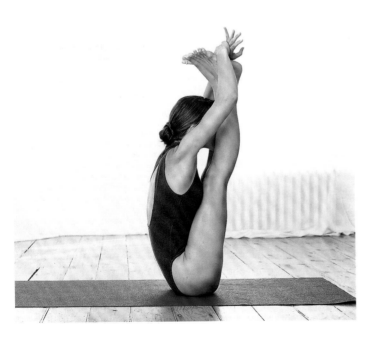

5 *Exhale*, suelte los pies y vuelva a sujetarlos entrelazando los dedos alrededor de las almohadillas o sujetando la muñeca izquierda con la mano derecha. Estire la parte frontal de la columna y el torso, levantando el pecho y echando el pubis hacia abajo. Eleve el sacro y estire la espalda, doblando los codos para juntar torso y piernas. *Realice de cinco a diez respiraciones largas y rítmicas* concentrando la atención en los dedos de los pies, <u>dristi</u>: **padhayoragrai**. *Inhale* y separe el torso de las piernas, aún agarrando los pies. *Exhale* y suelte los pies. Doble las rodillas para cruzar los tobillos, con las manos en el suelo junto a las caderas.

• *Inhale*, presione las palmas y levante las caderas para pasar al **vinyasa completo**, y saltar a través a Dandasana.

Postura fácil
Si juntar torso y piernas provoca que la espalda se curve o caiga, practique sólo hasta el paso 4.

Profundizar en la postura
A medida que se vaya fortaleciendo y adquiriendo más flexibilidad, preste especial atención en mover la barbilla y la frente sobre las espinillas al tiempo que desliza los omóplatos hacia abajo. Dóblese profundamente a la altura de las caderas para juntar el torso y las piernas como si se tratara de un libro cerrado.

setu = puente
bandha = atadura

En esta postura, se crea la forma de un arco con el cuerpo, proporcionando flexibilidad a la columna y preparando los músculos de la espalda para la flexión hacia atrás de Urdvha Dhanurasana. Fortalece los músculos de cuello, dorsales, lumbares, sacros y del muslo.

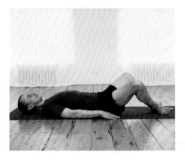 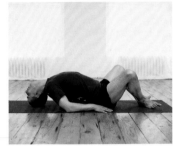

1 Desde Dandasana, *exhale* y ruede la columna hacia atrás para tenderse boca arriba en el suelo. Doble las rodillas dejando que se separen mientras abre los pies juntado los talones y separando los dedos. Abra las plantas del pie hacia el suelo y coloque los brazos a los lados del cuerpo con las palmas presionando hacia abajo.

2 Mientras comienza a *inhalar*, arquee la columna, elevando el pecho y estirando la parte frontal del cuello. Lleve la coronilla hacia el suelo. Incline la pelvis, llevando hacia abajo los huesos de las nalgas y la cintura y costillas hacia arriba. Extienda los pies y los dedos mientras relaja el rostro y mira a la punta de la nariz, <u>dristi</u>: **nasagrai**.

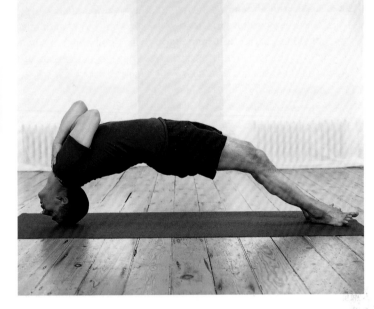

3 Continúe *inhalando*, asentándose sobre los pies y elevando las caderas. Mientras levanta más las caderas, presione los pies contra el suelo para estirar las piernas y arquear aún más la parte superior de la columna, abriendo el pecho hacia arriba. Tenga cuidado de no apretar los glúteos, ya que esto puede bloquear la elevación de la pelvis y parte baja de la columna. Suelte las manos del suelo y cruce los brazos sobre el pecho. *Realice cinco respiraciones lentas y profundas* mirando a la punta de la nariz, <u>dristi</u>: **nasagrai**. *Exhale* para descender los glúteos. Relaje la parte superior de la cabeza y deje ésta sobre el suelo, colocando los brazos a los lados.

• Desde aquí, eleve las piernas y ruede hacia atrás a Chakrasana y proceda hacia un **vinyasa completo**. Salte a través a Dandasana.

Beneficios de la postura
Setu Bandha es un tónico maravilloso para todo el cuerpo. La expansión del pecho y las costillas frontales abre el corazón para estimular la circulación y aumentar la capacidad pulmonar.

Postura fácil
Si esta postura es demasiado intensa para su cuello y crea tensión, lleve las manos a los lados de la cabeza con las puntas de los dedos en dirección a los pies. Presione las palmas hacia abajo y gire los hombros hacia atrás para abrir y elevar el pecho. Como alternativa, si esto es demasiado intenso, practique la flexión hacia atrás

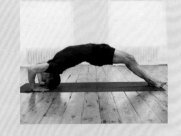

moderada de Urdhva Dhanurasana tal y como se describe en la página que aparece a continuación.

Profundizar en la postura
En esta asana, para no comprimir las vértebras del cuello, las piernas deben estar activas y los bandhas activados profundamente. Cuando practique esta asana, concéntrese en anclar los pies firmemente en el suelo mientras eleva las rótulas, muslos y músculos abdominales. Lleve la columna, especialmente la parte superior, hacia arriba y hacia dentro, presionándola hacia el frente del torso para ayudarle a elevar el pecho y relajar la presión del cuello.

Halasana | POSTURA DEL ARADO

hala = arado

Al igual que el arado se mueve entre la oscuridad de la tierra para soltar el suelo y desraizar la tierra vieja, en esta asana, la sangre se envía al cerebro para aclarar y aligerar la mente. También estira los brazos y la espalda y abre los hombros.

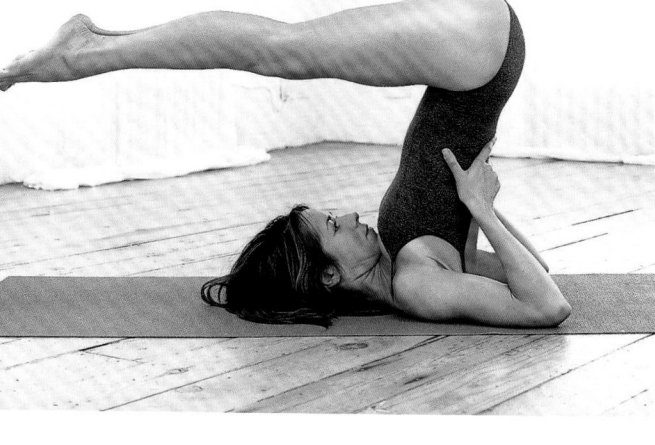

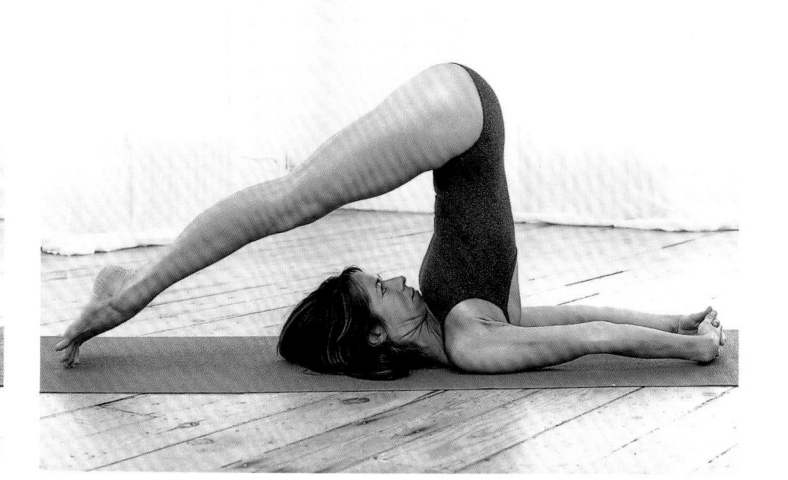

1 Después de las *20 o 30 respiraciones* en Salamba Sarvangasana, *exhale* y, mientras mantiene bien elevado el abdomen, pubis y huesos de las nalgas, doble las piernas desde las caderas, bajando los pies al suelo. Mantenga las piernas rectas y sujete la espalda con las manos. Levante firmemente las caderas y deje que la parte posterior de la pelvis se mueva ligeramente hacia las manos para hacer contrapeso con las piernas mientras éstas descienden.

2 Continúe *exhalando* mientras sigue bajando las piernas con control, llevando los dedos de los pies al suelo por encima de la cabeza. Eleve los huesos de las nalgas y del pubis, y estire la parte frontal del torso, extendiendo bien la columna. Suelte las manos de la espalda y entrelace los dedos, extendiendo los brazos por detrás. Ruede los hombros hacia atrás, separándolos de las orejas, y presione los codos, muñecas y meñiques ligeramente sobre el suelo. Abra bien las clavículas y abra el pecho hacia arriba y contra la barbilla para profundizar jalandhara bandha. *Realice 10-20 respiraciones completas y lentas*, antes de pasar a la siguiente asana. Mire a la punta de la nariz, <u>**dristi: nasagrai**</u>, relajando la cara y la mandíbula.

Postura fácil
Bajar los pies sobre una silla que haya colocado antes es una alternativa suave a Halasana, que es excepcionalmente calmante para el sistema nervioso y particularmente beneficioso para aquellos que sufren de extrema tensión y tirantez en el cuello. Doblar las rodillas sobre la frente es otra forma de ayudarse en la postura Halasana.

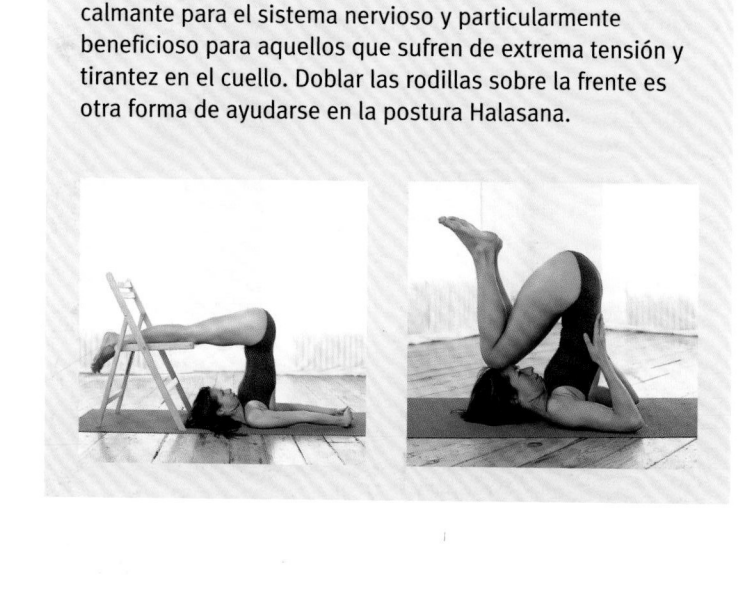

Profundizar en la postura
No clave los dedos del pie en el suelo. En lugar de eso, coloque las puntas sobre el suelo y estire bien las piernas, subiendo las rótulas y los músculos de los muslos hacia las caderas, para ayudar a que la pelvis se mantenga elevada.

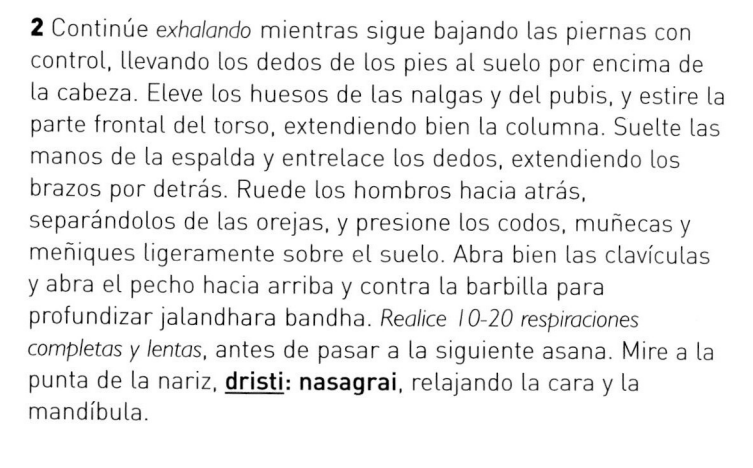

Karnapidasana | POSTURA DE PRESIÓN DE OREJAS

karna = oreja
pida = presión

Llevar las rodillas a las orejas aumenta el estiramiento de la espalda, que tonifica y equilibra el sistema nervioso. Además, nos aísla del ruido exterior, haciendo posible escuchar el latido del corazón y el ritmo de la respiración.

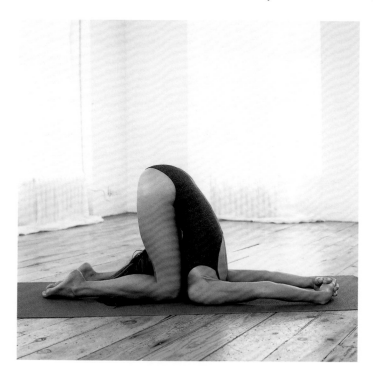

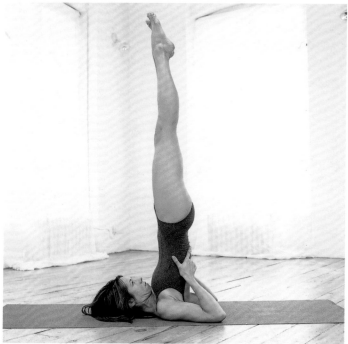

1 Desde Halasana, *exhale* y doble las rodillas, dejando que se separen. Llévelas hacia las orejas, mientras proyecta los huesos de las nalgas hacia arriba para crear longitud y espacio en la parte frontal de la columna y torso. Presione ligeramente la parte interior de las rodillas contra las orejas y extienda las espinillas sobre el suelo, estirando los empeines y los pies. Junte los dedos y los talones y suelte mula bandha mientras mantiene jalandhara y uddiyana. Eleve y abra el esternón contra la barbilla y extienda los brazos hacia atrás, presionando ligeramente los codos y los meñiques contra el suelo mientras mantiene las manos entrelazadas. *Realice 10-20 respiraciones*, escuchando el sonido de su respiración mientras las rodillas le aíslan del exterior, ayudándole a inducir pratyahara (aislamiento sensorial). Mire a la punta de la nariz, <u>**dristi**</u>: **nasagrai**, y relájese.

2 *Inhale*, desentrelace las manos, y ponga las palmas sobre la espalda. Separe las rodillas de las orejas, estirando y juntando las piernas en Halasana. Estire la pelvis hacia arriba y luego levante las piernas para volver a Salanga Sarvangasana. Vuelva a activar mula bandha, y pase a la siguiente postura.

Beneficios de la postura
Esta postura estira intensamente la columna en toda su longitud. Es de especial ayuda para aliviar la compresión del cuello y parte alta de la espalda. Tenga cuidado de distribuir su peso de forma compensada sobre ambos hombros para ayudar a alinear las vértebras cervicales.

Postura fácil
En un principio, puede ocurrir que las espinillas no toquen el suelo. No intente forzarlas, ya que de este modo podría lesionarse el cuello. En lugar de ello, doble los dedos de los pies al tiempo que baja las rodillas y, cuando sienta que la espalda ya está más flexible, extiéndalos

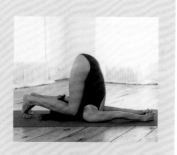

suavemente hasta que las espinillas descansen sobre el suelo.

Profundizar en la postura
Otras opción posible es practicar esta postura situando los brazos alrededor de la parte posterior de las piernas. El peso de los brazos le ayudará a bajar más las espinillas sobre el suelo.

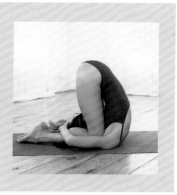

Urdhva Padmasana | POSTURA DEL LOTO ELEVADA

urdhva = elevada
padama = loto

En esta postura invertida puede ser más fácil conseguir Padmasana, ya que las piernas son más ligeras al estar levantadas. Esto promueve la movilidad y flexibilidad completa de las caderas y la circulación de energía a través de la región pélvica.

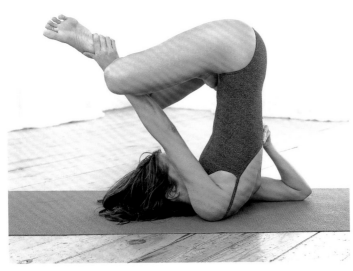

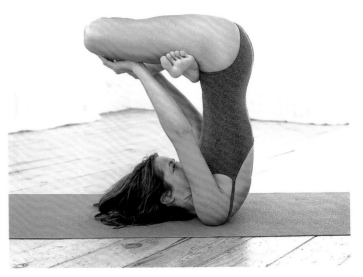

1 Mientras está en Salamba Sarvangasana, *exhale*, doble la pierna derecha sin que caiga la cadera, y cruce el pie derecho sobre la parte superior del muslo izquierdo, como en el medio loto. Ahora cruce el pie izquierdo sobre el muslo derecho para crear con las piernas el loto completo. Utilice las manos al principio para cruzar los pies en Padmasana. Con la práctica, será capaz de hacerlo sin ayuda de las manos.

2 Una vez las piernas estén seguras y cómodas en Padmasana, ponga las manos bajo las rodillas. Estire la parte frontal y trasera de la columna y ponga la espalda recta, con la pelvis en equilibrio directamente sobre y en línea con los hombros. Sienta la conexión entre las palmas de las manos y las rodillas y abra ambos hombros por igual sobre el suelo mientras estira los brazos, presionando compensadamente hacia arriba contra las rodillas. Esto creará un equilibrio con los muslos en paralelo al suelo y el torso y la columna completamente perpendicular. *Realice 10-20 respiraciones completas*, mirando a la punta de la nariz, **dristi**: nasagrai. Pase lentamente a la siguiente asana.

Postura fácil

Si Padmasana completo le causa dolor en las rodillas, trabaje en medio loto (Ardha Padmasana), y si éste también causa dolor en las rodillas, cruce los tobillos y alinee los pies para que floten sobre los glúteos. También puede, al principio, colocar las manos en la espalda para mantener el equilibrio hasta que consiga

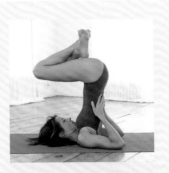

un mayor control para equilibrarse con las manos bajo las rodillas.

Profundizar en la postura

Esta es una maravillosa asana para profundizar en la conciencia y activar todos los bandhas. Mientras los brazos se estiran y se eleva la pelvis, se crea espacio en la parte frontal del torso, permitiendo meter completamente el abdomen en uddiyana bandha. La apertura del pecho presiona contra la barbilla para reforzar jalandhara bandha. En esta postura, la parte baja de la pelvis y el perineo no soportan ningún

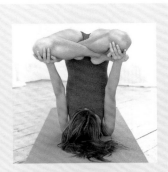

peso, por lo que puede controlar completamente mula bandha. Mantenga los glúteos nivelados, ya que esto le servirá de ayuda cuando intente mantener el equilibrio de la postura.

Pindasana | POSTURA DEL EMBRIÓN

pinda = embrión

En Pindasana el cuerpo se lleva a una postura fetal, curvándose suavemente sobre él mismo para parecer un embrión en el útero. Se desarrolla aún más la flexibilidad porque las piernas permanecen en Padmasana, creando una flexión hacia delante invertida desde la pelvis.

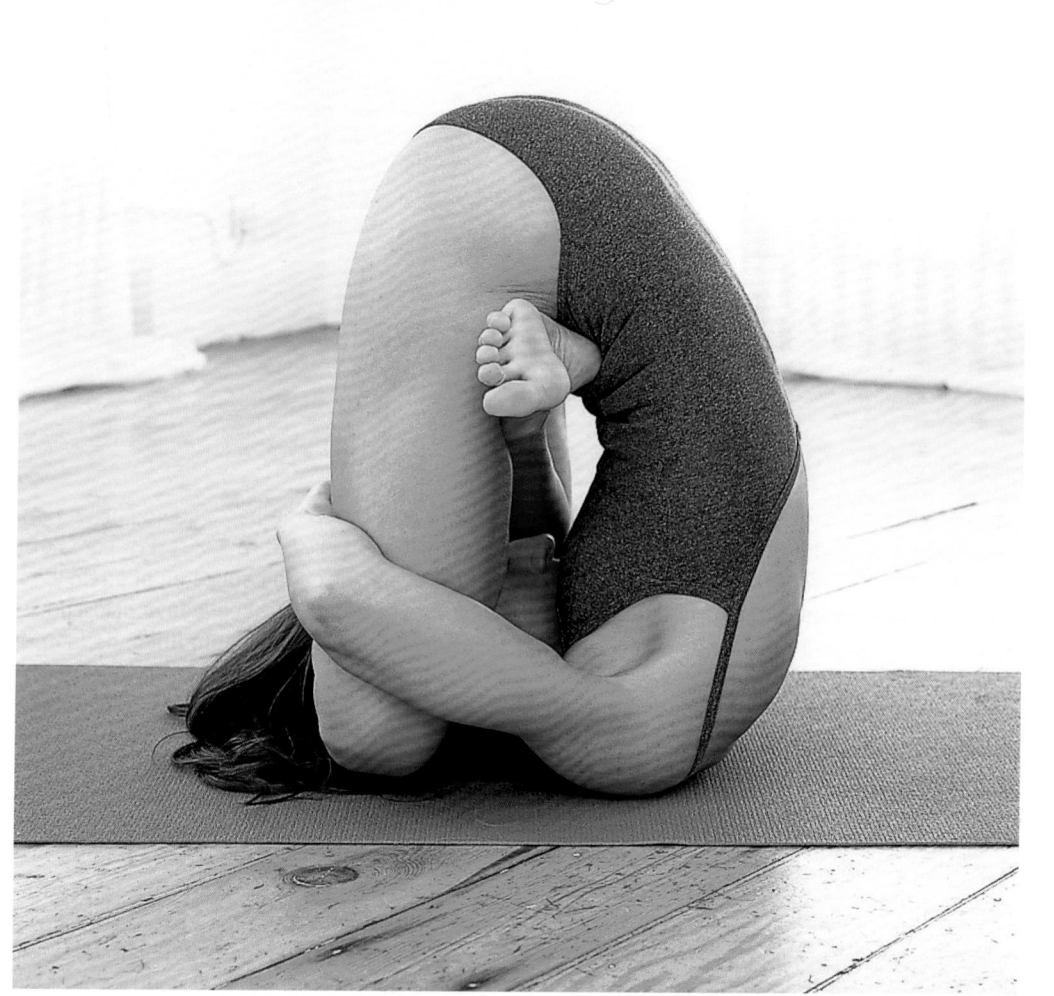

1 Manteniendo Padmasana y los bandhas activados, *inhale* y suelte las manos de las rodillas, manteniéndose sobre los hombros y el cuello. Con una *exhalación lenta*, lleve las piernas en loto hacia delante y abajo, contra el pecho, poniendo los brazos alrededor para juntar las manos. Abra la parte posterior de los hombros niveladamente sobre el suelo para crear una amplia base sobre la que equilibrarse. Baje las rodillas a cada lado de la cabeza y sienta su cuerpo curvándose en la forma de un embrión, como si descansara en el interior del útero. *Realice de 10 a 20 respiraciones rítmicas y profundas*, mirando a la punta de la nariz, **dristi: nasagrai**, relajando el espacio entre las cejas para abrir el centro del tercer ojo. Desde esta asana, muévase directa y lentamente hacia la siguiente.

Postura fácil
Al igual que en la postura anterior, debe tener cuidado con las rodillas para evitar lesiones. Practique esta postura con los pies en medio loto, o con las piernas cruzadas. Si, una vez en el loto pierde el equilibrio o el estiramiento del cuello es demasiado intenso al principio, coloque las manos en la espalda para dar apoyo extra al cuerpo.

Profundizar en la postura
Cuando comience a sentirse más seguro y cómodo en Pindasana, junte las rodillas y baje las espinillas o tobillos hasta la frente, al tiempo que sujeta una muñeca con la mano contraria.

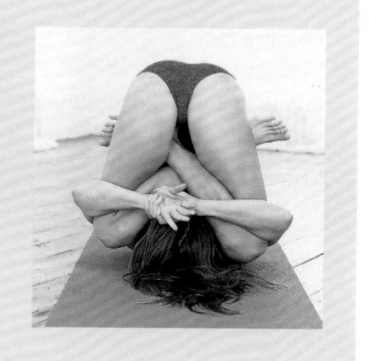

Sirsasana | POSTURA SOBRE LA CABEZA

sirsa = cabeza

Esta es la postura paterna, que armoniza los efectos de Sarvangasana y crea un equilibrio entre las energías del cuerpo y la mente. El cuerpo se sostiene sobre la cabeza en un Tadasana invertido, estimulando *sahasrara chakra*, el seno de la iluminación.

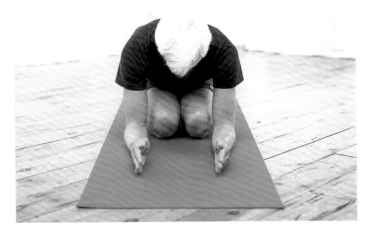

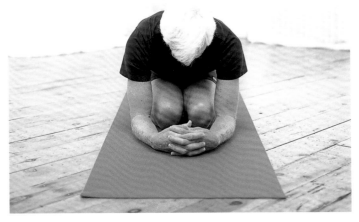

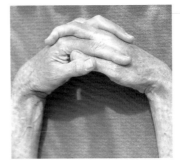

1 Desde Adho Mukha Svanasana, *inhale* y baje las rodillas al suelo. Arrodíllese con las rodillas juntas y ponga las caderas sobre los talones. Coloque los codos a los lados de las rodillas, en línea con los hombros y estire los antebrazos y dedos hacia delante.

2 Continúe *inhalando* y entrelace los dedos de las manos creando un semicírculo con las manos (véase izquierda). Extienda los antebrazos y codos sobre el suelo y lleve los hombros hacia atrás para abrir el pecho y sentir la fuerza de los brazos.

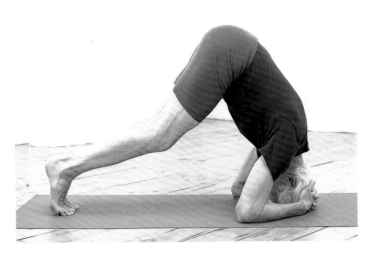

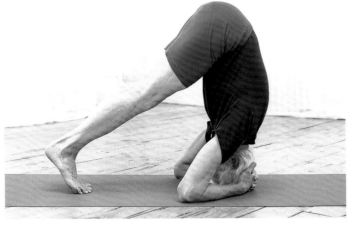

3 Mientras comienza a *exhalar*, estira la parte posterior del cuello y ponga la parte posterior de la cabeza sobre las palmas, sujetando la cabeza. Coloque suavemente la coronilla sobre la cabeza y separe los hombros de las orejas hacia arriba, para crear longitud en el cuello. Active uddiyana bandha mientras dobla los dedos de los pies y eleva las caderas. Presione los codos hacia abajo y comience a cambiar el peso equilibradamente hacia los antebrazos y las manos para crear una base en trípode para la postura sobre la cabeza.

4 Continúe *exhalando* mientras camina con los pies hacia el rostro y eleva aún más las caderas, llevándolas directamente en línea sobre los hombros. Presione conscientemente con los brazos y deslice las escápulas hacia arriba para aliviar la compresión del cuello.

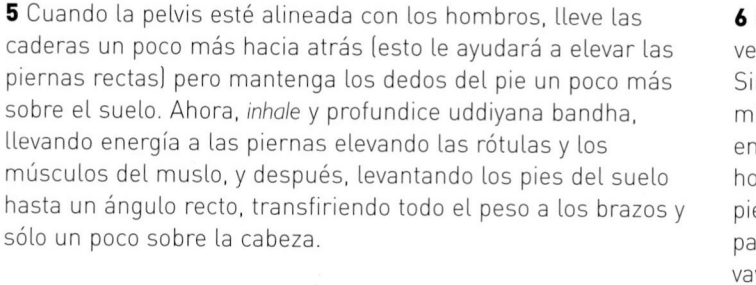

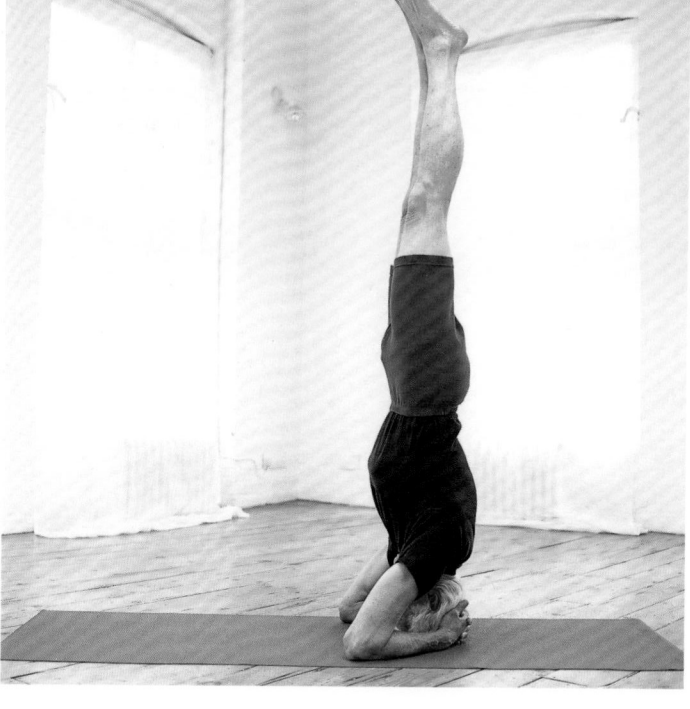

5 Cuando la pelvis esté alineada con los hombros, lleve las caderas un poco más hacia atrás (esto le ayudará a elevar las piernas rectas) pero mantenga los dedos del pie un poco más sobre el suelo. Ahora, *inhale* y profundice uddiyana bandha, llevando energía a las piernas elevando las rótulas y los músculos del muslo, y después, levantando los pies del suelo hasta un ángulo recto, transfiriendo todo el peso a los brazos y sólo un poco sobre la cabeza.

6 Continúe *inhalando*, eleve las piernas juntas, estirándolas verticalmente hasta el equilibrio completo sobre la cabeza de Sirsasana. *Realice de 20 a 30 respiraciones profundas y rítmicas*, mirando a la punta de la nariz, **dristi: nasagrai**, concentrándose en el apoyo de los antebrazos y la apertura igualada de los hombros. Respire y estire la columna mientras extiende las piernas desde las caderas, las plantas del pie hacia el cielo y la parte alta de la cabeza clavada en la tierra. Desde aquí, bien vaya al paso 7 o pase a Sirsasana Urdhva Dandasana (pág. 123).

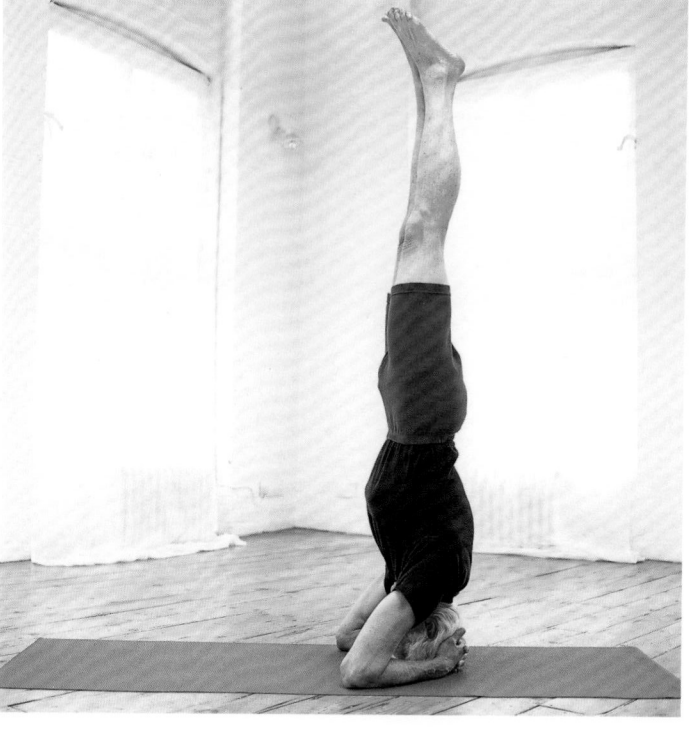

7 Manteniendo la pelvis elevada y uddiyana bandha, baje los pies hasta el suelo. Doble las rodillas y siéntese sobre los talones en Balasana (postura del niño). Descanse la frente sobre el suelo y lleve los brazos hacia atrás, con los codos caídos, y descanse durante 2 minutos. *Inhale*, coloque las manos bajo los hombros, levantando la cabeza y el pecho. Con la siguiente *exhalación*, salte atrás hacia Chaturanga Dandasana y realice un **vinyasa completo**.

Postura fácil
Si todavía está esforzándose para ganar confianza en el equilibrio sobre la cabeza, puede levantar los pies alternativamente. Para ello, puede ir practicando gradualmente para levantarlos juntos, hasta que la fuerza abdominal y la confianza se desarrollen lo suficiente

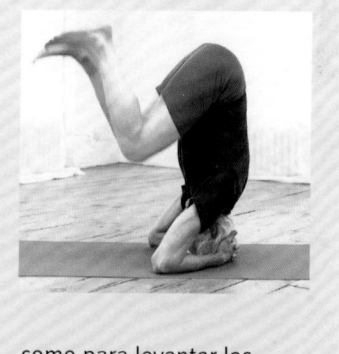

como para levantar las piernas juntas y estiradas.

Advertencia
No practique la postura sobre la cabeza si sufre de tensión alta, problemas de corazón, lesión del cuello, protusión de disco, hernia o glaucoma, o durante la menstruación.

Profundizar en la postura
Mientras profundiza en la fuerza y la confianza, intente clavar más los codos y los antebrazos en el suelo. Eleve los hombros y separe la parte alta de la cabeza unos 2,5 cm del suelo mientras mantiene estirada la parte posterior del cuello. Esta es una buena prueba para verificar que los brazos están activos y que no está dejando todo el peso sobre la cabeza comprimiendo las vértebras del cuello.

Moderaciones de Sirsasana | POSTURA MODERADA SOBRE LA CABEZA

Estas dos moderaciones, que utilizan la pared como apoyo, ayudan en el aprendizaje de Sirsasana para aquellos que no tienen la confianza suficiente para intentarlo en su forma libre.

Al igual que en todas las asanas, se recomienda siempre aprender con un profesor, pero para aquellos que no puedan asistir a clases de forma regular, estas dos técnicas son útiles.

Moderación A

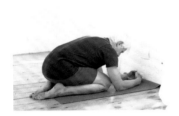 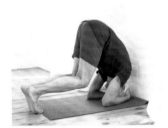 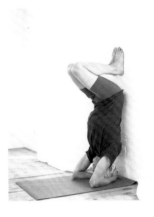 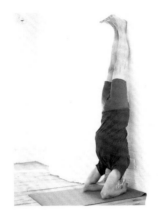

1 Coloque el borde de la esterilla a lo largo de la pared y arrodíllese con las rodillas juntas. Alinee los codos con la parte externa de las rodillas y entrelace firmemente los dedos, con los nudillos tocando la pared.

2 Coloque la parte posterior de la cabeza entre las manos y coloque la coronilla sobre el suelo. Presione los antebrazos hacia abajo para fortalecer los cimientos de la postura, eleve los hombros. Doble los dedos de los pies, y camine hacia el rostro. Levante las caderas llevándolas sobre los hombros activando profundamente uddiyana bandha.

3 Con una *inhalación*, coloque los pies sobre la pared.

4 Estire las piernas sobre la pared. Comience *realizando unas cuantas respiraciones* en la postura sobre la cabeza, y después, cada vez que practique, *añada otra respiración*. Mientras desarrolla fuerza y confianza, comience a separar un pie y después el otro de la pared unos 2,5 cm, para que comience a encontrar el equilibrio estando libremente sobre los codos, antebrazos y cabeza sin el apoyo de la pared. Es muy importante que no dependa de la pared: se supone que es una ayuda temporal no algo fijo en Sirsasana. Manténgase en Balasana (postura del niño) durante 2 minutos.

Moderación B

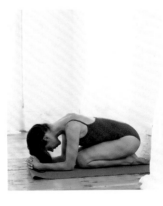 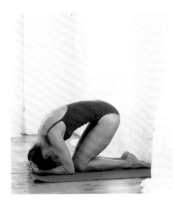 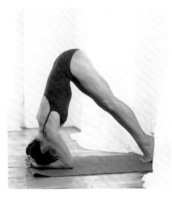 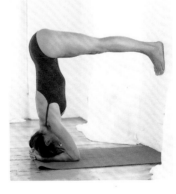

1 Colóquese en Balasana con las puntas de los dedos del pie tocando la pared, entrelazando los dedos para sujetar la parte posterior de la cabeza entre ellos.

2 Coloque la parte alta de la cabeza sobre la esterilla y estírela entre las manos. Presione hacia abajo con los antebrazos para asegurar la base de la postura; eleve los hombros para separarlos de las orejas y levante las caderas.

3 Doble los dedos de los pies y estire las piernas, manteniendo los dedos de los pies sobre el suelo. Active firmemente uddiyana bandha y levante las caderas.

4 Camine con los pies por la pared hasta que las piernas estén paralelas al suelo. Presione las caderas sobre los hombros y estire bien las piernas, abriendo las plantas de los pies sobre la pared. *Realice cinco respiraciones rítmicas*, elevando los hombros y presionando sobre los codos. En la *última exhalación*, camine con los pies por la pared hasta el suelo y descanse en Balasana durante 2 minutos.

Sirsasana Urdhva Dandasana | LA PLANCHA ELEVADA SOBRE LA CABEZA

sirsa = cabeza
urdhva = elevada
danda = plancha, palo

Una vez se ha conseguido la estabilidad en la postura sobre la cabeza, se puede intentar ésta otra, en la que las piernas se llevan hacia abajo y se devuelven al equilibrio invertido. Estimula la circulación de la sangre, aliviando la fatiga y el cansancio de piernas.

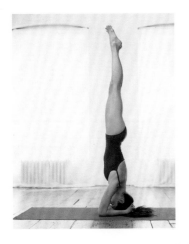
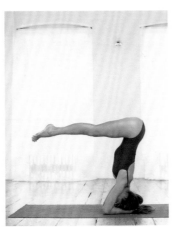
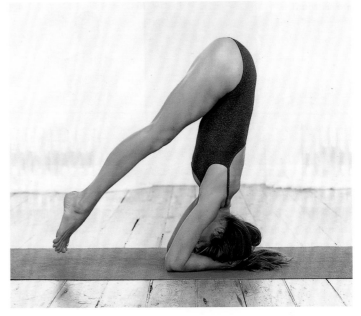

1 Después de *respirar 20 veces* en Sirsasana, reactive las piernas abriendo las plantas hacia adelante. Refresque la actividad de los bandhas, eleve firmemente los hombros y conecte los antebrazos en el suelo para restablecer una base sólida para la postura sobre la cabeza y su siguiente variación.

2 Con *una exhalación lenta*, baje las piernas a un ángulo recto, proyectando los huesos de las nalgas y extendiendo la energía a través de los brazos, mientras que desliza los omóplatos hacia arriba para no acortar el cuello. Estire las piernas, sintiendo la extensión en la parte posterior de los muslos y la parte posterior de las rodillas.

3 Continúe *exhalando*, baje las piernas rectas casi hasta el suelo de forma que los dedos de los pies queden 2,5 cm por encima del suelo. Mantenga la elevación de uddiyana bandha y la alineación de la pelvis sobre los hombros para controlar el descenso de las piernas. Estire la espalda y abra los hombros, anclándose firmemente a través de los codos y antebrazos. Con una *inhalación lenta y completa*, eleve de nuevo las piernas estiradas hasta un ángulo recto y después, hasta la alineación vertical de Sirsasana. Tenga cuidado de no tensar los hombros en el esfuerzo de volver a poner las piernas en vertical. Uddiyana bandha, junto con la *inhalación* y el anclaje de la base de los brazos, deberán ser la fuerza que eleve sus piernas.

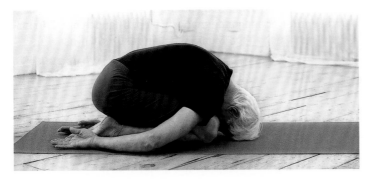

4 Repita el descenso y elevación de las piernas cuatro veces más, *exhalando* en el descenso e *inhalando* en la elevación. Cuando haya realizado este movimiento cinco veces, baje los pies al suelo, doble las rodillas y coloque los glúteos sobre los talones. Baje la frente hasta el suelo y lleve los brazos atrás con los codos caídos sobre el suelo. Descanse 2 minutos en Balasana (postura del niño).

• *Inhale* y coloque las manos bajo los hombros, levantando la cabeza y el pecho. Con la siguiente *exhalación*, junte los pies en Chaturanga Dandasana y realice un **vinyasa completo**.

Postura fácil
Una vez que se sienta seguro en Sirsasana y pueda mantenerla durante 30 respiraciones completas, podrá progresar hacia esta variante. Para empezar, mueva las piernas hacia abajo a cámara lenta, para no perder el control del equilibrio. Cuando las piernas se estiran, concéntrese en profundizar uddiyana bandha y lleve la pelvis ligerísimamente hacia atrás para contrarrestar el movimiento del peso mientras las piernas se estiran hacia adelante y abajo.

Profundizar en la postura
Cuando se sienta con seguridad en esta variante, puede realizar cinco respiraciones con las piernas extendidas paralelas al suelo antes de dejar los dedos del pie a 2,5 cm del suelo.

Padmasana | POSTURA DEL LOTO

padma = loto

En la postura del loto, también llamada postura real, la energía se eleva por la columna para estirar la espalda majestuosamente, dirigiendo el flujo de prana desde el primer chakra (muladhara) hasta el chakra más elevado sahasrara de la coronilla.

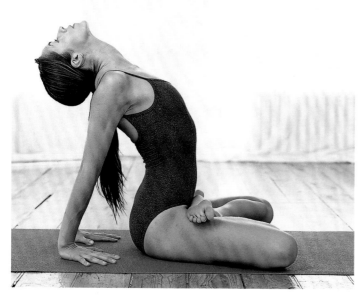

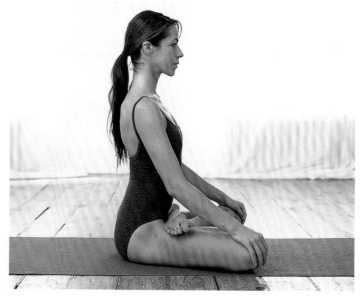

1 Continúe *inhalando*, suelte las manos de los pies y coloque las palmas en el suelo detrás de las caderas con los dedos apuntando hacia delante. Estire la parte baja de la columna mientras presiona los glúteos, manos y rodillas hacia abajo, para enviar la energía hacia arriba y arquear la espalda. Levante el pecho y abra el corazón mientras suelta el aire. *Realice de 10 a 20 respiraciones completas*, concentrándose en expandir el pecho con cada *inhalación*, y con cada exhalación eche suavemente los hombros hacia atrás y relaje los músculos del cuello de forma que la cabeza caiga mientras eleva el corazón. Mire al centro del tercer ojo, <u>dristi</u>: **bhru madhya**.

2 Con una *inhalación*, vuelva a poner la cabeza y el cuerpo verticales y descanse las manos sobre las rodillas. Levante ligeramente la barbilla y concéntrese en la punta de la nariz, <u>dristi</u>: **nasagrai**. *Realice 20 o 30 respiraciones completas y rítmicas*, dejando caer el peso en la tierra a través de la pelvis, y sienta la energía expandiéndose por la columna. Mantenga la mirada fija y relaje el rostro.

• Desde Padmasana pase directamente a Tolasana.

Postura fácil
Las asanas previas le han ayudado a armonizarse con su cuerpo, de forma que si siente alguna molestia o tensión en las rodillas, escuche ese aviso y coloque las piernas en medio loto o Sukhasana (piernas cruzadas). Si echar la cabeza hacia atrás le produce tensión en el cuello, meta la barbilla y levante el pecho. Realice 20 respiraciones, soltando la parte posterior del cuello mientras lo mantiene bien estirado.

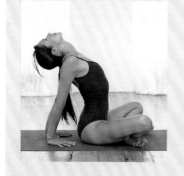

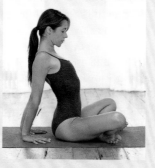

Profundizar en la postura
Respire llevando energía y espacio al interior del cuerpo, la mente y el corazón, mientras se libera de la inquietud física, mental y emocional. Déjese caer en la inmovilidad de Padmasana. Esto se conoce como práctica de *Kaya sthairyam*, o inmovilidad completa. Cuando la mente comience a divagar y sienta la tentación de controlarla, dirija su concentración al sonido y a la sensación de la respiración. Deje que la pelvis y las piernas se enraícen y sienta cómo la respiración va fluyendo poco a poco hacia arriba a través de la columna como si fuera un rayo de sol que va llenando su mente de iluminación y ligereza... al tiempo que va corriendo los velos de la oscuridad.

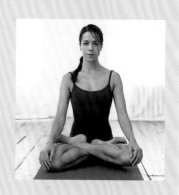

tola = balanza

Esta asana es complicada y supone un reto, permitiendo apreciar completamente la relajación de la postura de cierre de la secuencia, Savasana. Se controla la fuerza de los bandhas mientras se eleva Padmasana mediante la fuerza de los brazos.

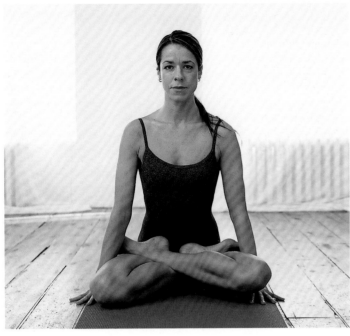

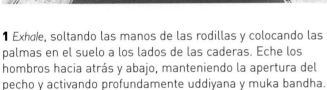

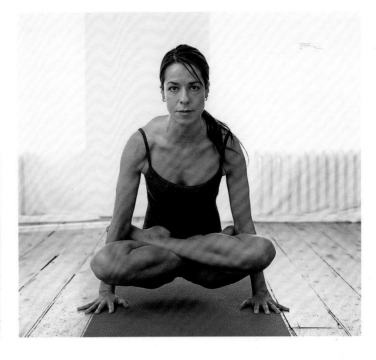

1 *Exhale*, soltando las manos de las rodillas y colocando las palmas en el suelo a los lados de las caderas. Eche los hombros hacia atrás y abajo, manteniendo la apertura del pecho y activando profundamente uddiyana y muka bandha.

2 Mientras *inhala*, presione los brazos y las palmas hacia abajo y eleve las rodillas. Luego, con toda su energía, estire los brazos para levantar los glúteos del suelo. *Realice de 20 a 30 respiraciones completas y rítmicas en esta posición*, concentrándose en la punta de la nariz, <u>**dristi**: **nasagrai**</u>, y manteniendo uddiyana bandha. Puesto que ésta es una postura complicada, profundice la respiración ujjayi, sintiendo la energía subiendo y ayudándole a flotar con cada *inhalación*. Con cada *exhalación* sienta la energía sumergiéndose en los brazos y palmas para ayudarle a crear una fuerte conexión con la tierra.

• *Inhale* y descienda al suelo, luego suelte las piernas en Dandasana. Fluya suavemente a través del último **vinyasa completo** de la práctica. A continuación sigue la total relajación de Savasana.

Beneficios de la postura
Esta postura de cierre ayuda a cultivar la fuerza interior de los bandhas mientras fortalece los brazos, muñecas y manos. Como después llega la relajación, dirija toda su energía a dominar esta complicada postura.

Postura fácil
Practique esta postura con los tobillos cruzados en Sukhasana si todavía no puede realizar Padmasana. Consulte Lolasana (postura trémula) en pág. 86 para recordar los detalles.

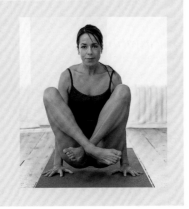

Profundizar en la postura
No confíe en la tensión de los hombros para elevar el torso y la pelvis. La clave para levantar los glúteos del suelo es uddiyana bandha. Mantenga los hombros nivelados y relaje hacia abajo los omóplaos.

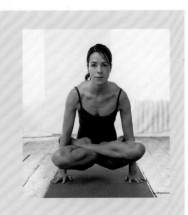

Savasana/Mrtasana | POSTURA DEL CADÁVER

sava y mrta = cadáver

Una relajación completa y real es el secreto de la salud y de la felicidad. En nuestras vidas acumulamos mucha tensión que puede inhibir nuestro crecimiento, salud, felicidad y creatividad. Para cumplir nuestro potencial es necesario relajarse y aliviar las tensiones.

ASANAS DE CIERRE

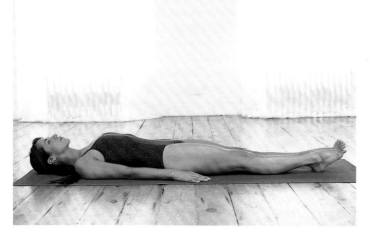

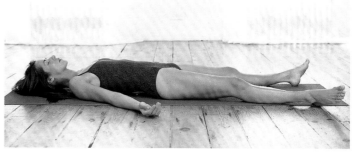

1 Desde el último vinyasa, salte a través a Dandasana y ruede suavemente la espalda sobre el suelo para tumbarse recto mientras *exhala*.

2 Separe los pies algo más que las caderas. Deje que la respiración fluya de forma natural y deje sueltos los brazos a los lados del cuerpo, con las palmas hacia arriba. Con una *exhalación profunda*, deje todo el cuerpo sobre el suelo, sintiéndolo bajo usted, ablandándose para recibir el peso y la forma de su cuerpo. Mientras yace ahí, lleve su conciencia a través del cuerpo entero, relajando y permitiendo que cada una de sus partes se funda en el contacto con el suelo.

Profundizar en la postura
Savasana es una de las posturas más importantes, y la forma en la que se profundiza en ella es llevarla al contexto de nuestra vida diaria, practicando el desapego, dejando realmente llevar en nuestro cuerpo, mente y corazón. De esta forma, podemos abrir nuestras vidas a la novedad.

Beneficios de la postura
La relajación a la que induce Savasana permite que el cuerpo y la mente absorban los efectos armonizantes y la energía que se ha generado a través de todas las posturas anteriores.

Con cada respiración en Savasana, la tensión se evapora de nuestra piel, músculos, órganos, huesos y células, relajando conscientemente la mente a través de la relajación consciente del cuerpo.

Las series han limpiado, desbloqueado y aliviado el cuerpo y la mente de energía estancada, tensiones y toxinas. Ahora el cuerpo purificado puede descansar sin cargas en este espacio abierto.

Escuche el sonido interno de su respiración, la sensación del cuerpo, la conciencia de la mente y del corazón.

Mientras se relaja en Savasana, los sistemas parasimpático y simpático se equilibran, induciendo un estado de sueño yóguico (*yoganidra*). Esto le permite descubrir el santuario interior de la relajación profunda con conciencia interior. Esta es una forma de pratyahara, que lleva a una realización superior.

A través del aislamiento sensorial de yoganidra, fluye la respiración, saturando el cuerpo de la energía vital del prana. Esto lleva sanación y rejuvenecimiento al ser completo - desde lo celular a lo intelectual - y permite aliviar tensiones, dramas, viejos hábitos y patrones (*samsakaras*) de la vida. Esta postura del cadáver deja caer los huesos sobre la tierra.

En el pensamiento yóguico, la muerte no se ve como un final sino más bien como un camino al renacimiento. Es la inmovilidad del mar que fluye entre las ondas de dos olas que se elevan.

...un final es un comienzo...
el final es donde comenzamos...
con el boceto de este amor y la voz de esta llamada
no cesaremos de explorar
y el final de nuetra exploración
llegará cuando hayamos comenzado
y conozcamos el lugar por primera vez.

T. S. Eliot

Una vez en Savasana

Comenzando por la cabeza, lleve su atención a través del cuerpo, relajando y soltando cada zona según pase:

- Sienta su cráneo pesado sobre el suelo, relajando todos los músculos del cuello y soltando la mandíbula.
- Sienta los hombros cayendo sobre la tierra, y los codos, muñecas y manos pesados.
- Aligere el pecho y sienta las costillas y el estómago caer y subir con cada respiración.
- Relaje los glúteos, sintiendo los muslos pesados soltándose de las caderas.
- Suelte las rodillas, relajando las espinillas y los gemelos.
- Relaje los tobillos, sintiendo los talones hundiéndose en el suelo mientras se relajan los dedos.

- Devuelva la atención a la cabeza y relaje la piel de alrededor del rostro, relajando los labios.
- Suelte las mejillas y funda los ojos en el fondo de sus cavidades.
- Relaje el espacio entre las cejas y sienta el cerebro relajándose suavemente dentro del cráneo.
- Mantenga una manta cálida extendida sobre el cuerpo de forma que pueda pasar tiempo ahí relajándose totalmente.
- Respire, coja y suelte aire, hundiendo el paisaje de su cuerpo en el suelo. Sienta cómo se funde la tensión, con cada respiración.
- Mientras esté ahí tumbado, libere el cuerpo del continuo movimiento de la acción y la mente de la interminable divagación de los pensamientos, dejándole descansar en la inmovilidad, entre las olas de su respiración.

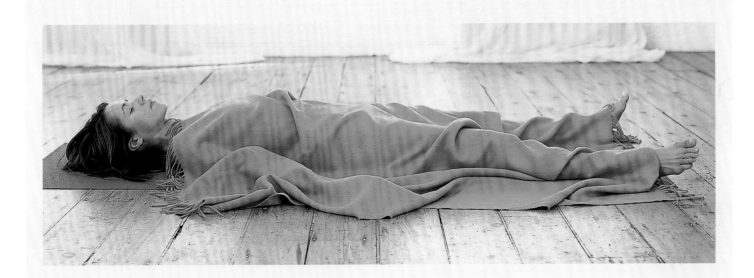

Variaciones de la postura

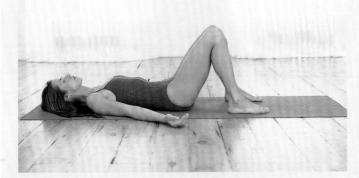

Si la parte baja de la espalda está tensa y se arquea sobre el suelo, descanse en Savasana con las rodillas dobladas y vaya soltando la parte baja de la espalda sobre el suelo con cada respiración.

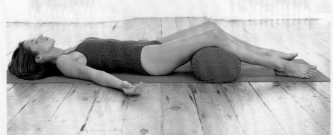

Como alternativa, puede colocar cojines bajo las rodillas, relajando la presión sobre la parte baja de la espalda.

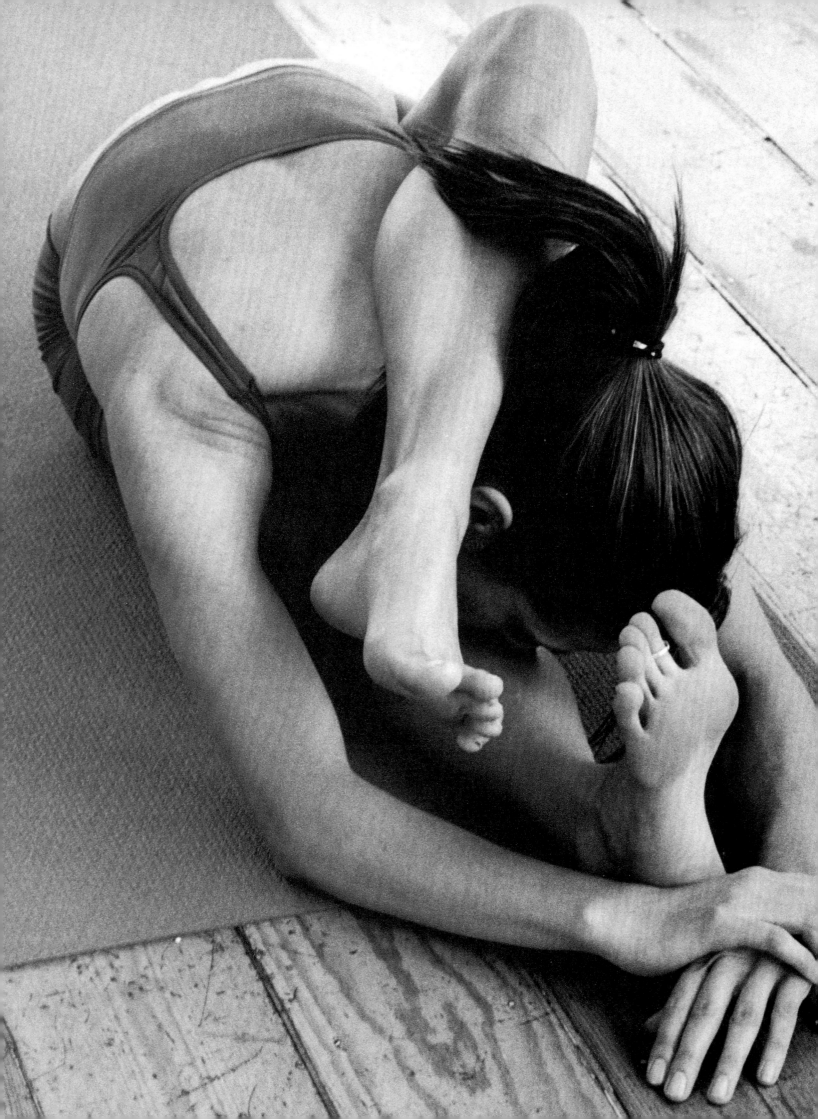

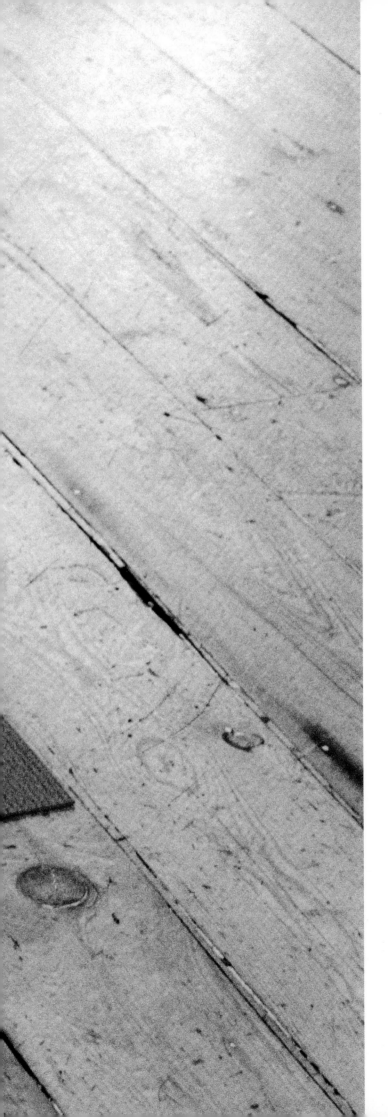

Secuencias moderadas

Las siguientes secuencias están diseñadas para aquellas ocasiones en las que no contamos con las horas suficientes para practicar la serie primaria. Aunque el tiempo sea limitado, no sienta la tentación de correr a través de las posturas. Realice al menos cinco respiraciones completas y profundas en cada asana y practique las posturas en ambos lados para trabajar el cuerpo de forma equilibrada.

Es más beneficioso practicar yoga poco y a menudo que hacer una sesión de dos horas una vez a la semana o más. La práctica regular es clave, aunque sólo pueda emplear 15 minutos. En lugar de estresarse por la práctica, haga lo que pueda y disfrute del tiempo prácticando las posturas.

Práctica de 15 minutos

Esta secuencia de 15 minutos se compone enteramente de posturas moderadas para aquellos que estén cansados o se estén recuperando de una lesión, o necesiten un camino suave hacia la serie primaria. Esta secuencia de posturas suaves tiene un efecto suavizante sobre el sistema nervioso, por lo que es ideal practicarlo después de un duro día de trabajo o incluso más tarde,

para inducir el sueño. Comience practicando Surya Namaskara A y Surya Namaskara B dos veces cada una, dando un paso en lugar de saltar a Chaturanga Dandasana. Realice un mínimo de cinco respiraciones en cada postura de pie o sentada y asegúrese de realizar ambos lados de la asana. Puede utilizar accesorios para facilitar las posturas.

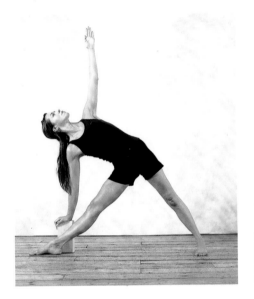

1 Utthita Trilkonasana Postura moderada de triángulo extendido, pág. 52

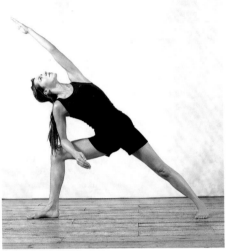

2 Utthita Parsvakonasana Postura moderada de ángulo lateral extendido, pág. 54

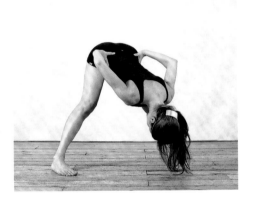

3 Prasarita Padottanasana B Postura moderada de estiramiento de piernas, pág. 57

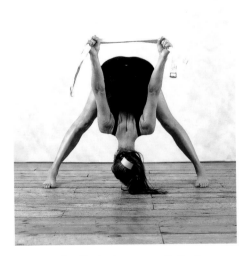

4 Prasarita Padottanasana C Postura moderada de estiramiento de piernas, pág. 58

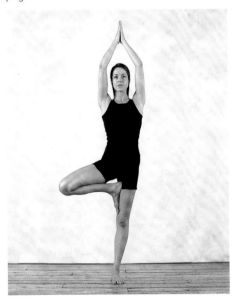

5 Ardha Baddha Padmottanasana Postura moderada de estiramiento intenso en medio loto/Postura del árbol, pág. 64

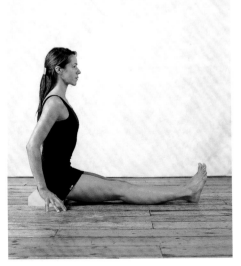

6 Dandasana Postura del palo moderada, pág. 72

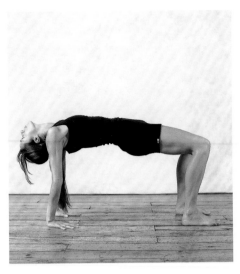

7 Purvottanasana Postura moderada del estiramiento del Este, pág. 76

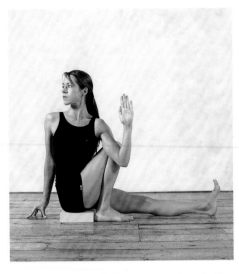

8 Marichyasana C Postura moderada C del sabio Marichi, pág. 84

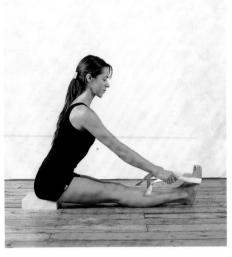

9 Paschimottanasana Postura moderada de estiramiento intenso del Oeste, pág. 72

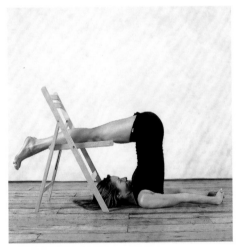

10 Halasana Postura moderada del arado, pág. 114

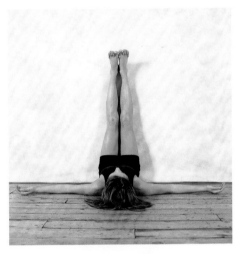

11 Salamba Sarvangasana Postura moderada sobre los hombros, pág. 113

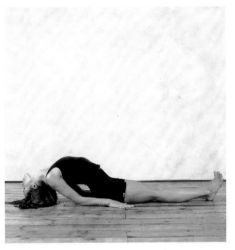

12 Matsyasana Moderada Postura moderada del pez con piernas estiradas, pág. 118

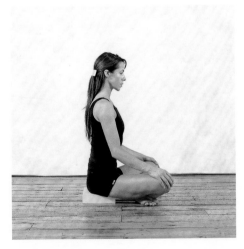

13 Sukhasana Postura feliz moderada, pág. 24

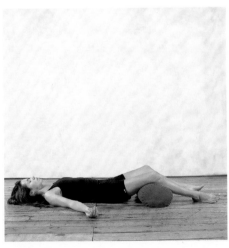

14 Savasana Postura del cadáver moderada, pág. 129

Práctica de 30 minutos

Esta sesión de yoga de 30 minutos incluye las posturas clave básicas y de esta forma ofrece una buena práctica intermedia para comenzar a desarrollar la fuerza, vitalidad y concentración necesarias para la serie completa. Es una secuencia energética, por lo que puede realizarla por la mañana ya que es una excelente forma de comenzar el día. Despertará el cuerpo y aclarará la mente de la somnolencia mientras impulsa el metabolismo. Por las mañanas el cuerpo no se siente tan flexible como a otras horas del día, pero un par de respiraciones más en cada asana le ayudarán a facilitar la postura sin tensión. Comience con Surya Namaskara A tres veces y Surya Namaskara B dos veces. Si no tiene tanto tiempo practique medio vinyasa en lugar de vinyasa completo entre cada asana.

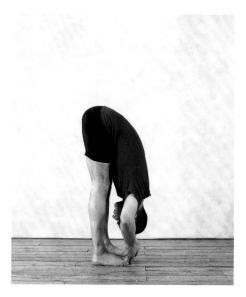

1 Padangusthasana Postura mano pulgar del pie, pág. 50

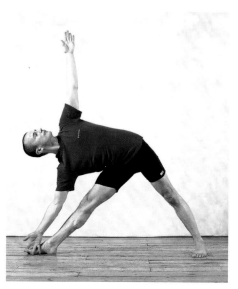

2 Utthita Trikonasana Postura del triángulo extendido, pág. 52

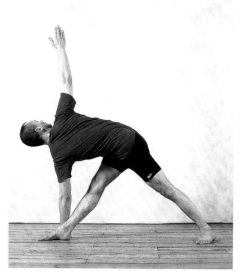

3 Parivrtta Trikonasana Postura del triángulo en torsión, pág. 53

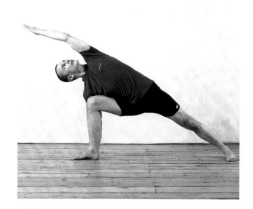

4 Utthita Parsvakonasana Postura del triángulo lateral extendido, pág. 54

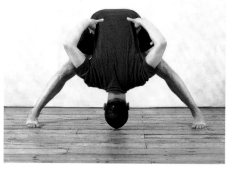

5 Prasarita Padottanasana B Postura de estiramiento de piernas extendido B, pág. 57

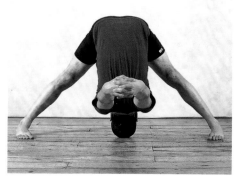

6 Prasarita Padottanasana C Postura de estiramiento de piernas extendido C, pág. 58

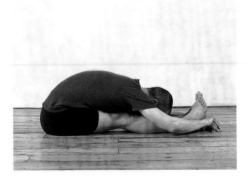

7 Paschimottanasana D Estiramiento intenso del Oeste, pág. 72

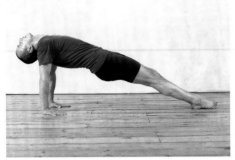

8 Purvottanasana Estiramiento del Este, pág. 76

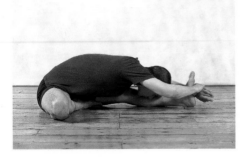

9 Janu Sirsasana A Postura rodilla cabeza A, pág. 79

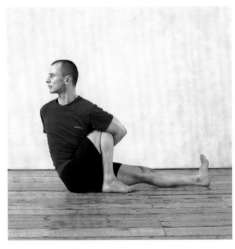

10 Marichyasana C Postura C del sabio Marichi, pág. 84

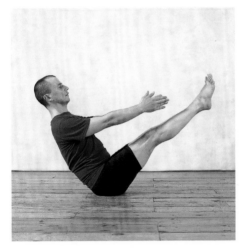

11 Navasana Postura del barco, pág. 86

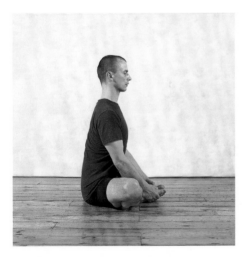

12 Baddha Konasana A Postura en ángulo trabada A, pág. 94

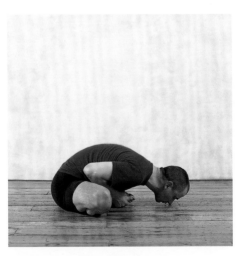

13 Baddha Konasana B Postura en ángulo trabada B, pág. 94

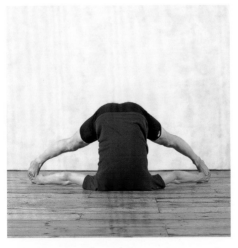

14 Supta Konasana A Postura del ángulo durmiente A, pág. 97

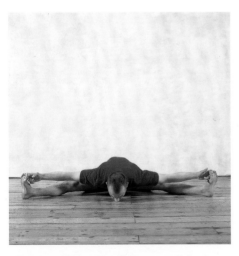

15 Supta Konasana B Postura del ángulo durmiente B, pág. 98

Práctica de 30 minutos (continuación)

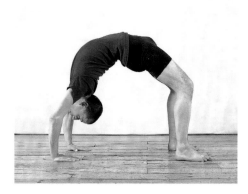

16 Urdhva Dhanurasana Postura del arco elevada, pág. 106

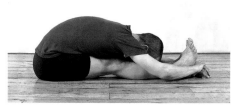

17 Paschimottanasana D Estiramiento del Oeste D, pág. 73

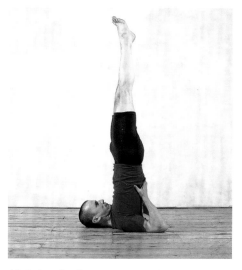

18 Salamba Sarvangasana Postura sobre los hombros con apoyo, pág. 112

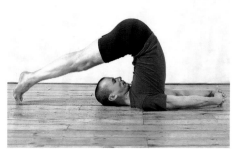

19 Halasana Postura del arado, pág. 114

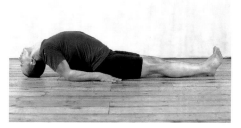

20 Matsyasana moderada Postura moderada del pez con piernas estiradas, pág. 118

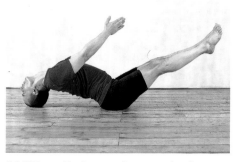

21 Uttana Padasana Postura de pies extendidos, pág. 119

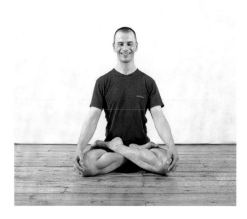

22 Padmasana Postura del loto, pág. 126

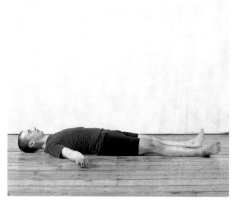

23 Savasana Postura del cadáver, pág. 128

Práctica de 45 minutos

Esta rutina de 45 minutos crea una práctica dinámica y es el paso definitivo desde la secuencia de 30 minutos. Antes de llegar a esta secuencia, asegúrese de que conoce todas las posturas de la anterior, ya que se incorporan las asanas claves y se desarrollan con la inclusión de algunas de las más difíciles.

La serie de asanas de cierre incluida al final calmará la mente y el cuerpo. Esta secuencia puede practicarse en cualquier momento del día, aunque se considera más beneficioso hacerlo a la salida o la puesta del sol.

Comience esta sesión de 45 minutos con Surya Namaskara A y B tres veces cada uno. Como en la serie anterior, sustituya los vinyasa completos por medios vinyasa si no tiene tiempo. Practique conscientemente y realice cinco respiraciones en cada lado de la postura.

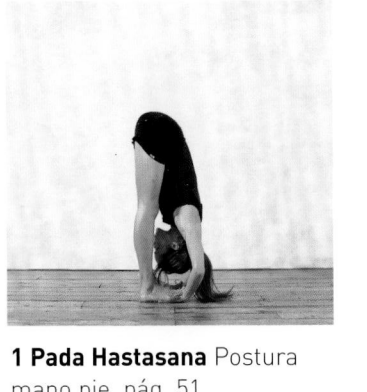

1 Pada Hastasana Postura mano pie, pág. 51

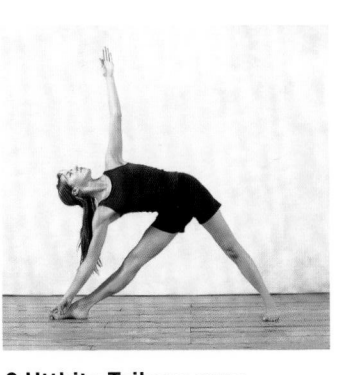

2 Utthita Trikonasana Postura del triángulo extendido, pág. 52

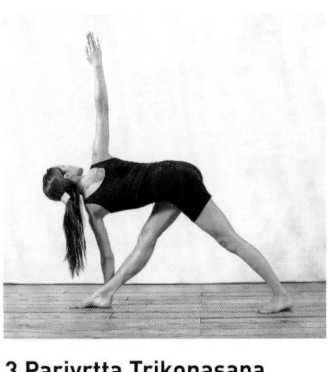

3 Parivrtta Trikonasana Postura del triángulo girado, pág. 53

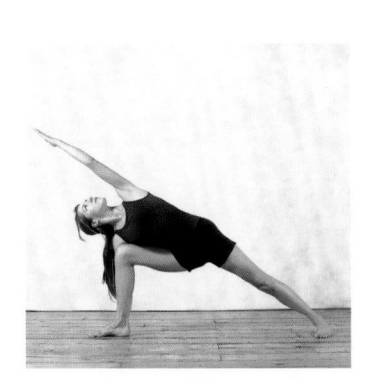

4 Utthita Parsvakonasana Postura del ángulo lateral extendido, pág. 54

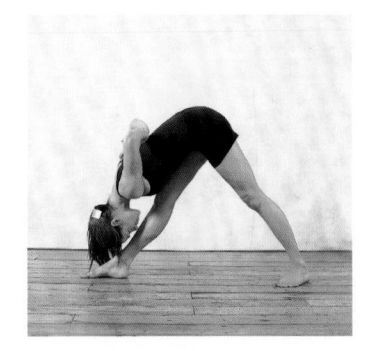

5 Parivrtta Parsvakonasana Postura del ángulo lateral girado, pág. 55

6 Prasarita Padottanasana C Estiramiento con piernas extendidas C, pág. 58

7 Prasarita Padottanasana D Estiramiento con piernas extendidas D, pág. 59

8 Parsvottanasana Estiramiento lateral intenso, pág. 60

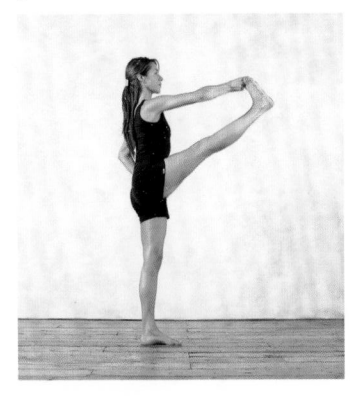

9 Utthita Hasta Padangusthasana Postura mano pulgar del pie extendida, pág. 61

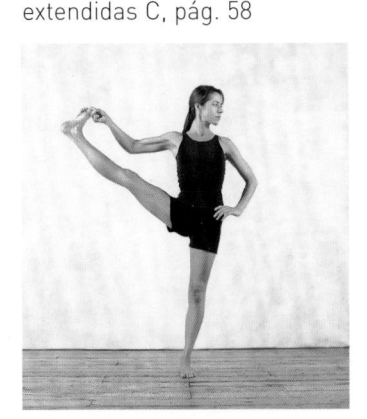

10 Utthita Parsvasahita Postura lateral extendida, pág. 63

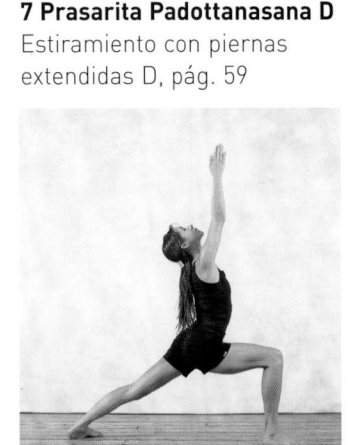

11 Virabhadrasana I Postura del guerrero I, pág. 66

12 Virabhadrasana II Postura del guerrero II, pág. 67

Práctica de 45 minutos (continuación)

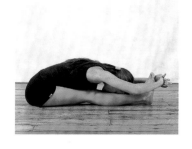

13 Paschimottanasana D Estiramiento del Oeste D, pág. 73

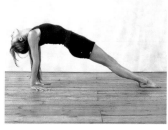

14 Purvottanasana Estiramiento del Este, pág. 76

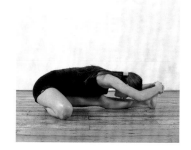

15 Janu Sirsasana B Postura cabeza rodilla B, pág. 80

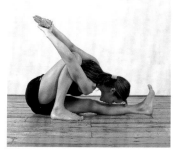

16 Marichyasana A Postura del sabio Marichi A, pág. 82

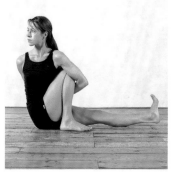

17 Marichyasana C Postura del sabio Marichi C, pág. 84

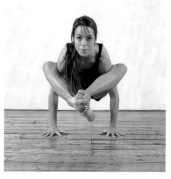

18 Bhujapidasana Postura de presión de brazos, pág. 87

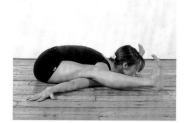

19 Kurmasana Postura de la tortuga, pág. 89

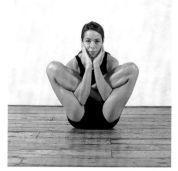

20 Garbha Pindasana A Postura del embrión en el útero A, pág. 92

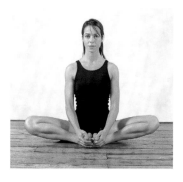

21 Baddha Konasana A Postura en ángulo trabada A, pág. 92

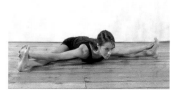

22 Upavista Konasana A Postura en ángulo sentada A, pág. 95

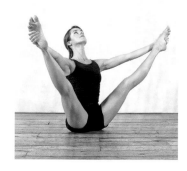

23 Upavista Konasana B Postura en ángulo sentada B, pág. 96

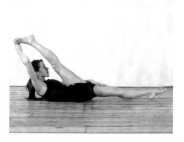

24 Supta Padangusthasana Postura durmiente del pulgar del pie, pág. 99

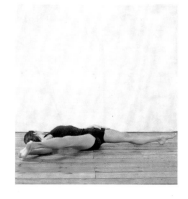

25 Supta Parsvasahita A Postura lateral durmiente A, pág. 100

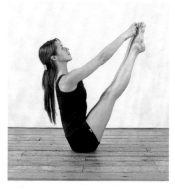

26 Ubhaya Padangusthasana B Postura de los pulgares del pie B, pág. 103

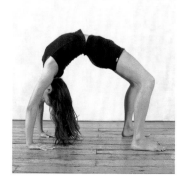

27 Urdhva Dhanurasana Postura del arco hacia arriba, pág. 106

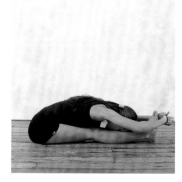

28 Paschimottanasana D Estiramiento del Oeste D, pág. 73

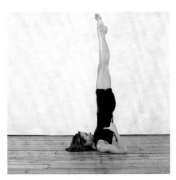

29 Salamba Sarvangasana Postura sobre los hombros, pág. 112

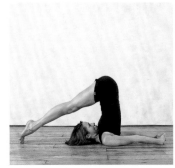

30 Halasana Postura del arado, pág. 114

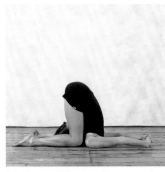

31 Karnapidasana Postura de presión sobre las orejas, pág. 115

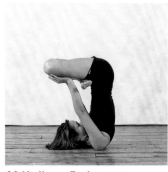

32 Urdhava Padmasana Postura del loto hacia arriba, pág. 116

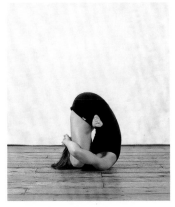

33 Pindasana Postura del embrión, pág. 117

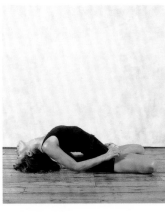

34 Matsyasana Postura del pez, pág. 118

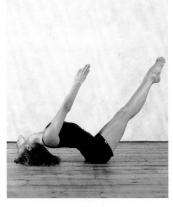

35 Uttana Padasana Postura de pies extendidos, pág. 119

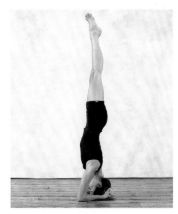

36 Sirsasana Postura sobre la cabeza, pág. 120

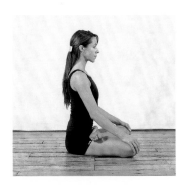

37 Padmasana Postura del loto, pág. 126

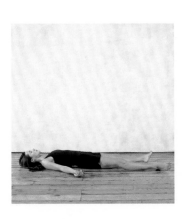

38 Savasana Postura del cadáver, pág. 128

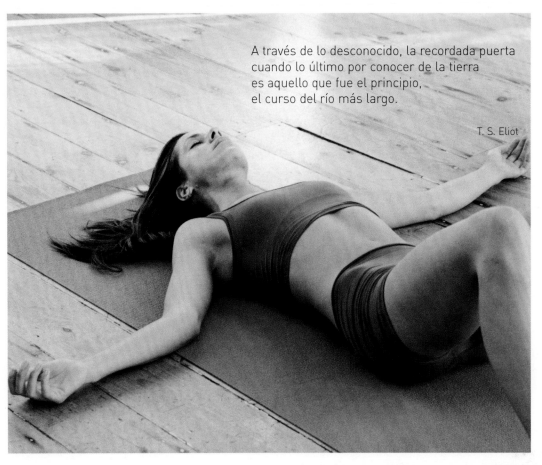

A través de lo desconocido, la recordada puerta
cuando lo último por conocer de la tierra
es aquello que fue el principio,
el curso del río más largo.

T. S. Eliot

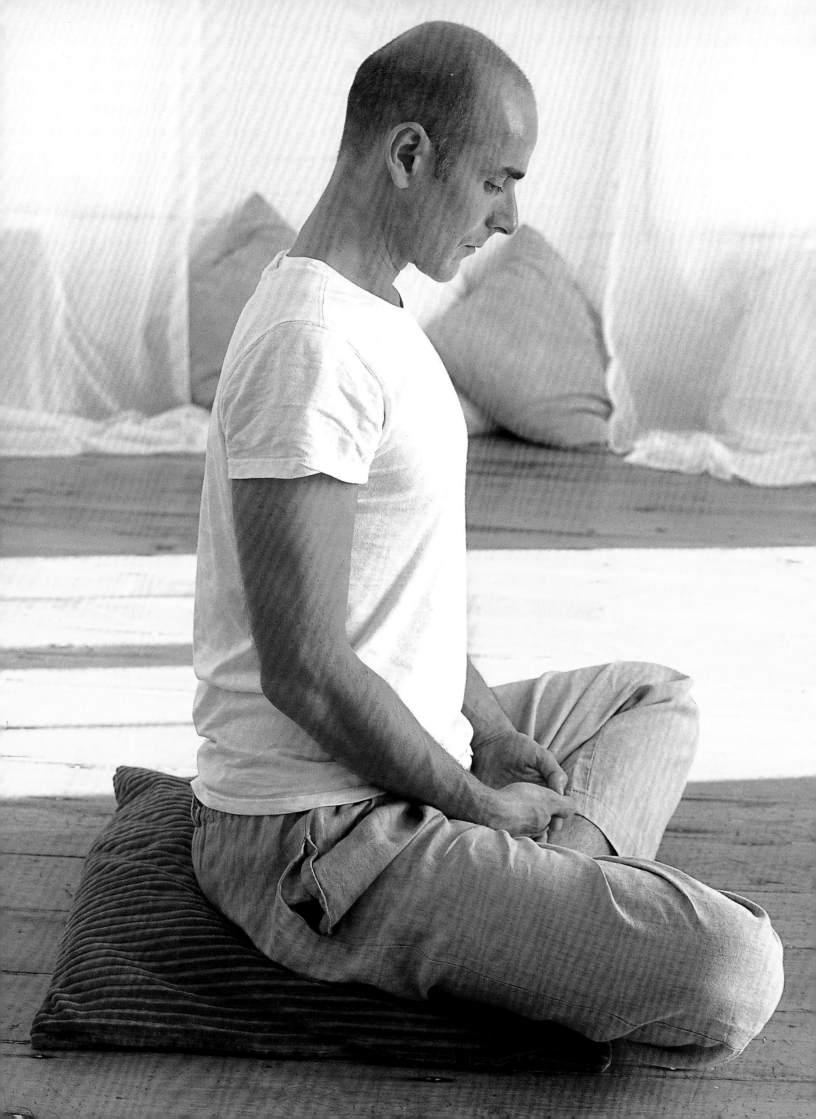

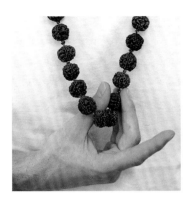 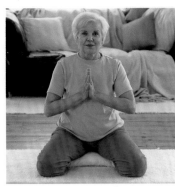 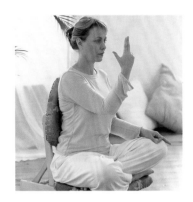 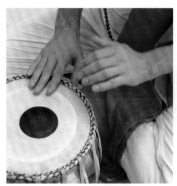

Meditación

La meditación es una forma de centrar la mente, acallando el interminable parloteo que mina nuestra energía y crea el estrés. En la tradición yóguica es el dhyana, el séptimo de los ocho miembros del rishi Patanjali, y es la práctica a través de la cual somos capaces de conectar con la conciencia universal. Hay muchos caminos hacia el estado meditativo: puede alcanzarse en la quietud o en el movimiento, con sonido o en silencio. Con la práctica regular puede llegar a formar parte de nuestra rutina diaria, tan esencial como el comer y el dormir.

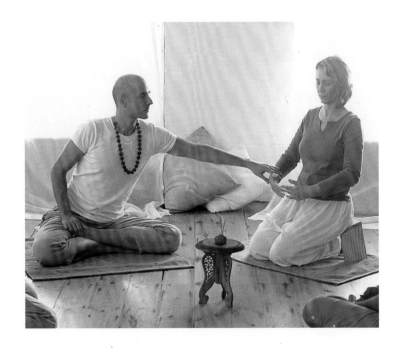

Encontrar el ser interior

Los seres humanos poseemos diferentes niveles: cuerpo físico, flujo de energía, respuestas instintivas, procesos de pensamiento y sabiduría. Cada uno de ellos es parte vital de nuestro funcionamiento general y todos necesitan estar equilibrados para asegurar la salud y el bienestar. Sin embargo, demasiado a menudo nuestro ajetreado modo de vida puede desequilibrar estos niveles, haciéndonos sentir hastiados en cuerpo, mente y espíritu. La práctica regular de la meditación nos ayuda a re-equilibrarnos de forma que todos los niveles puedan funcionar juntos y en armonía.

La meditación consta de tres aspectos: la práctica regular de las técnicas que nos permiten alcanzar el estado meditativo, la experiencia del estado de meditación, y la recreación de este estado en la vida diaria. Tres son las técnicas tradicionales aptas para todos los temperamentos y niveles de logro. Implican simbólicamente "subir a la soledad de la montaña" para poder "regresar al bullicio de la plaza del mercado" y vivir una vida diferente como resultado de nuestra experiencia.

Practicamos la meditación porque creemos (al igual que Robert Browning) que:

La verdad está en nosotros mismos…
Hay un centro en todos nosotros
donde la verdad reside en toda su plenitud…
y el saber consiste en abrir un camino
por donde el esplendor apasionado
puede escapar.

La meditación nos permite experimentar ese esplendor en nosotros mismos y vivir nuestras vidas en el brillo de nuestro propio resplandor.

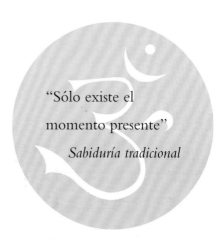

"Sólo existe el momento presente"
Sabiduría tradicional

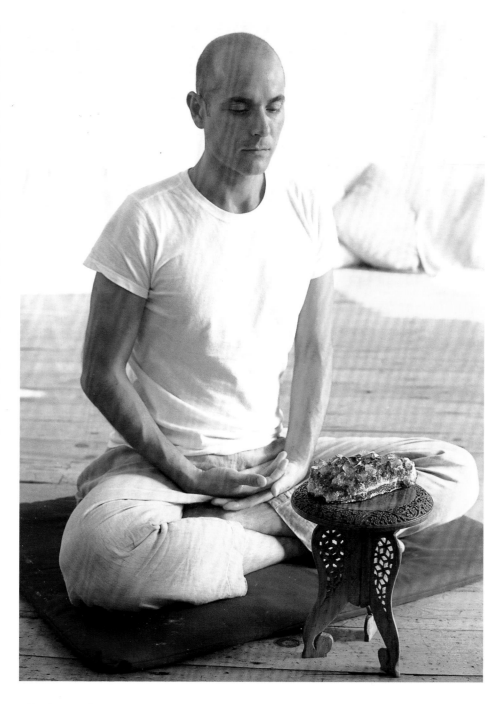

△ **La meditación se practica con la columna recta y el cuerpo inmóvil. La mente está tranquila pero alerta, vibrante y enfocada hacia el interior.**

eliminar obstrucciones interiores

El camino a nuestro centro puede estar obstruido por falta de conciencia, obsesión, el estrés de un estilo de vida desequilibrado o por actitudes y patrones de pensamiento negativos.

La mayoría de nosotros intentamos siempre abarcar demasiada actividad en nuestras vidas y carecemos de la quietud y el silencio necesarios para re-equilibrar el sistema nervioso. La meditación regular establece un ritmo sano de actividad y descanso tanto para el cuerpo como para la mente. Nuestras mentes están activas de forma constante, reflexionando sobre problemas actuales, planeando ansiosamente un futuro que no podemos controlar, arrepintiéndonos de

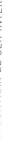

acciones pasadas o creando doctrinas personales y dogmas, opiniones y prejuicios. Estos "juegos" mentales nos atraen, como imanes, y nos alejan del momento presente. La meditación nos enseña a vivir el momento, y a crecer dentro de las experiencias del aquí y del ahora. Cuando nos sentimos tentados a regodearnos en las emociones negativas como la ira o el resentimiento, y a ver insultos y peligros donde no los hay, la meditación nos ayuda a remplazar esas reacciones defensivas que minan nuestra energía con respuestas abiertas y confiadas que nos permiten construir relaciones basadas en el amor.

reducir el estrés

Si practica las técnicas de meditación descritas en esta sección de forma regular y con entusiasmo, pronto comenzará a sentir sus beneficios, ya que tanto las causas como los efectos del estrés disminuyen.

El estrés es una parte normal de la vida y es necesario en cierta medida para motivarse y desarrollarse, pero la velocidad y la complejidad de la vida en la sociedad moderna occidental pueden sobrecargar nuestros sistemas y bloquear nuestra capacidad natural para gestionar el estrés. Los seres humanos son (hasta donde sabemos) los únicos animales con cerebro que piensan constantemente —pero el resultado puede ser que nos permitimos a nosotros mismos permanecer estancados en patrones negativos de pensamiento, malgastando nuestra valiosa energía y desequilibrando el sistema nervioso.

Como en cualquier otro animal, el sistema nervioso humano está "programado" para enfrentarse contra las amenazas a la supervivencia. El estrés es la reacción natural que nos permite responder al peligro, ya sea luchando o huyendo. Una vez que el episodio de amenaza ha terminado, el sistema nervioso se re-equilibra mientras volvemos pacíficamente a nuestras actividades normales. A diferencia de otros animales, sin embargo, los humanos estamos capacitados para permanecer en estado de alerta, porque seguimos sintiéndonos ansiosos acerca de hechos pasados y futuros, al igual que preferimos estar continuamente activos y estimulados en el presente.

Debido a que las hormonas del estrés nos hacen sentir excitados, es fácil llegar a ser adictos a las actividades y a los retos que las liberan. Esta es la razón por la que queremos ver programas emocionantes en la televisión y tomamos parte en actividades de prueba. Pero si nos mantenemos en un constante estado de excitación, negamos a nuestro sistema corporal la oportunidad de descansar y renovarse. El estrés se acumula hasta que el sistema llega a su límite —y el resultado es la enfermedad o un mal funcionamiento del cuerpo o la mente. Practicando las técnicas de meditación, podemos invertir esta acumulación de estrés aprendiendo a parar y a despejar la mente y las emociones de actitudes negativas en el momento en que nos percatemos de ellas.

EL ESTRÉS Y TU SALUD

La práctica de la meditación puede ayudar a reducir los efectos negativos del estrés prolongado, protegiéndole de síntomas como:

- tensión muscular y dolor en las articulaciones
- cefaleas tensionales y migrañas
- falta de concentración o pensamiento confuso
- problemas digestivos, que pueden incluir la diabetes
- patrones de sueño interrumpido
- dificultades respiratorias
- problemas cardiovasculares
- reacciones alérgicas
- fatiga física
- agotamiento nervioso
- debilidad del sistema inmunológico
- otros problemas auto-inmunes

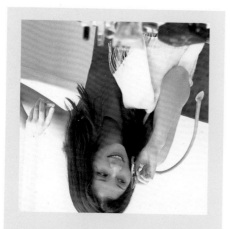

△ La meditación regular le aporta la energía y la claridad necesarias para cumplir con las múltiples exigencias de la vida diaria.

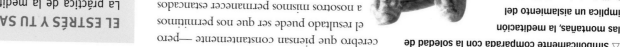

▽ Simbólicamente comparada con la soledad de las montañas, la meditación implica un aislamiento del bullicio de la actividad humana.

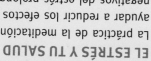

▷ Estas figuras de barro tradicionales en un círculo de amistad representan la unidad alimentada por el estilo de vida meditativo.

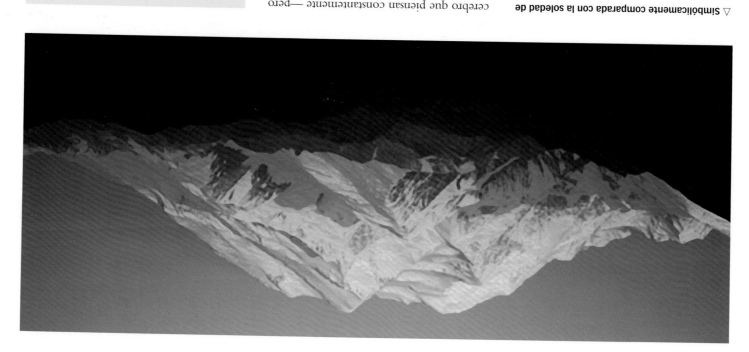

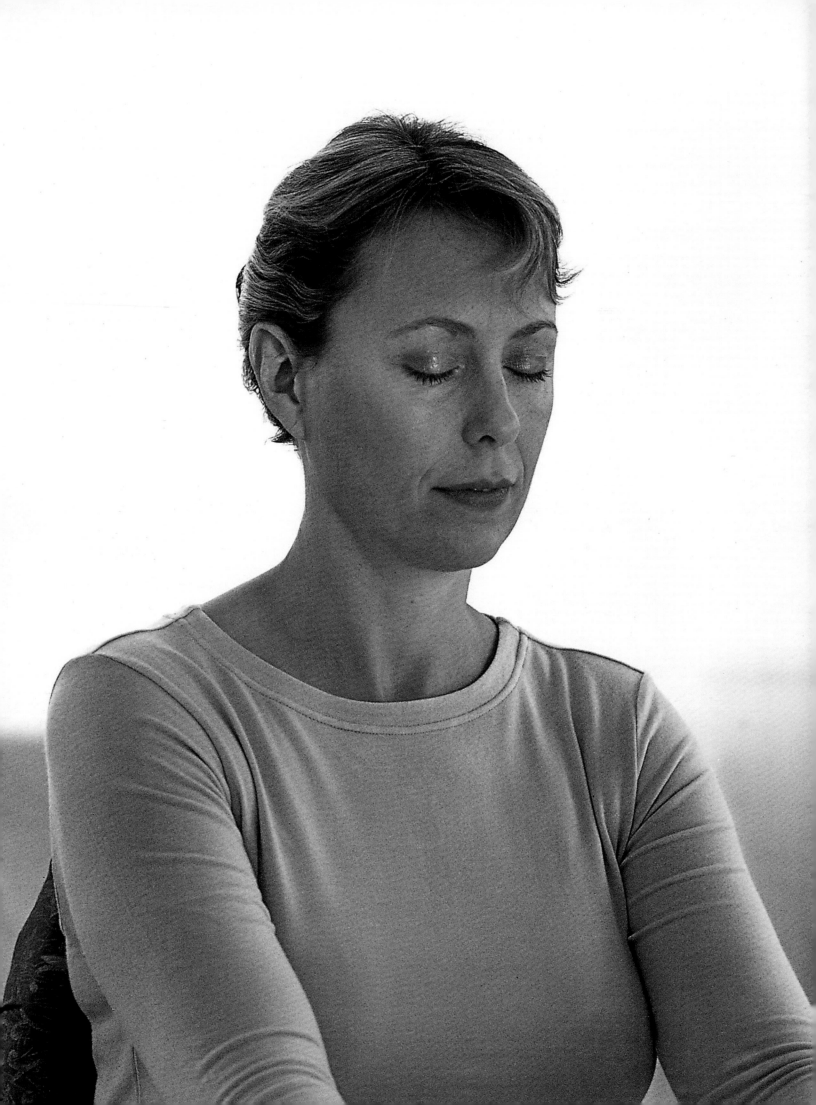

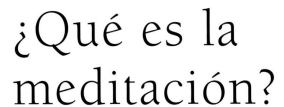

¿Qué es la meditación?

Durante una experiencia de meditación nos encontramos calmados, centrados, felices y cariñosos. Dejamos caer el peso que llevamos y entramos en un estado más amplio de conciencia, despertándonos a través de prácticas como las asanas de yoga y pranayama.

Una vez alcanzado este maravilloso estado, podemos aprender a transferir las actitudes y la conciencia que promueve a todas nuestras interacciones, sin importar lo que ocurre a nuestro alrededor. La práctica de la meditación aumenta la conciencia de uno mismo y cómo nos relacionamos con el resto de la creación, y nos permite vivir plenamente cada momento con satisfacción, serenidad y amor.

Es posible transformar completamente nuestra calidad de vida a través de la práctica regular de la meditación. Muchos de nosotros vivimos constantemente con el estrés generado por una sobrecarga de negatividad. La meditación puede liberarnos de ello, para encontrar la paz que nunca pensábamos alcanzar.

Por el camino de los Arcanos

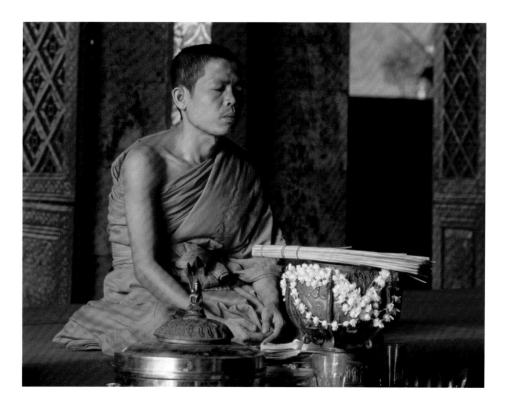

△ **En la tradición budista, la energía y visión interior alcanzadas con la meditación están dedicadas a la iluminación de todos los seres vivos.**

La práctica de la meditación puede ser tan antigua como la humanidad misma, y sus orígenes preceden a los escritos. Cuando miramos hacia las civilizaciones más antiguas que aún existen hoy en día, como los aborígenes de Australia o los nativos de América del Norte y del Sur, encontramos que la meditación, y las prácticas espirituales en general, han sido siempre dominio de aquellos pocos que escogían sufrir años de entrenamiento y pruebas antes de ser considerados aptos para obtener el acceso a la sabiduría oculta y ser los líderes espirituales de su gente.

En numerosas culturas, el dominio espiritual y las técnicas que llevan a él, se enseñaban secretamente a aquellos que estaban destinados a convertirse en líderes espirituales —bien por ser elegidos a una edad temprana (como el Dalai Lama del Budismo tibetano) o por nacer en una familia escogida para llevar a cabo este papel durante generaciones (como los Brahmines del Hinduismo). Sólo recientemente, con la explosión de las comunicaciones globales, esta sabiduría secreta está al alcance de aquellos que están preparados para aprender y practicar las técnicas.

técnicas de meditación y estilos de vida tradicionales

Al ser despojadas del simbolismo y el misterio que tradicionalmente le han concedido los ojos del que ora, las técnicas secretas de meditación de todas las culturas son significativamente similares. Todas estas técnicas ayudan a calmar el cuerpo y la mente y a sustraerse de los pensamientos pasados, del futuro y de la vida cotidiana para llevar la atención al interior. Esto hace que el sistema nervioso cambie al estado de "todo está en orden" de la serenidad y cambie la calidad de las ondas del cerebro de activas a reflexivas. En estas condiciones, es posible desarrollar perfectamente la experiencia del estado de meditación. En muchas tradiciones, las prácticas espirituales se aprenden mientras el meditador vive en una comunidad, como un ashram o

▷ **La doctrina de amor y fe que predicaba Jesús y otros líderes espirituales manaba de su experiencia del estado meditativo.**

monasterio que se encuentra apartado de la sociedad en su totalidad. La meditación regular solitaria siempre se equilibra con la actividad realizada como servicio a la comunidad. En el momento en que el meditador se considera capaz de mantener el estado de meditación en "la plaza del mercado" tan fácilmente como en "la cima de la montaña", se le envía a predicar y enseñar al resto de la comunidad. Una vez de vuelta al mundo, existe el peligro de que los maestros espirituales sean seducidos por la fama y la adulación de sus seguidores, convirtiéndose en "falsos gurús".

Sólo unos pocos son aceptados en la enseñanza. En el pasado, la mayoría de la gente estaba excluida —especialmente las mujeres (que eran propiedad del pueblo), los siervos, campesinos y labriegos (que eran virtualmente propiedad de los ricos y poderosos terratenientes), y los extranjeros. Aún así, algunos miembros de estos grupos excluidos se han convertido en grandes practicantes, a pesar de los obstáculos que encontraron. Hoy en día tenemos la suerte de que casi todo el mundo —sin importar nacionalidad, clase o género— tiene la oportunidad de practicar las técnicas de meditación de las antiguas tradiciones espirituales.

Budismo y Cristianismo

Buda era un príncipe Hindú, nacido en India alrededor del 560 a.C. Dejó su vida de lujo cuando vio los sufrimientos de la gente a las puertas de su palacio. Buda practicó la más severa austeridad en un vano intento de llegar a la "iluminación", pero a través de la

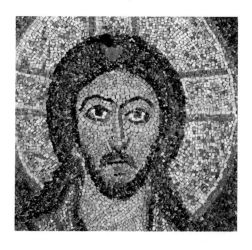

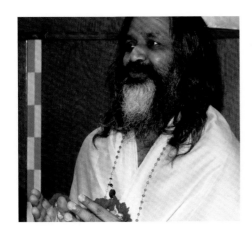

◁ **La Meditación Transcendental de Maharishi Mahesh Yogi se hizo popular en Occidente durante los años 60 gracias a celebridades como los Beatles.**

▽ **Esta miniatura del siglo XVIII muestra a un hombre santo sentado en Sidhasana, una de las principales posturas usadas en meditación.**

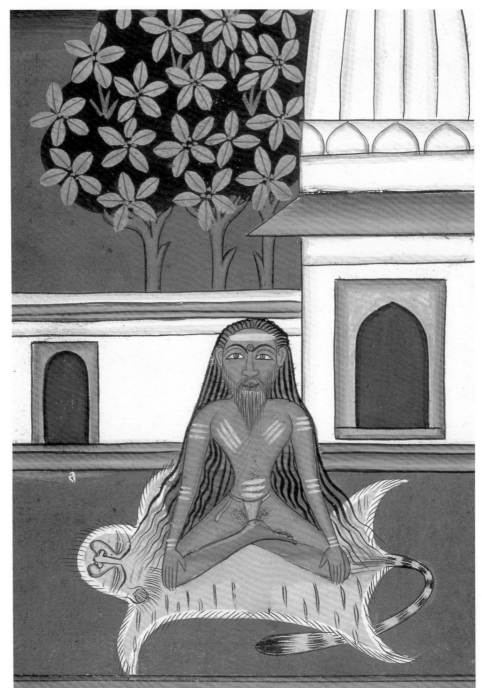

meditación llegó a darse cuenta de que el "camino medio" de la moderación es el mejor camino espiritual. Para liberar a la gente del peso de las restricciones y los rituales impuestos por los sacerdotes hindúes de su época, predicaba una nueva religión basada en el amor y el respeto por todos los seres.

Existen paralelismos entre las enseñanzas de Buda y las de Jesús, que también vio las vidas de sus compañeros judíos dominadas por las leyes impuestas por la jerarquía religiosa. Es probable que Jesús pasara períodos en estado meditativo mientras predicaba el amor y el perdón. Ambos, Buda y Jesús, restauraron las libertades básicas del hombre, pero después de sus muertes sus seguidores construyeron nuevas instituciones religiosas en sus nombres que, de nuevo, suprimían su libertad. Hoy en día muchos de nosotros somos de nuevo libres para escoger nuestro propio camino hacia el oculto esplendor interior, a pesar de las presiones de un mundo codicioso y profano. Deberíamos, así pues, aprovecharnos de esta oportunidad.

▽ **En América del Norte y otras tradiciones chamánicas, el ritmo de los tambores es una forma poderosa de conectar con el mundo espiritual.**

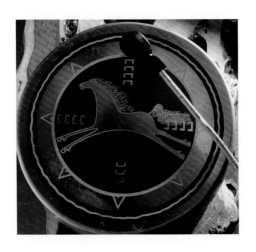

meditación e Hinduismo

El Hinduismo es un gran crisol de ideas basadas en las enseñanzas de las escrituras Védicas, que se piensa datan del 200 a.C. Hoy en día en Occidente, han surgido dos escuelas de meditación del Hinduismo.

La primera es aquella del sabio indio Patanjali. Su *raja yoga* —el "camino real" de la meditación— fue diseñado en un inicio por monjes hindúes. Enseña la postura de yoga, respiración y relajación como preparación para la meditación. Muchos sistemas de yoga y ejercicios se basan en estos aspectos de las enseñanzas de Patanjali. Otro camino popular es la llamada Meditación Transcendental, introducida en Occidente por el indio Maharishi Mahesh Yogi a comienzos de los años 60. Su sistema, que estaba diseñado para ajustarse estrechamente a la vida cotidiana, consistía en fomentar la relajación mental —que conduce al estado de meditación— mediante la práctica de sentarse dos veces al día y repetir en silencio un mantra personal, o también un sonido sagrado. Este mantra era elegido de forma especial para cada individuo.

Técnicas de meditación universales

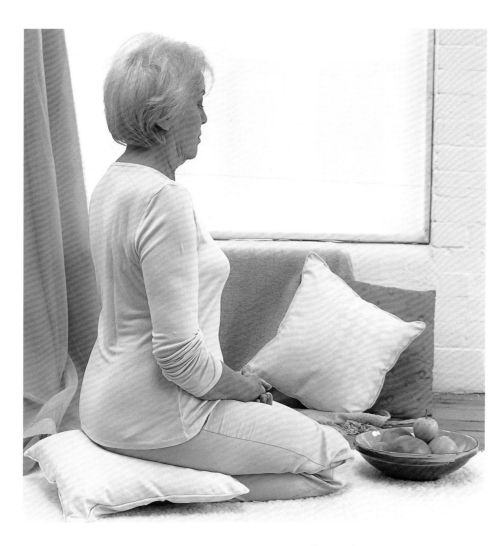

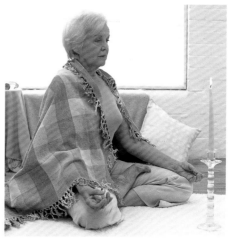

◁ Las posturas usadas tradicionalmente para la meditación permiten que el cuerpo esté inmóvil mientras se mantiene recta la columna.

▽ Póngase un chal o una manta alrededor de los hombros para estar agradablemente templado mientras se sienta inmóvil para meditar.

budistas, cristianos, hindúes y yoguis practican el canto y la repetición, ya sea en voz alta o en silencio. Un collar de cuentas —como el mala utilizado por los yoguis o el rosario de los cristianos— se utiliza para contar las repeticiones del mantra o la oración.

La mayoría de las técnicas clásicas de meditación son comunes a todas las grandes tradiciones espirituales, aunque sus formas pueden variar. Cualquiera que sea el método utilizado, la meditación seguirá un patrón similar.

Para que la práctica de la meditación dé su fruto en la vida cotidiana existen cuatro elementos esenciales: desviar la atención de las distracciones externas e internas; volver la mente hacia un punto de atención para entrar en un estado de conciencia expandida (el estado de meditación); recordar y reflexionar sobre las experiencias vividas durante el estado de meditación; aprender a aplicarlas en la vida diaria. La etapa final de maestría es vivir constantemente en estado meditativo, "iluminado y aún encarnado". Se dice que los efectos de la meditación son acumulativos y que "ningún esfuerzo es malgastado".

inmovilizar el cuerpo

Afianzarse en una postura que pueda mantenerse sin esfuerzo significa que el cuerpo puede dejar de ocupar nuestra atención. Los hindúes, budistas, budistas zen y yoguis normalmente se sientan sobre los talones o cruzan las piernas sobre el suelo. Los cristianos se arrodillan y muchos occidentales prefieren sentarse rectos en una silla firme. Las posturas clásicas de yoga están diseñadas para mantener el cuerpo recto e inmóvil durante largos períodos. Pueden cerrarse los ojos para evitar distracciones o mirar fijamente un objeto específico.

respiración y canto

Ralentizar y profundizar la respiración induce a la relajación del sistema nervioso. El canto en voz alta es una forma tradicional de alargar cada respiración y la repetición de un mantra o una oración tiene una acción calmante. Los

concentración en un objeto

Cuando se centra la atención, el parloteo incesante de la mente se acalla de forma natural, y nos olvidamos de las distracciones externas o internas. El sonido es un enfoque universal, y puede tomar la forma de música, de la nota de una campana tibetana, de un mantra o *nada* (el sonido místico de nuestra vibración interior).

La mirada —normalmente sobre una flor o una vela encendida— es otra práctica universal. Los cristianos pueden escoger concentrarse en una imagen de Cristo o de un santo, los hindúes y budistas en una imagen de un ser divino o la encarnación de Dios. Si prefiere una imagen impersonal, puede escoger el símbolo sánscrito de OM, el *sri mantra* o un *mandala* (ambos son representaciones pictóricas de las energías universales). El enfoque puede ser algo que se toque o se sienta, como las cuentas del

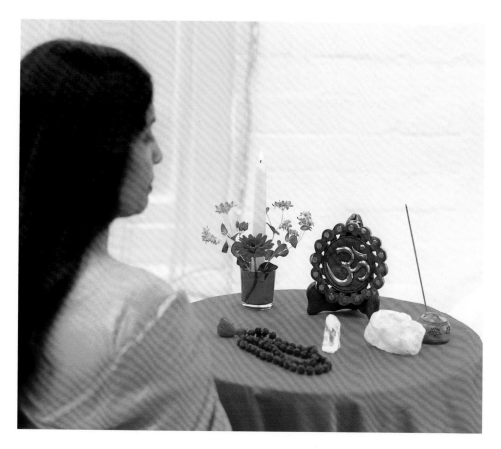

◁ **Puede sentarse a meditar frente a una mesa baja con objetos naturales o simbólicos sobre los que concentrar la mirada.**

▽ **Una de las técnicas más básicas de concentración es mirar un objeto: concentrarse en una flor le ayudará a sentirse unido a la creación.**

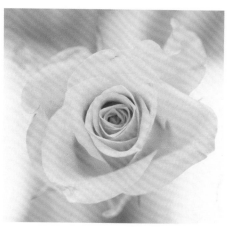

mala o la respiración en el interior del cuerpo. Incluso los sentidos del olfato y el gusto sirven como puntos focales para la meditación.

observación y aceptación

"Ser testigo imparcial" consiste en relajar la observación y la aceptación de lo que es, sin ninguna reacción de gusto, disgusto, crítica o juicio. Después de observar el contenido de la mente de esta forma podemos escribirlos sinceramente en un diario. Una vez que hayamos dejado de reaccionar instintivamente podemos comenzar a responder desde el corazón y abrirnos a la vida tal y como es. Este es el objetivo de las psicoterapias, tanto occidentales como orientales.

visualización mental

La visualización es una recreación intencionada de una imagen mental o serie de imágenes, que pueden ser objetos, sentimientos o símbolos, como enfoque para la práctica meditativa. Las visualizaciones informales se utilizan a menudo por los psicoterapeutas occidentales y pueden, por ejemplo, implicar la experiencia de un paseo junto al mar o en el campo utilizando los cinco sentidos. La habilidad en la visualización mejora la capacidad para crear y mantener actitudes, pensamientos y emociones sanas y felices, remplazando los anteriores sentimientos negativos.

sanación a través del amor

"Colocar la mente en el corazón" es un paso esencial, ya que el amor es un atributo del corazón y no de la mente. El amor debería servir a nuestras más altas aspiraciones. Cuando los sentimientos amorosos y los pensamientos se irradian desde el corazón como la luz desde un faro, tanto el que medita como aquellos sobre los que se medita reciben la sanación.

vivir en armonía

Cuando vivimos conscientemente desde lo más alto que podemos ver en la meditación, estamos viviendo desde el corazón. Nos sentimos fuertes, relajados, centrados, abiertos, creativos y alegres.

Gente de todas las edades y tradiciones ha conseguido esta meta. La tradición hindú ha percibido siempre la divinidad en cada uno —de ahí el saludo indio "Namasté", que significa "lo divino que hay en mí saluda a lo divino que hay en ti". Tanto los budistas como los yoguis practican la meditación de la vida en armonía, en la que el amor irradia desde el corazón hacia todos los seres, incluidos aquellos que causan dolor y desastre. Jesús dijo:"Amarás a Dios sobre todas las cosas, y al prójimo como a ti mismo". San Francisco de Asís incluía toda la naturaleza

▷ **El Buda representado en la contemplación del loto es un símbolo de la iluminación, con la mano derecha levantada en señal de reafirmación.**

en su amor, y el monje del siglo XIV que escribió *La nube de lo desconocido* declaró que "Dios nunca podrá conocerse por el pensamiento —sólo por el amor puede conocérsele". Esta sabiduría está al alcance de todos nosotros: podemos encontrarla por nosotros mismos a través de la práctica de la meditación.

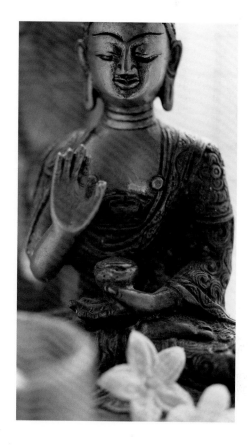

El sistema de Patanjali

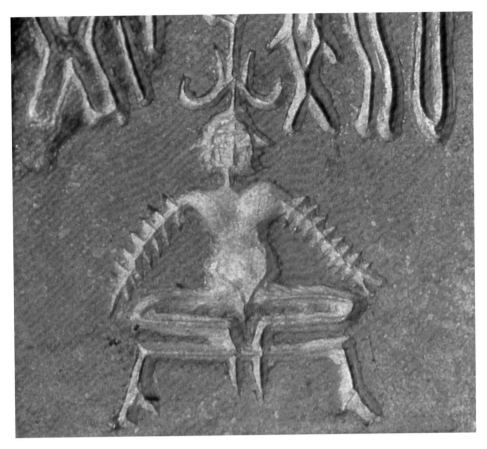

Los Yoga Sutras del antiguo rishi Patanjali son una secuencia de aforismos sobre la meditación yoga (raja yoga). Conforman la base de la mayor parte del yoga que se enseña hoy en día y de las técnicas de meditación que aquí se presentan. Los profesores de yoga occidentales estudian el texto como parte de su formación, incluso cuando el yoga que imparten es predominantemente yoga físico. El núcleo del texto hatha yoga (*Hatha Yoga Pradipika*) coincide con Patanjali en que "el hatha yoga debe practicarse con el único propósito de alcanzar el raja yoga" —en otras palabras, como preparación a la meditación. Todos los beneficios del yoga para la salud y el alivio del estrés son incidentales a su principal propósito, que es "calmar la mente en el silencio" para alcanzar el estado meditativo.

¿quién era Patanjali?

El yoga no se originó con Patanjali e incluso es posible que no fuese una sola persona. Todo lo que se sabe es que fusionó varias tradiciones yóguicas que existían en su época, alrededor del año 100 a.C. y el

△ **Este sello de piedra que muestra un yogui sentado pertenece a la civilización Harappa del Valle del Indo, que adoraban una deidad asociada con la meditación en el tercer milenio a.C.**

100 d.C., en un sistema filosófico coherente. Algunos estudiosos consideran que la sección sobre los "ocho miembros" del yoga (que incluye el elemento del hatha yoga) fue añadida con posterioridad, ya que los Sutras forman un tratado sobre meditación más coherente sin ellos. Cualquiera que sea su origen, los Yoga Sutras son una obra maestra de conciencia y precisión. Se transmitieron oralmente a través de generaciones antes de escribirse en sánscrito y más tarde traducirse para los lectores occidentales.

▷ **La filosofía del yoga impregna todos los textos sagrados indios, comenzando con los Vedas, una de las escrituras antiguas más conocidas mundialmente.**

Patanjali definió ocho aspectos interrelacionados del yoga, de los cuales, los cinco primeros son "externos" o prácticas activas. Son la preparación para los tres miembros "internos" que constituyen el estado meditativo de *samyama*.

Yamas: limitaciones sociales que reflejan una actitud de respeto, consideración y amor por el prójimo, tal y como enseñan las grandes religiones.

Niyamas: prácticas purificadoras internas que refuerzan la actitud de respeto por uno mismo como encarnación de la conciencia.

Asanas: la perfección de las posturas sentadas para la meditación, convirtiéndose en insensible a los opuestos (como el frío y el calor) que perturban la práctica meditativa.

Pranayama: regulación de la respiración para equilibrar y aumentar las energías vitales utilizadas para sumergirnos en la meditación.

Pratyahara: aislamiento sensorial del mundo exterior (relajación) para volverse al mundo interior (testimonio y visualización).

Dharana: técnicas de concentración para abrir la mente enfocada hacia un punto y acallar el parloteo mental.

Dhyana: estado de meditación al que se llega manteniendo un enfoque relajado, utilizando la mente para ir más allá de la mente.

Samadhi: estado de expansión de la conciencia que se encuentra más allá de la mente pensante.

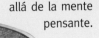

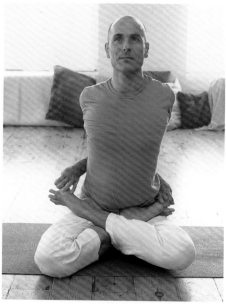

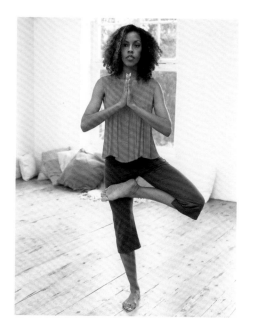

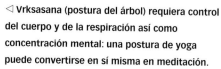

◁ **Vrksasana (postura del árbol) requiera control del cuerpo y de la respiración así como concentración mental: una postura de yoga puede convertirse en sí misma en meditación.**

meditación perfectamente concentrada sobre un objeto, de forma que el que medita se convierte en uno con el objeto y se transforma la percepción.

Por último, Patanjali describe el maravilloso estado de verdad despejada que es el pináculo de la percepción humana: "Ahora se comprende el proceso por el cual la evolución se desarrolla a través del tiempo".

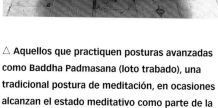

△ **Aquellos que practiquen posturas avanzadas como Baddha Padmasana (loto trabado), una tradicional postura de meditación, en ocasiones alcanzan el estado meditativo como parte de la consecución de la postura.**

las enseñanzas de los Yoga Sutras de Patanjali

Patanjali sigue la antigua filosofía india llamada *samkhya* (dualismo). Ésta ve *prakriti* (la naturaleza) y *purusa* (la conciencia) siempre separadas y distintas, y nuestra existencia percibida como seres humanos encarnados como resultado de la relación —o "enredo"— de la conciencia con la naturaleza.

De acuerdo a este sistema de creencia, la mente humana es parte del colorido, activo y siempre cambiante espejismo que es la naturaleza. Patanjali describe la mente humana en detalle, junto con los obstáculos

y sufrimientos a los que nos enfrentamos. Delinea las ilusiones que nos obstaculizan cuando mantenemos la conciencia enredada, algo invariable dentro de nuestra natural e incesante actividad mental: nuestras esperanzas y miedos del futuro, y nuestras memorias del pasado.

Patanjali despliega un amplio abanico de prácticas de meditación, compartidas por varias tradiciones, para enseñar a la mente a relajarse en un punto enfocado de quietud de forma que la conciencia (el ser eterno o espíritu) se refleje como "un cristal limpio". "Yoga es calmar la mente en el silencio... [de forma que] permanezca la conciencia desatada, establecida para siempre en su propia y absoluta naturaleza. Esto es la iluminación" —y el objetivo de la meditación.

Existe una sección detallada sobre los ocho miembros antes de los Sutras que describe en profundidad los extraordinarios poderes de una mente entrenada en el *samyama*, o

LAS MEDITACIONES DE PATANJALI

Las prácticas meditativas recomendadas por Patanjali, incluyen las siguientes:

- **"rendirse ante el supremo Señor,** Maestro de los más antiguos maestros y que es expresado a través de la sílaba sagrada OM" (Cap. 1, versos 23-39)
- **"llevar la mente repetidamente a un punto de concentración"**
- **"cultivar las cualidades del corazón:** amistad hacia la alegría, compasión hacia el sufrimiento, felicidad hacia la pureza e imparcialidad hacia la impureza"
- **"practicar ejercicios de respiración"**
- **"experimentar el estado luminoso** que está más allá del sufrimiento"
- **"concentrarse en otra mente** (como la de un santo o un gurú) que esté libre de las pasiones"
- **"el testimonio de los sueños"** (aprender cómo los sueños pueden alcanzar niveles del subconsciente)
- **"cualquier tipo de meditación sobre cualquier cosa apropiada"** (Patanjali reconoce que su método no es el único)

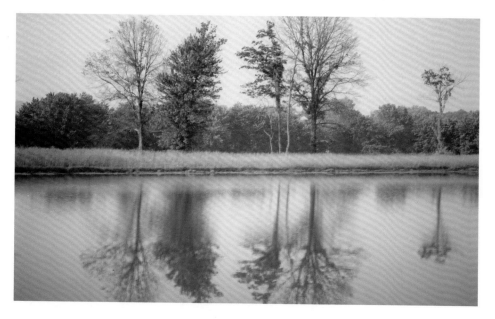

◁ **La cualidad de la quietud es esencial en el sistema de creencia de Patanjali.**

Deshacerse de las capas

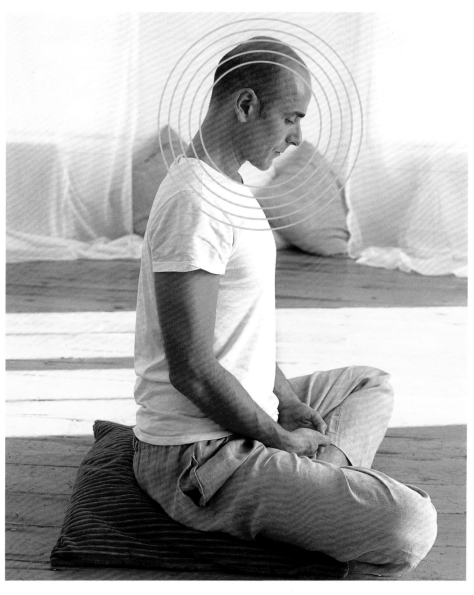

◁ El concepto de los cinco koshas nos ofrece un mapa mental para ayudarnos en nuestro viaje espiritual hacia el interior durante la meditación.

LA LÍNEA DE MANDO A TRAVÉS DE LOS KOSHAS

A través de la meditación podemos influir sobre los niveles anteriores como en los siguientes, que son el centro de nuestra meditación.

- Al nivel del alma (llamado *ananda maya kosha* o vaina de la felicidad) damos forma a nuestro propósito en la vida y lo expresamos a través de nuestras actitudes

- que influyen en nuestras elecciones conscientes (en *vijnana maya kosha*, o vaina del conocimiento intelectual)

- que influyen en nuestra programación inconsciente (en *mano maya kosha*, o vaina de la actividad mental)

- que dirige nuestro flujo de energía vital (en *prana maya kosha*, o vaina de fuerza vital)

- que mueve nuestros cuerpos físicos (*anna maya kosha*o vaina material) para realizar nuestras acciones y comportamiento, como el pensamiento y la comunicación.

Según la antigua filosofía Hindú del Vedanta, el ser humano consiste en cinco cuerpos, cada uno de ellos contenido dentro del siguiente, que esconden el espíritu inmortal como una serie de velos de distinta densidad. Estos cuerpos se conocen como *koshas* (vainas).

Nuestro progreso directo hacia la auto-realización, a través de la meditación, puede considerarse como un viaje interior a través de cada una de estas cinco capas, desde la más externa - el cuerpo físico- hasta la más interna, el "cuerpo del alma", de conciencia invariable donde todas las almas viven en contacto.

los cinco koshas

Cuanto más lejos del cuerpo físico están, más finos son los velos. El más denso de los koshas es sthula-sarira, o cuerpo físico, que puede pesarse y medirse con instrumentos científicos.

Los tres siguientes koshas constituyen suksma-sarira, el cuerpo sutil. El primero es el cuerpo energético, perceptible por los clarividentes y detectado mediante la fotografía Kirlian (una técnica que utiliza el alto voltaje, de energía de carga baja para representar el cuerpo

◁ Los koshas pueden visualizarse como las capas de una cebolla, formando una serie de vainas alrededor del centro.

energético en su forma visual). Este es el nivel en el que somos conscientes de que alguien entra en nuestro "espacio" antes de verlo. Contiene una red de canales de energía que se unen en los chakras, o centros de energía, que corresponden a la concentración de nervios, o plexos, del cerebro y la columna vertebral. Todos los procesos fisiológicos interaccionan a través de estos canales.

Después se encuentra el cuerpo "inferior" o mental instintivo. Contiene el "ordenador mental" que nos programa para reaccionar a los estímulos según nuestro temperamento y condicionamiento previo. El sistema nervioso

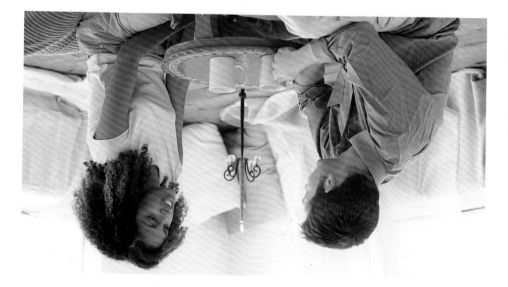

◁ Aprender a comprender nuestra verdadera naturaleza y a despojarnos de los sentimientos negativos del miedo a través de la meditación nos hace estar en paz con nosotros mismos y a facilitar la confianza y las relaciones abiertas con los demás.

opera este ordenador, la mayor parte a niveles instintivos y tribales por debajo de nuestra conciencia.

El siguiente nivel es el velo del intelecto, que está implicado en el pensamiento, la discriminación y la elección. Puede escoger entre anular la programación mental y responder conscientemente en lugar de reaccionar por instinto.

El velo más fino de todos, a menudo llamado cuerpo del alma, está ligado a la dimensión espiritual y sobrevive a la muerte. Si podemos alcanzar este nivel con la meditación, también podemos cambiar completamente nuestra actitud ante la vida y la forma en que vivimos. Esta es la evolución consciente, que abre las zonas dormidas del cerebro.

Instinto, interacción y razonamiento

A menudo parece que dentro de nosotros coexisten distintas fuerzas, tirando firmemente en direcciones opuestas. Esto se debe a que tenemos tres cerebros distintos que gobiernan nuestro comportamiento, sentimientos y pensamientos. Nuestro antiguo cerebro reptiliano es pequeño, pero potente. Situado en la parte superior de la espina dorsal, controla los instintos e impulsos primitivos asegurando la supervivencia física en los cuerpos animales. Dirige las necesidades básicas que aseguran la

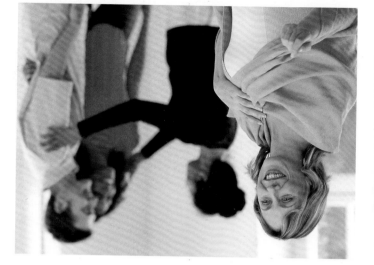

△ Alcanzar el estado de satisfacción interior significa que puedes estar feliz y relajado tanto si estás solo como si formas parte de un grupo.

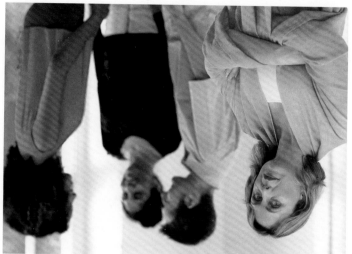

△ El miedo al aislamiento y a la exclusión del grupo puede ser resultado de un sentimiento de infelicidad con uno mismo a nivel básico.

supervivencia de la especie – alimento, seguridad, refugio, sueño y procreación. El cerebro manifiero, por encima del reptiliano en la parte posterior del cráneo, se desarrolló más tarde y procesó los instintos gregarios, tribales y sociales. El resto del cráneo contiene el más reciente desarrollo, el neocórtex. Este cerebro únicamente humano nos permite pensar, razonar y evolucionar espiritualmente.

El neocórtex es tan nuevo que utilizamos menos del diez por ciento de él, y no puede anular a nuestros cerebros más antiguos. No importa lo altruista de nuestras intenciones, nos sentimos asustados o furiosos, y muchos pueden centrarse en un comportamiento egocéntrico, cuando consideramos que nuestras necesidades básicas no son satisfechas. En realidad, necesitamos bien poco para sobrevivir, pero la sociedad moderna depende de la inflamación de nuestro miedo instintivo y codicia adictiva, de forma que sigamos comprando productos que mantienen la rueda en movimiento, insostenible, insoportable a largo plazo.

Confiar más, necesitar menos

Las prácticas meditativas nos ayudan a equilibrar nuestras naturalezas primitivas y evolucionadas. La tradición Vedanta reivindica que la creación surge del deseo de la realidad absoluta de experimentarse a sí misma como vida (naturaleza) y luz (conciencia o espíritu) en mutua relación (amor). Esta relación se representa continuamente en nosotros, y es vista como el propósito de la existencia humana. Los atributos de la vida, la luz y el amor (sat-chit-ananda) son inmortales y, por lo tanto, son parte de la única totalidad indivisible. Confiar en el proceso divino de vida-luz-amor crea alegría antes que miedo, y hace que la acumulación de objetos parezca menos importante que la expresión de nuestra verdadera naturaleza. Es como estar protegido de la negatividad por un escudo que destella buena voluntad hacia todo, a la vez que esconde una gloria que aún no podemos comprender.

Liberar las energías vitales

"Tan desequilibrado es aferrarse a los asuntos materiales como ser demasiado celestial en cualquier asunto terrenal"
Sabiduría tradicional

En las tradiciones orientales (y también en muchos sistemas terapéuticos modernos) se supone que nuestras energías vitales - o "fuerza vital" - fluye a través de canales de energía (nadis) del cuerpo sutil. Las técnicas que operan a este nivel tienen como objetivo la sanación, equilibrio y aumento de las energías. Las asanas de yoga pueden hacer que las energías fluyan cuando están ralentizadas o bloqueadas, mientras que la práctica del pranayama, también llamada respiración consciente, limpia y equilibra los canales de energía.

chakras y granthis

El mayor canal de energía del cuerpo sutil, el susumna nadi, sigue la espina dorsal y une los siete chakras, que pueden considerarse vórtices de energía. El pranayama se practica para influir la energía de los chakras y debilitar los tres *granthis* (nudos psíquicos) que nos atan a las actitudes negativas y nos impiden experimentar la plenitud de vida-luz-amor. Aunque los granthis se consideran obstáculos en el camino de la conciencia espiritual, también actúan como válvulas de seguridad, protegiéndonos de las oleadas de energía y entusiasmo desubicadas frente a esos cambios para los que no estamos del todo preparados. Necesitamos practicar métodos probados (por ejemplo, la meditación) para abrirlos lentamente y de forma natural, en lugar de forzarlos con drogas o estimulantes.

Las energías de todos y cada uno de los koshas se expresan en cada chakra. Podemos

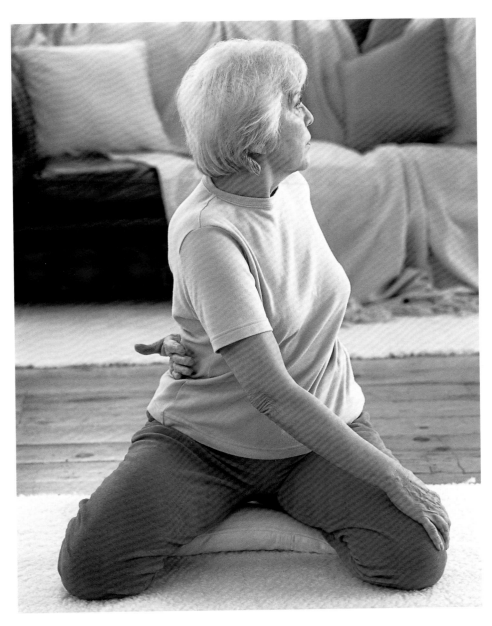

△ **Las posturas de yoga utilizan movimientos y estiramientos para tonificar el cuerpo físico y estimular los chakras y los canales de energía.**

▷ **Los chakras a menudo se visualizan en forma de flores de loto; la meditación hace que florezcan y perfumen nuestra vida con actitudes positivas.**

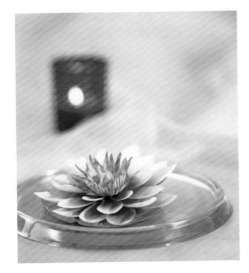

comportarnos espiritualmente de forma práctica desde el chakra base, o servir de forma eficiente a la divinidad desde el chakra corona. Sea como sea el modo en que nos comportemos, sintamos o pensemos, no podemos evitar unir vida y luz en la relación

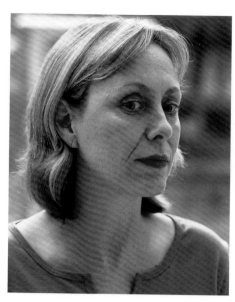

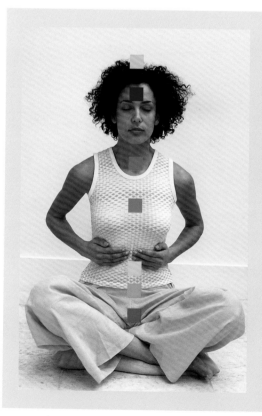

◁ Los granthis se visualizan en forma de tres nudos que nos atan a actitudes negativas y preocupaciones materiales, manteniendo nuestra mente y espíritu cerrados. Los granthis restringen el libre flujo de energía que nos lleva al verdadero entendimiento y aceptación.

de amor - aunque lo que percibamos sea únicamente conflicto y miedo. La conciencia es la clave para toda práctica meditativa por lo que primero debemos "encender la luz" en el chakra de la frente (mente) antes de hacer nada, a través de técnicas de respiración que nos "iluminan" rápidamente.

Chakras vitales y granthi vital

Los chakras vitales se corresponden con las posiciones de los plexos unidos a la columna por detrás del abdomen. Sus energías están relacionadas con la supervivencia en el cuerpo físico humano (el chakra base, conectado a las piernas y los pies), nuestro rol en la sociedad (el chakra del sacro) y nuestro sentido de la autoestima como personalidad humana (chakra del ombligo). El granthi vital que nos ata es nuestro apego al bienestar material, comodidades físicas y lujos y a la acumulación de objetos. Patanjali predica la autodisciplina para regular la energía de los chakras y el granthi vitales.

Chakras del amor y granthi del amor

Los chakras del amor están situados en el pecho (el chakra del corazón, conectado a los brazos y las manos) y el cuello (el chakra de la garganta, conectado a la voz, boca y oído). En este área el egoísmo da paso al compartir con los demás. Las energías del chakra del corazón están vinculadas con la relación - muy especialmente el amor incondicional - y el chakra de la garganta con la expresión de la verdad y escuchar lo que nos dicen los demás. El granthi del amor que nos ata es nuestro apego a la excitación emocional y al deseo de ser el héroe de todas las películas, de forma que no somos receptivos a las necesidades de los demás. Patanjali predica la entrega para aumentar la energía a través de los chakras y el granthi del amor.

Chakras de luz y granthi de luz

Los chakras de luz se sitúan en el cráneo. Son el chakra de la frente (conectado a la mente) y el chakra de la coronilla (conectado al espíritu). "Llevar la mente al corazón" es un elemento esencial de la meditación, dándose cuenta de que relacionarse, no pensar, es el propósito de la vida. La luz de la divinidad se recibe a través del chakra de la coronilla y está presente en nosotros como "la eterna llama que arde en la cueva del corazón". El granthi de luz es el que nos ata a nuestro apego, a nuestras opiniones, prejuicios y fantasías. Es difícil renunciar a opiniones apreciadas y al orgullo de nuestro intelecto, pero no son nuestras mentes sino la luz y el amor en nuestro corazón lo que nos hace divinos. No podemos reclamar la propiedad de la vida-luz-amor universal.

Patanjali predica el conocimiento de uno mismo para disolver el orgullo y aquellos hábitos mentales que oscurecen la luz divina.

LOS CHAKRAS

El chakra base (*muladhara*) está relacionado con la supervivencia.

El chakra del sacro (*svadisthana*) está relacionado con nuestro rol en la sociedad.

El chakra del ombligo (*manipura*) está relacionado con la energía y la autoestima.

El chakra del corazón (*anahata*) está relacionado con las relaciones.

El chakra de la garganta (*visuddhi*) está relacionado con la comunicación.

El chakra de la frente (*ajna*), también llamado tercer ojo, está relacionado con la intuición.

El chakra de la coronilla (*sahasrara*) está relacionado con el entendimiento espiritual.

◁ Los siete chakras principales se representan a lo largo de una línea sobre la columna vertebral. Cada uno está asociado tradicionalmente a un color.

Conseguir el equilibrio y la armonía

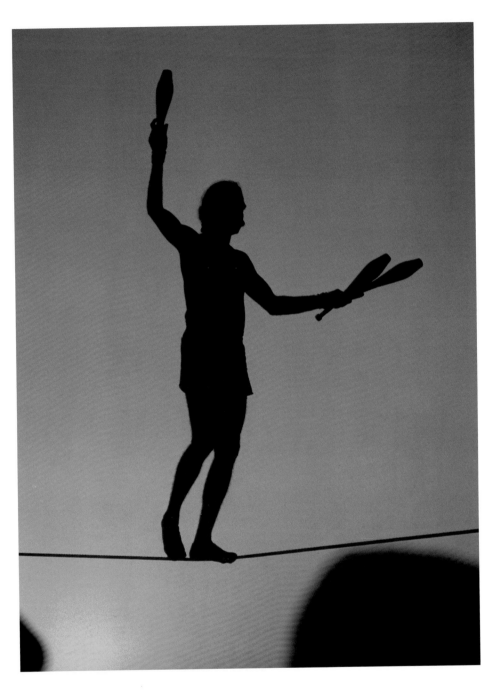

◁ **El juego de los gunas puede compararse con las habilidades necesarias para un equilibrista, que combina el movimiento con la quietud para crear armonía, concentración, equilibrio y belleza.**

arrepentidos y desesperados. Una actitud tamásica entre aquellos en el poder – como burócratas o empresarios – perpetuará la pereza, procrastinación, ignorancia y despreocupación.

No obstante, aunque tamas es una cualidad "astringente" que puede bloquear el progreso tanto de los individuos como las instituciones, también se caracteriza por la resistencia y la permanencia en el poder. La inercia también tiene su lado positivo – todos necesitamos tiempo para el descanso, el sueño y la recuperación cuando nuestros sistemas están agotados. Los sentimientos tamásicos de letargia y aburrimiento pueden ser un síntoma de agotamiento o enfermedad, y pueden ser advertencias físicas para hacer una pausa o sufrir las consecuencias.

EL EQUILIBRIO DE LOS OPUESTOS

Existe una correspondencia entre la interacción de los tres gunas, o cualidades de la naturaleza, y los tres atributos del absoluto o no-naturaleza (vida-luz-amor), por la que cuando dos opuestos se funden en un estado equilibrado, emerge una tercera cualidad que contiene y trasciende ambos opuestos. Este principio parece subyacer la forma en la que el universo funciona en sus niveles más profundos. Algunos ejemplos son:

- Sat/existencia (vida) + chit/conciencia (luz) = ananda/felicidad (amor)
- Tamas (inercia) + rajas (movimiento) = sattva (equilibrio)
- Autodisciplina de Patanjali + autoconocimiento = entrega
- Macho + hembra = nuevo ser
- Día + noche = tiempo

Todos los aspectos de la naturaleza poseen propiedades interiores llamadas *gunas*, que se describen en profundidad en muchos de los antiguos textos de la India. Existen tres gunas, todos ellos presentes en distintas proporciones en todas las cosas, desde la mente humana al alimento que tomamos, pero el predominio de uno de ellos caracteriza cada cosa en el mundo físico. De acuerdo a la filosofía dualista de smakhya, este desequilibrio es un resultado de las perturbaciones causadas por la Creación.

tamas

El primer guna se llama *tamas*, el estado de oscuridad, silencio e ignorancia en el que nada ocurre. En términos científicos tamas es inercia. Esta cualidad es injuriada ampliamente en los textos porque bloquea cualquier intento de cambio y por lo tanto obstruye la evolución.

El estado tamásico de la mente es letárgico, egoísta y nublado. Cuando tamas nos domina nos falta la energía, sentimos miedo y dependemos más de los demás, estamos

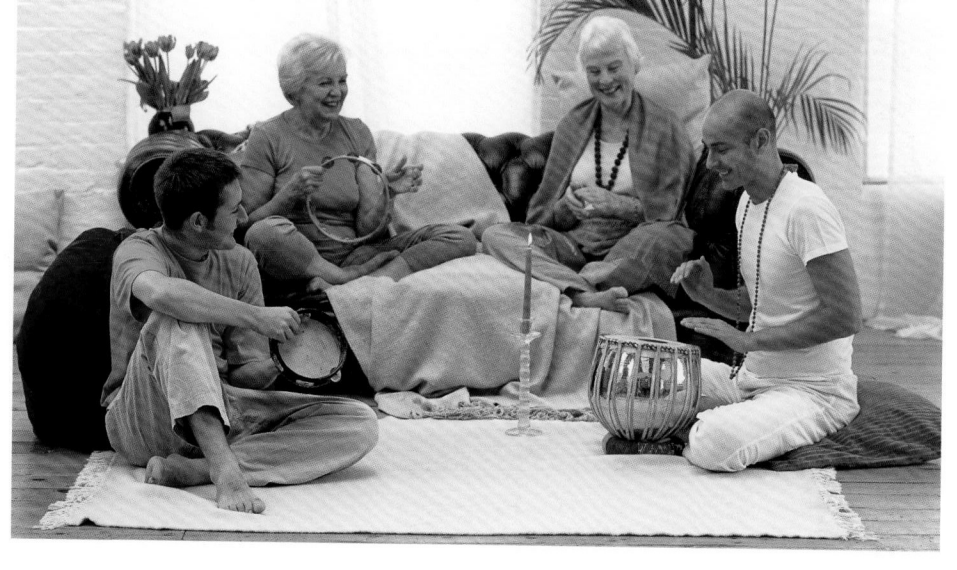

"Lo diferencia entre mejor y lo peor de nosotros no es nada comparado a aquella que hay entre lo que somos y lo que llegaremos a ser"

Sabiduría tradicional

rajas

Lo opuesto al estado tamásico es *rajas*, la cualidad del deseo, la excitación y la pasión o el movimiento. Rajas es una epidemia en la sociedad moderna. Se nos insta a querer más, a comprar todo a crédito y a trabajar más duro y más tiempo para pagar unos lujos que pensamos son necesidades. Nuestros sistemas nerviosos son forzados en un estado constante de "alerta roja", de forma que nos apresuramos cada vez más para luchar o huir de amenazas imaginarias. Una actitud rajásica perpetúa el miedo, la codicia, las falsas ilusiones, el deseo y otros muchos deseos agotadores.

Aunque rajas causa adicción, obsesión, disipación de la energía y agotamiento, también tiene aspectos positivos. Sin celo, ardor e instinto no se podría alcanzar nada en la vida. El camino espiritual requiere compromiso intenso y continuo.

△ La práctica de la meditación nos ayuda a conseguir el equilibrio entre la actividad y el descanso, la interacción y la soledad en nuestras vidas, promoviendo las relaciones de paz y amor.

sattva

Cuando las cualidades opuestas de tamas y rajas se unen, aparece *sattva*, el estado de equilibrio y armonía. Esta cualidad combina los mejores aspectos de las otras dos, convirtiéndonos en relajados pero energéticos, confiados y conformes pero innovadores y creativos, comprometidos con los objetivos pero desapegados de los resultados. No hay que decir que sattva es la cualidad a la que se aspira como preparación a la meditación - porque cuando estamos letárgicos es difícil mantener el enfoque y cuando somos obsesivos es difícil mantener el desapego.

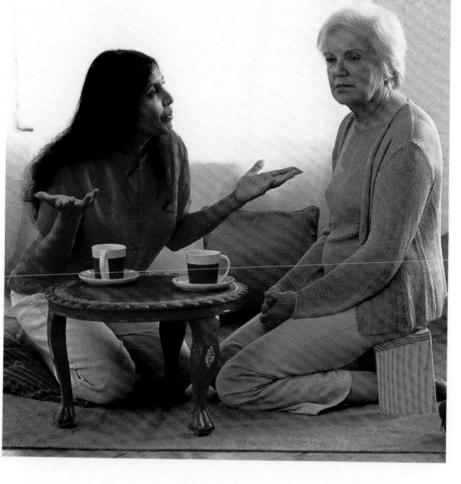

△ El carácter rajásico (izquierda) prevalece en la sociedad moderna, es turbulento y excitable e impaciente, mientras que el aburrimiento y la indiferencia caracterizan el estado tamásico (derecha).

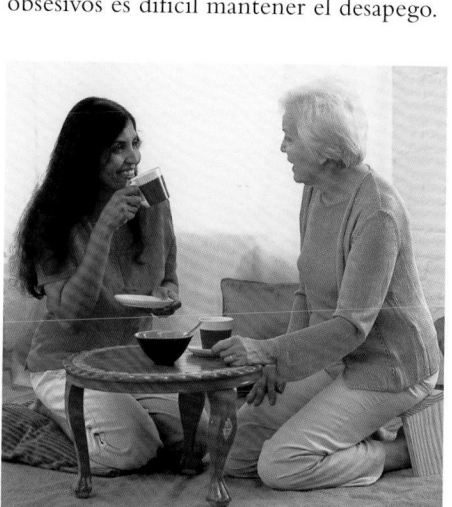

△ Cuando las cualidades opuestas de rajas y tamas están equilibradas, el resultado es el estado sáttvico: feliz, alerta, de pensamiento claro y compasivo.

LAS TRES PRÁCTICAS PRELIMINARES DE PATANJALI

Patanjali define tres cualidades que debemos desarrollar antes de entrar en el estado meditativo. Cada una nos hace más consciente del predominio de tamas o rajas en nosotros, y nos ayuda a equilibrarlos para lograr la armonía interior de sattva.

- **Tapas (auto-disciplina)** elimina la inercia y la procrastinación típica de tamas, que puede bloquearnos cuando planeamos realizar nuestra práctica. No se consigue nada sin compromiso de disciplina.
- **Sawadhyaya (conocimiento de uno mismo)** nos permite descubrir patrones de rajas y tamas cuando observamos nuestros pensamientos, sentimientos, reacciones y comportamiento a lo largo del día sin implicación ni excusas. Patanjali también prescribe el estudio de textos edificantes para aprender de santos y sabios iluminados.
- **Iswara pranidhana (entrega)** a un poder superior en lugar de a los instintos y resistencias de nuestra personalidad. Podemos ver este poder como una divinidad o como una fuente impersonal, plenitud o vacío.

A través de la auto-disciplina y el auto-conocimiento dejamos ir los apegos representados por los tres granthis y nos liberamos para alcanzar nuestro potencial.

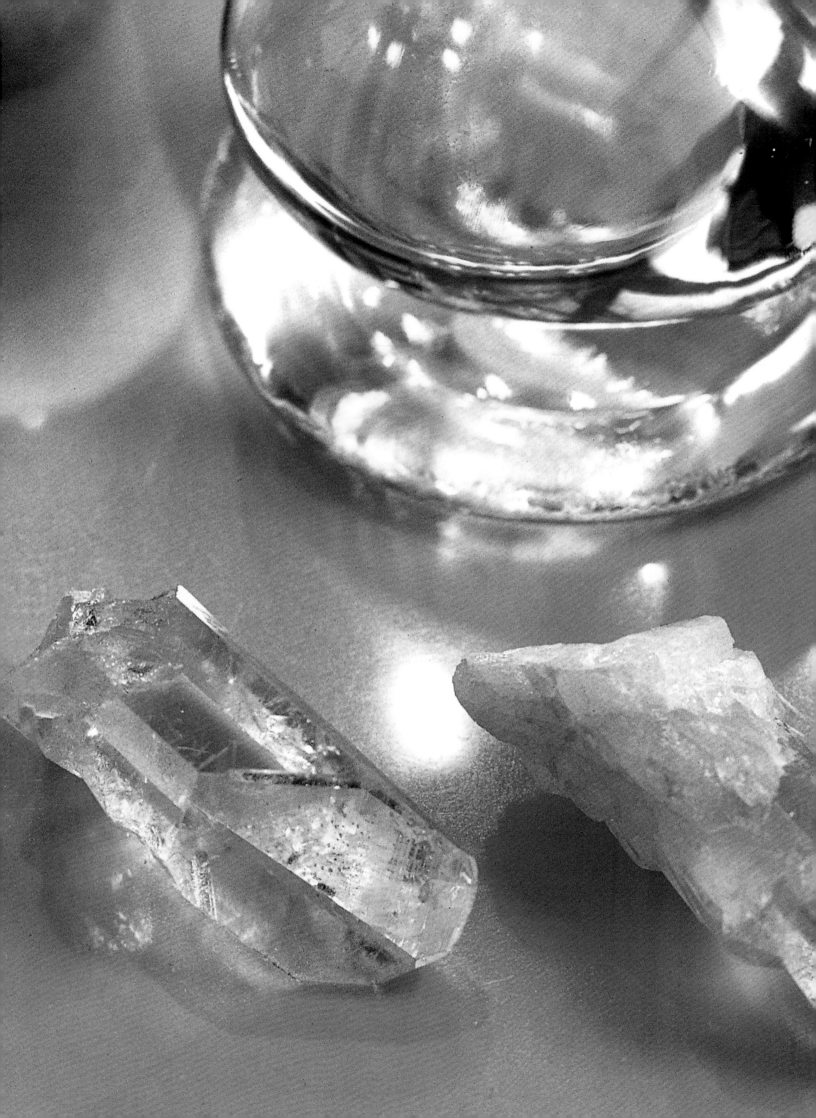

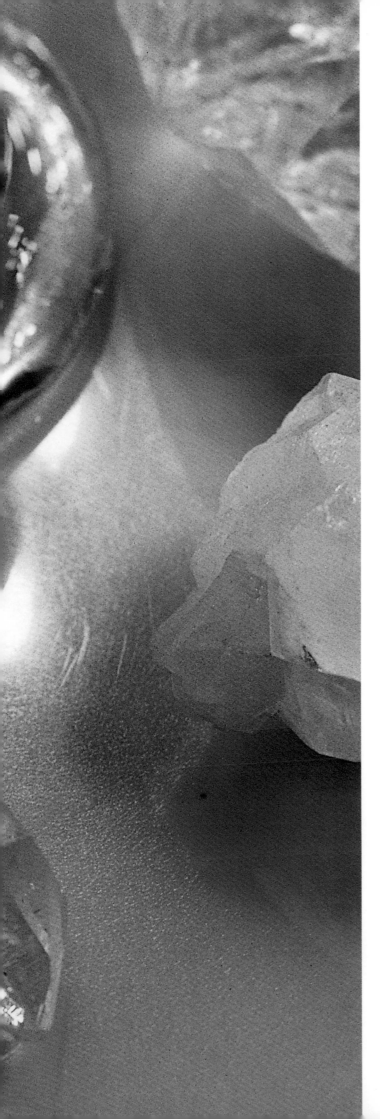

Preparar el cuerpo y la mente

Los niveles más externos de nuestro ser son el cuerpo físico y el flujo de energía. A través de una secuencia de sutiles movimientos y técnicas que fomentan la conciencia de la respiración podemos llevar estos dos niveles a un estado de armonía, de forma que podamos sentarnos cómodos y en paz para la práctica de la meditación.

Los ejercicios que profundizan y ralentizan la respiración aportan una sensación de bienestar al cuerpo, a la vez que relajan y descansan la mente. La práctica del yoga relaja tensiones en el cuerpo físico y también libera las obstrucciones de los nadis, o canales de energía. Los fáciles movimientos descritos en este capítulo pueden seguirse como suave preparación para la meditación.

Es importante escoger una postura que sea cómoda y sostenible. Las posturas tradicionales para la meditación, como la postura yóguica Padmasana (postura del loto) o Virasana (postura del héroe), mantienen el cuerpo inmóvil sobre una base estable, a la vez que permiten que la energía fluya libremente a lo largo de la columna mientras llevamos nuestra atención hacia el interior.

Conciencia básica del cuerpo y la respiración

La postura tradicional para la meditación es sentarse con las rodillas abiertas a los lados. Esto crea una pirámide con una firme base triangular en la que es difícil caer hacia delante y es fácil mantener recta la columna, incluso estando inmerso en experiencias interiores. Sin embargo, en la sociedad occidental la gente rara vez se sienta en esta posición.

Aunque las caderas, como los hombros, son articulaciones esféricas diseñadas para girar libremente en todas direcciones, normalmente nos movemos en un rango muy estrecho de posturas de pie y sentadas. Imagine cuán restringido se sentiría si sólo pudiera mover los codos arriba y abajo frente a usted y no a los lados; esto es lo que hacemos con las rodillas cuando nos sentamos frente a una mesa, en un coche o en un sillón, mientras caminamos o corremos, incluso cuando estamos tumbados. En las sociedades tradicionales es natural y cómodo sentarse en el suelo con las piernas cruzadas como lo es para nosotros sentarnos en un sofá, y con una práctica suave y los accesorios apropiados se podrá disfrutar de esta pose y ampliar su rango de movimientos en las articulaciones de la cadera.

respiración con postura y movimiento

En el ejercicio, moverse con la respiración conlleva una nueva conciencia tanto de la relajación como del flujo de energía, por lo que es importante que desarrolle el hábito de guiar cada movimiento con una respiración lenta ya sea inspiración o espiración, tal y como se explica.

Realice los ejercicios sugeridos durante sólo unos momentos y tantas veces como pueda durante el día. Relájese y disfrútelos, y nunca fuerce el cuerpo en ninguna postura. Se asombrará de lo rápido que comienza a ceder la tensión que ha restringido su cuerpo durante años. Un cuerpo y una mente relajados crean una maravillosa sensación de bienestar y hacen de la meditación una práctica muy gratificante.

Comience de pie en Tadasana (postura de la montaña) - pies paralelos y anclados, tobillos elevados, rodillas rectas pero sin bloquear, coxis hacia abajo, cintura hacia dentro y atrás, esternón elevado, barbilla paralela al suelo. La mirada es suave y al frente. Imagine una línea recta a cada lado del cuerpo. Deberá pasar por los tobillos, rodillas, caderas, cintura, hombros y orejas. Una vez localizados estos puntos, respire para estirarse hacia arriba y alinearlos. Deberá sentirse como si colgara del techo por una cuerda fuerte, con los miembros sueltos como los de una marioneta. El mismo ejercicio, estirarse hacia arriba en la inspiración y alinearse en la exhalación, puede practicarse mientras se está sentado en una silla o en el suelo.

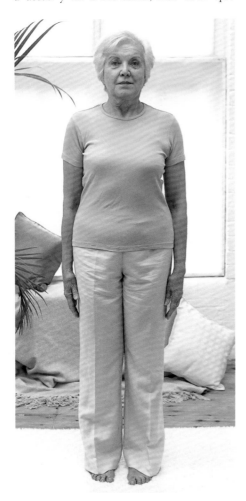

△ **En Tadasana (postura de la montaña)** el cuerpo se estira hacia arriba desde una base firme, con los lados, frente y dorso del cuerpo alineados, creando una sensación de equilibrio y reposo.

USAR POSTURAS DE YOGA

Las asanas clásicas de yoga fomentan la fuerza, flexibilidad, equilibrio, conciencia de la respiración, relajación y enfoque. Esto las hace ejercicios ideales para todos los koshas, y una excelente preparación para la meditación. No obstante, si se realiza con la misma conciencia, cualquier estiramiento suave puede también ejercitar todos los koshas.

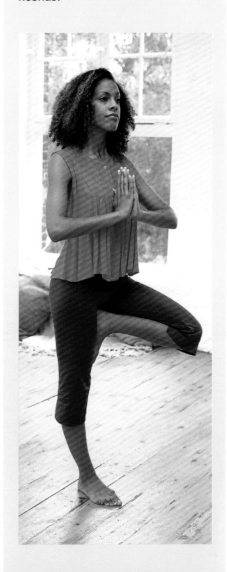

△ **Vrkasana (postura del árbol)** es una de las posturas clásicas de yoga utilizada para la preparación a la práctica de la meditación.

balancear una pierna

Este ejercicio, repetido de forma frecuente en los ratos libres del día, relaja la tensión muscular, mejora el equilibrio y desarrolla la conciencia del cuerpo. Al final de la secuencia observe todo lo que siente en el cuerpo.

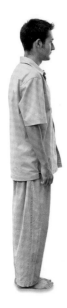 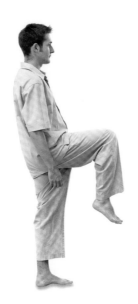 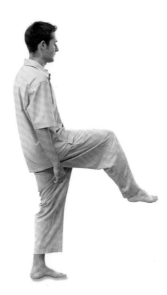 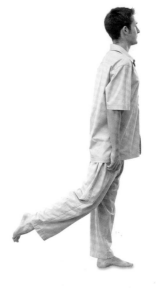

△ **1** De pie en Tadasana, siéntase cómodo con la respiración, conciencia y postura, de forma que pueda mantenerlas durante el ejercicio. Si el equilibrio es poco firme, puede agarrarse a una mesa, respaldo o la pared si lo necesita.

△ **2** Eleve una pierna con la rodilla doblada, hasta que el muslo esté paralelo al suelo. Equilíbrese sobre la otra pierna utilizando la respiración para estirar y alinear el cuerpo y mantener la posición. Cuando esté en equilibrio, agite el tobillo levantadolo suave y rítmicamente.

△ **3** Después, cambie el movimiento de forma que balancee la parte inferior de la pierna levantada desde la rodilla, con el tobillo relajado. Continúe concentrándose en la respiración y mantenga Tadasana.

△ **4** Ahora balancee la pierna entera desde la cadera, adelante y atrás, dejándola relajada y manteniendo Tadasana. Inspire profundamente, exhale mientras baja la pierna al suelo. Respire para levantar el otro muslo paralelo al suelo y repita la secuencia.

sentadillas

Este ejercicio lleva la conciencia y la fuerza a las piernas y la espalda. Relaje los músculos alrededor de la cadera, rodillas y tobillos practicando unas cuantas sentadillas de forma frecuente.

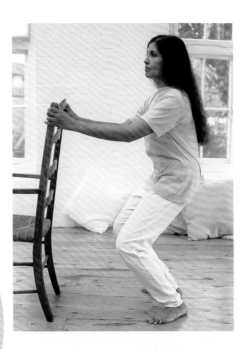 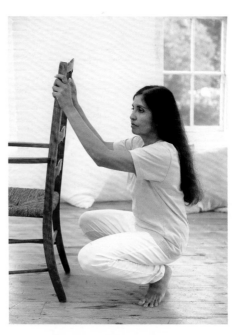

"Las posturas físicas deben ser firmes y cómodas. Se dominan cuando todo el esfuerzo es relajado y la mente está absorta en el infinito"
Yoga Sutras de Patanjali, Cap. 2.

△ **1** Póngase de pie frente a un objeto estable, como una silla o una mesa, y agárrelo firmemente para apoyarse. Los pies deben estar separados cómodamente y girados unos 45 grados hacia fuera, de forma que los tobillos y caderas estén alineados cuando descienda. Mantenga la columna recta y la mirada al frente.

△ **2** Inhale y estire la espalda y el cuello, luego exhale y descienda en cuclillas todo lo que pueda. Mantenga los talones en el suelo si puede, o levántelos hasta que la parte baja de la espalda sea más flexible. Inhale para levantarse y repita la sentadilla.

Abrir los chakras

Los estiramientos y los movimientos suaves, trabajando con la respiración, ayudan a relajar la tensión del cuerpo físico y también a liberar las obstrucciones a nivel energético. Inspirar a través del cuerpo desde el suelo y exhalar desde por encima de la cabeza aumenta la energía en el susumna nadi, que fluye a través de los chakras.

aumentar la vitalidad

Las rodillas, caderas y pelvis forman parte del área "vital" del cuerpo, donde se sitúan los centros que procesan la vitalidad. Las piernas y la base de la columna están bajo la influencia del chakra base, y las caderas y la pelvis del chakra del sacro. Los estiramientos y flexiones sentados energizan estos dos chakras. Si añade una torsión al movimiento además estará activando el chakra del ombligo.

abrir el pecho

Los ejercicios cuyo objetivo es abrir el pecho fomentarán la mejora de la respiración y una mejora postural, y pueden realizarse de pie, de rodillas o sentado.

Para empezar, la inhalación se concentra en el estiramiento. Si está de pie o de rodillas, este estiramiento comienza en las piernas y continúa a lo largo de la espalda y el cuello. El estiramiento hacia arriba abre el pecho para crear espacio para una respiración más profunda y mejora la postura al estirar la columna para permitir que fluya más energía a través de los chakras, incluyendo el chakra del corazón y el chakra superior de la garganta. La exhalación – realizada con la misma atención relajada – puede concentrarse en movimientos que impliquen las extremidades, mientras se mantiene la fuerza y apertura de la columna y el cuello.

Vinculando la respiración al movimiento en estos ejercicios, estará trabajando desde dentro, en lugar de hacer "formas" correctas desde fuera. De esta manera puede relajar la tensión física y mental y el estrés emocional con cada combinación de respiración y movimiento. Es mejor comenzar con movimientos simples para centrar la atención en esta coordinación de mente y cuerpo con el ritmo de la respiración.

Cada impulso nervioso que pasa entre el cerebro y el cuerpo ha de viajar a través del cuello, por tanto, es muy útil relajar cualquier tensión que tenga en esta zona. Continúe el estiramiento a lo largo de la columna a través del cuello y hasta el cráneo, manteniendo el estiramiento durante los movimientos de apertura del pecho. Al mismo tiempo, tenga cuidado de relajar cualquier tensión en la garganta y el rostro.

movimientos sentados con piernas abiertas

Cuando más se siente en el suelo con las piernas cómodamente separada y practique estos movimientos, más rápidamente sus caderas, parte baja de la espalda y la columna relajarán esa tensión muscular tan restrictiva que puede causar también dolores y mal funcionamiento.

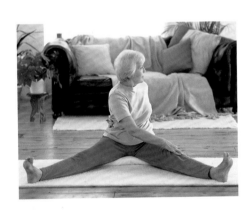

△ **1** Torsión para el chakra del ombligo: siéntese sobre un cojín con la espalda recta y las piernas separadas, los dedos de los pies apuntando al techo y la parte posterior de las rodillas relajada sobre el suelo (aunque la tensión de los muslos puede mantener las piernas dobladas al principio). Inhale y estire la columna. Con la mano derecha sobre el muslo izquierdo, exhale, girando el tronco hacia la izquierda y el hombro izquierdo hacia atrás. Inhale para volver al centro y estirarse. Exhale para cambiar de lado. Repita varias veces.

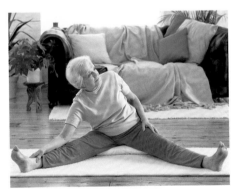

△ **2** Flexión lateral para el chakra del sacro: inhale y estírese hacia arriba. Coloque una mano sobre cada muslo. Mientras exhala, deslice la mano derecha hacia abajo por la pierna derecha y mire hacia la izquierda, llevando el hombro izquierdo hacia atrás para abrir ese lado del pecho. Inhale para incorporarse y repetir hacia el otro lado. Repita varias veces.

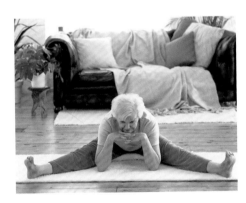

△ **3** Flexión hacia delante para los chakras base y sacro: coloque las puntas de los dedos sobre el suelo frente a usted y "camine" lentamente hacia delante, manteniendo la columna estirada. Evita redondear la espalda y sacar la barbilla para llegar más lejos, ya que esto tensa los músculos mientras que la relajación los destensa. Inhale para estirarse por la columna. Mientras exhala, inclínese hacia delante un poco más. Mientras se relaja profundamente, puede poner la cabeza sobre las manos y los codos en el suelo y sonreír. Incorpórese de nuevo lenta y suavemente.

abrir el libro

Esto puede hacerse de pie, sentado o de rodillas. Es importante mantener el pecho abierto y el esternón elevado. La parte superior de la columna y el cuello se estiran, fuertes e inmóviles, y los codos se encuentran al nivel de los hombros mientras mueve los brazos.

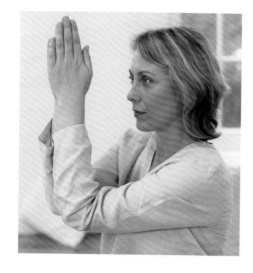

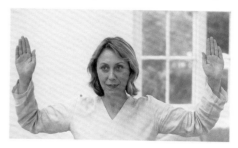

▷ **1** Manténgase recto, estirando la columna, con las palmas juntas frente a usted y los codos a la altura de los hombros. Exhale en esta posición "cerrada", estirando la parte posterior de la caja torácica.

△ **2** Inhale para "abrir el libro", llevando los codos a los lados (aún a la altura de los hombros), con las palmas hacia el frente. La columna y el cuello no deben moverse mientras lleva los codos hacia atrás. Repita el movimiento varias veces.

rotaciones de codo

Al igual que en todos los movimientos de los brazos, la columna y el cuello no están implicados y deben mantener firmemente la posición durante el ejercicio.

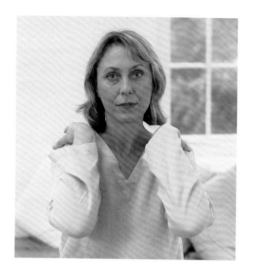

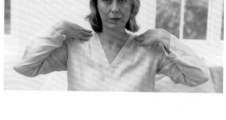

▷ **1** Coloque las puntas de los dedos sobre los hombros y, manteniendo el esternón elevado, lleve los hombros frente a usted, lo más elevados posible. Exhale en esta posición "cerrada", estirando la parte posterior de la caja torácica.

△ **2** Inhale, rote los codos hacia arriba, gire y baje, juntando los hombros y estirando las costillas a los lados. La columna y el cuello deben permanecer estirados e inmóviles. Repita varias veces y después, gire los codos en la otra dirección.

expansión del pecho

Es importante mantener la columna y el cuello estirados e inmóviles mientras se elevan y bajan los brazos. Este es un ejercicio isométrico (desarrolla fuerza muscular sin movimiento) para la columna y el cuello y un ejercicio isotónico (estiramiento y movimiento) para los brazos y los músculos pectorales.

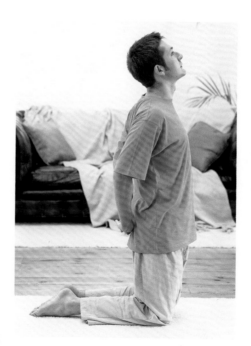

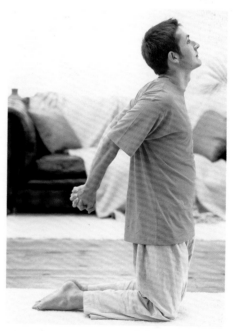

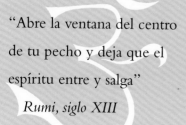

"Abre la ventana del centro de tu pecho y deja que el espíritu entre y salga"
Rumi, siglo XIII

△ **1** Agarre las manos por detrás de la espalda, manteniendo las palmas firmemente juntas todo el tiempo. Mientras inhala, empuje las manos hacia el suelo juntando los hombros.

△ **2** Mientras exhala, levante los brazos rectos por detrás, manteniendo las palmas firmemente presionadas. Repita varias veces. Aunque al principio sólo sea posible un ligero movimiento, éste es un ejercicio potente y se dará cuenta de cómo con la práctica aumenta su rango de movimiento.

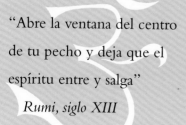

Aprender a soltar

La combinación de estiramientos relajados y respiración profunda y lenta es una forma rápida y eficaz de calmar el "cuerpo-mente" para la meditación. Puede practicar los siguientes estiramientos y técnicas de respiración en cualquier momento del día, preferiblemente varias veces. La reducción de estrés resultante será gradual pero acumulativa. La práctica lleva a una mente más calmada, pensamiento más claro, un cuerpo más cómodo y relajado y una apertura de corazón hacia la aceptación de las cosas tal y como son - incluyendo las insuficiencias de los demás y nosotros mismos.

preparación activa

De los ocho miembros del sistema de raja yoga de Patanjali, el yoga de la meditación, cinco son *bahir* (externos) o miembros activos. Todos los aspectos físicos pueden practicarse juntos y son necesarios para aliviar tensiones del cuerpo, emociones y mente, para experimentar el estado meditativo.

Si estamos enfadados con alguien, o descontentos con nosotros mismos, o incapaces de estarnos quietos, o luchando con patrones respiratorios poco saludables y altos niveles de estrés, o si nuestras mentes se distraen por los estímulos externos y el continuo parloteo interior, es imposible poner toda nuestra atención en la meditación.

Los dos primeros miembros de Patanjali refuerzan la actitud de respeto e interés por los demás a través de la restricción social (yama) y por nosotros mismos (niyama). Esto se consigue con una firme y cómoda postura sentada (asana) para la meditación, con ejercicios respiratorios (pranayama) para equilibrar y aumentar la energía, y finalmente, relajación y aislamiento (pratyahara). Sólo entonces estaremos bien preparados para practicar los tres *antar* (interiores) miembros que conforman samyama (que son la concentración, meditación y absorción/éxtasis).

esquiar

Este ejercicio estira y flexiona los músculos que sujetan la columna, relajando la tensión y tirantez que puede restringir el flujo sanguíneo, comunicación nerviosa y flujo de energía. También abre el pecho y hace más flexible el esternón, para una mejor respiración.

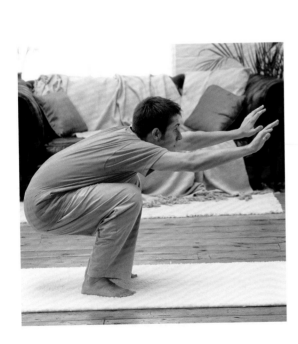 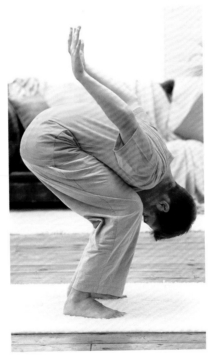 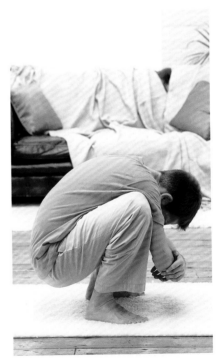

△ **1** Póngase de pie con los pies cómodamente separados y paralelos. Doble las rodillas y siéntese sin llegar al suelo con los brazos estirados por delante para mantener el equilibrio. Levante los brazos, abriendo el pecho, mientras inhala. Imagine que sujeta dos palos de esquí y los clava firmemente en la nieve por delante.

△ **2** Exhale, barra hacia atrás con los brazos, llegando tan atrás como pueda para agitarlos en el aire una vez le han propulsado hacia delante. Repita este movimiento varias veces. La visualización del movimiento debe hacerle sentir lleno de esfuerzo y disfrute.

△ **3** Cuando sienta que ha hecho suficiente esquí, póngase en cuclillas con los brazos y el tronco entre las piernas y descanse. Respire naturalmente y sienta el peso de su cuerpo estirando la parte baja de la espalda y las piernas.

relajar la columna y el cuello

Cuando realiza ejercicios tumbado, la gravedad le sujeta y acuna por lo que estos ejercicios son muy relajantes - especialmente si siente dolores o tirantez en la parte baja de la espalda. Puede sentirse más cómodo echándose sobre la espalda si coloca un cojín bajo la cabeza (no el cuello) para estirar el cuello y llevar la barbilla hacia el pecho. Mantenga libre el área del cuello, para que pueda estirarse.

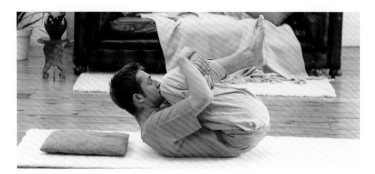

△ **1** Doble las rodillas sobre el pecho y sujétese las manos alrededor de las rodillas (o la parte posterior de los muslos). Exhale, curve la columna para llevar la nariz y la frente (no la barbilla) hacia las rodillas. Inhale para devolver la cabeza al cojín con la barbilla metida hacia dentro. Exhale para comenzar la secuencia y repita varias veces.

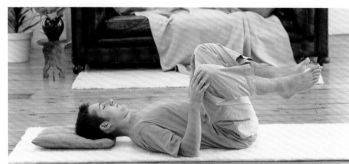

△ **2** Para relajar la parte baja de la espalda y las caderas, túmbese con las rodillas dobladas cómodamente separadas con una mano sobre cada rodilla, con los codos descansando sobre el suelo si es posible. Esta es una postura abierta y relajada que puede aliviar el dolor de los nervios pinzados (como la ciática). Inhale profunda y normalmente, utilice las manos para hacer círculos con las rodillas lentamente, relajando la espalda completa y los músculos de las piernas.

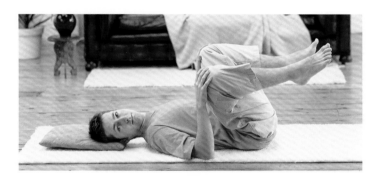

△ **3** Manteniendo la columna relajada y las rodillas separadas sujetas por las manos, con los codos sobre el suelo, lleve toda la atención al cuello. Exhale lentamente, gire la cabeza hacia un lado y mire al suelo.

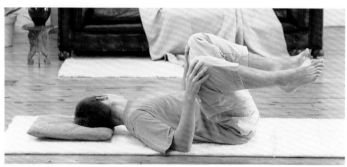

△ **4** Inhale para llevar la cabeza y la vista al centro y gire hacia el otro lado. Repita varias veces, concentrándose en la conciencia y la relajación de todos los músculos del cuello. Mantenga la columna, piernas y mandíbula completamente relajadas.

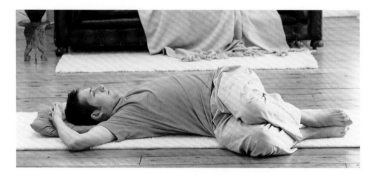

△ **5** Lleve los brazos por encima de la cabeza, sujetándose las manos ligeramente si puede, o simplemente llevando los brazos doblados lo más arriba posible, los codos deberán estar relajados sobre el suelo. Esta posición estira la parte frontal del cuerpo. Coloque los pies juntos sobre el suelo, cerca de los glúteos, y relaje el tronco, cuello y mandíbula. Se moverá de la cintura hacia abajo. Inhale y, mientras exhala, deje caer las rodillas juntas al suelo al lado derecho. Inhale para levantar las rodillas y dejarlas caer después a la izquierda mientras exhala.

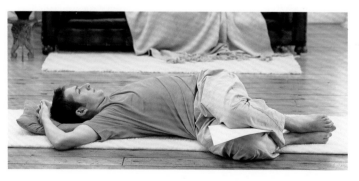

△ **6** Para un mayor estiramiento de la parte superior interna del muslo, esencial para una buena postura, sujete una hoja de papel entre las rodillas y manténgala mientras las mueve de lado a lado.

Técnicas respiratorias

Concentrarse en la respiración es una técnica universal para la iluminación y la sanación, y muchas tradiciones utilizan prácticas respiratorias como forma de preparación a la meditación o como técnica de meditación en sí mismas. Un control consciente de la respiración, o pranayama, es el cuarto miembro del sistema de Patanjali. La técnica de retención de la respiración - al inhalar o exhalar - está más allá del alcance de este libro, ya que su consecución de forma segura necesita enseñanza particular, pero ser consciente del proceso respiratorio y dirigir el flujo de la respiración está dentro de las capacidades de todo el mundo.

Ralentizar la respiración y alargar la exhalación (que es lo que ocurre cuando cantamos) hace que el sistema nervioso cambie hacia un modo más pacífico y feliz, permitiendo que el alivio del estrés, el descanso, la digestión, la absorción y la sanación tengan lugar en cada nivel de los cinco koshas.

el camino de Patanjali hacia la iluminación

Este uso de la respiración se ajusta perfectamente a la filosofía de Patanjali. Él describe tres pasos esenciales (que se han dado en llamar "prácticas purificadoras preliminares") que encapsulan su camino hacia la iluminación. Los pasos son los siguientes (pertenecientes a los Yoga Sutras de Patanjali, versos 1-2):

"Purificación" [a través de la auto-disciplina]
"Refinamiento" [a través del auto-conocimiento]
"Entrega" [a través de la auto-entrega y aprender a soltar]
"Estos son los pasos prácticos del camino del yoga."
Ellos alimentan el estado de samadhi [absorción /éxtasis/expansión]
"y alivian las causas del sufrimiento."

El proceso completo del auto-desarrollo comienza con el control consciente de nuestro sistema nervioso, de forma que experimentemos más "expansión" y alegría y menos estrés e infelicidad. Nuestras circunstancias influyen en el resultado de los eventos mucho menos que nuestras actitudes básicas, y éstas pueden cambiarse de negativas a positivas simplemente cambiando nuestro patrón respiratorio.

Las formas de respiración forman parte del sistema energético y los procesos fisiológicos del kosha energético, mientras que la energía nerviosa hace funcionar el ordenador mental en el kosha de la programación inconsciente. Todos los koshas se unen y mezclan en el sistema de chakras del kosha energético y, de este modo, todos pueden ser conscientemente influidos a través de prácticas respiratorias y la meditación.

Aunque algunas traducciones de los Yoga Sutras describen los tres pasos purificadores de Patanjali como "preliminares", en realidad no hay un fin para nuestra necesidad de ellos. Siempre debemos mantener nuestra disciplina y nuestra atención centrada - y nunca dejamos de tener la necesidad de soltar una cosa u otra.

> "Aquéllos que ven el vaso medio vacío se sienten privados, mientras que aquellos que lo ven medio lleno se sienten bendecidos"
> *Sabiduría tradicional*

viloma: concentración en los músculos respiratorios

Esta útil práctica de concentración puede practicarse en cualquier lugar, sentado con la columna recta y las manos y los ojos inmóviles.

1 Coloque las manos sobre las rodillas, con las palmas hacia arriba o hacia abajo, con los dedos pulgar e índice tocándose para cerrar los circuitos de energía. Mientras inhala profundamente, sienta cómo se expanden las costillas y el diafragma se contrae hacia abajo contra el estómago. Note cómo este movimiento provoca que el aire llene los pulmones.

2 Mientras exhala, cuente "uno y dos y...", y entonces pare el aire a mitad de camino para contar de nuevo. Repita hasta que haya exhalado el suficiente aire. Después repita el ciclo cuatro veces más y descanse. Luego revierta el ciclo, inspirando, contando "uno y dos y..." y exhalando despacio y repita cinco veces. Utilice la inhalación fraccionada para comenzar el día o en cualquier momento que necesite energía, y la exhalación fraccionada para relajarse antes de la meditación.

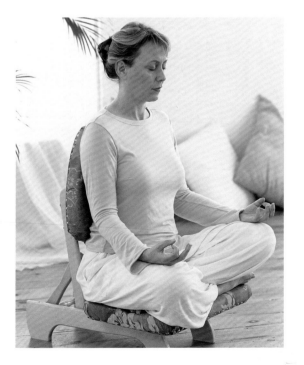

LA PRÁCTICA RESPIRATORIA

La práctica regular calma la mente y aumenta los niveles de energía. Mientras los pulmones se fortalecen, aumentará su capacidad. Practique poco y a menudo, unas cuantas rondas de ejercicios aquí y allá durante el día le prepararán para sesiones más largas durante la meditación.

- Evite las prácticas respiratorias después de las comidas - cuando el estómago está lleno presiona contra el diafragma, constriñendo los pulmones.
- Mantenga la columna estirada y lo más recta posible (permitiéndole sus curvas naturales) tanto si está de pie, sentado, arrodillado o tumbado.

Esto permite la máxima expansión pulmonar y ayuda al libre fluir del aire y la energía.

- Mantenga el esternón elevado para abrir el pecho y dejar sitio para que el diafragma se mueva libremente. Manténgalo elevado cuando exhale, dejando que el diafragma y los músculos de las costillas hagan todo el trabajo.
- Inhale siembre a través de la nariz, ya que es el filtro que protege a los pulmones del frío, el polvo y las infecciones. Exhale por la nariz a menos que haga ruido.
- Desarrolle la concentración y la conciencia de sus patrones respiratorios, de forma que

siempre pueda controlar sus efectos sobre usted. Desarrolle el hábito de observarse.

- Ralentice su respiración - especialmente la exhalación - siempre que se encuentre agitado o ansioso, para ganar control consciente sobre el sistema nervioso autónomo.
- Detenga la práctica respiratoria y descanse durante unas cuantas respiraciones cuando se encuentre sin aliento. Comience de nuevo cuando el sistema nervioso se haya relajado. No está acostumbrado a que le observen y le controlen, ya que la respiración es, normalmente, un proceso inconsciente.

respiración alterna por los orificios de la nariz

Este ejercicio universalmente conocido equilibra rápidamente el sistema nervioso, de forma que se sentirá calmado y centrado después de unas cuantas rondas, listo ya sea para la meditación o para seguir con su día más fresco.

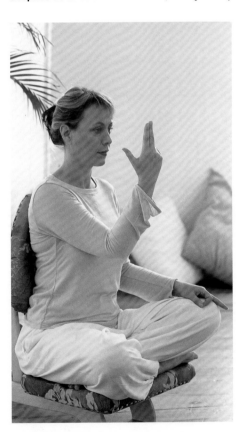 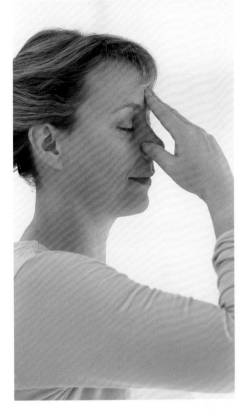 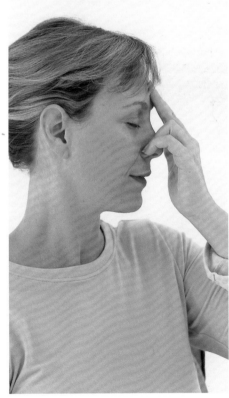

△ **1** Siéntese recto con la mano izquierda sobre la rodilla o en el regazo. Levante la mano derecha para colocarla contra el rostro. El pulgar tapa el orificio derecho, el índice y medio descansan sobre la frente en el chakra ajna (entrecejo) y el anular tapa el orificio izquierdo.

△ **2** Puede cerrar los ojos o mirar al frente. Mantenga inmóviles los ojos, ya que unos ojos calmados inducen a una mente tranquila. Tape el orificio derecho con el pulgar. Inhale por el orificio izquierdo.

△ **3** Destape el orificio derecho y tape el izquierdo con el anular. Inhale lentamente a través del orificio derecho. Luego abra el orificio izquierdo, tape el derecho y exhale. Esto es una ronda completa. Realice cinco rondas, para descansar respire de forma normal y luego repita varias veces.

respiración doble

Este ejercicio promueve el conocimiento de uno mismo y la observación. Además tonifica los músculos que dan "fuerza nuclear" y sostienen la columna, aportándole un aumento de energía y vitalidad para la auto-disciplina, mejora la postura y el flujo de energía. Comience cada ronda inhalando desde los pies (si está de pie) o desde la base de la columna si está sentado.

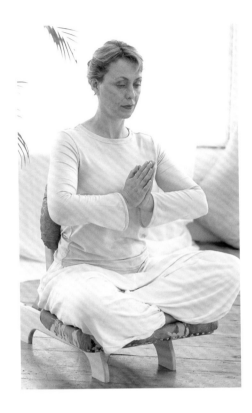

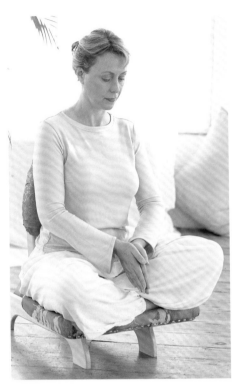

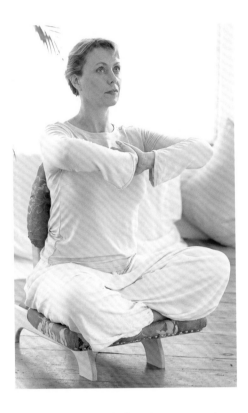

△ **1** Junte las palmas a nivel del pecho con los codos abiertos, elevando el esternón y con la columna recta. Respire lenta y profundamente unas cuantas veces para relajarse.

△ **2** Apunte con los dedos hacia abajo y concéntrese en la base de su cuerpo. Mientras inhala, tense los músculos de la parte superior de los muslos y la parte baja de la pelvis, al mismo tiempo que lleva los músculos abdominales hacia la columna. Este movimiento lleva la energía vital hacia arriba.

△ **3** Mientras exhala, gire las palmas para apuntar hacia las clavículas, en la base del cuello, levantando los codos al nivel de los hombros. Al mismo tiempo, lleve la energía hacia arriba desde la base, a través de la cintura mientras tensa los músculos abdominales alrededor del torso, y hasta la cabeza levantando la barbilla. En esta posición, inhale, abriendo las costillas por la parte posterior del pecho apretando las palmas firmemente, mientras lleva la energía espiritual hacia el centro del corazón. Exhale mientras desciende los dedos y lleva la energía al suelo. Repita el ciclo dos veces más y descanse.

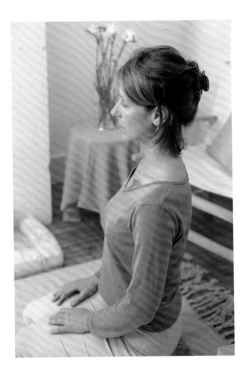

◁ **Las prácticas respiratorias pueden realizarse de rodillas si lo encuentra cómodo.** La postura crea una base fuerte y estable y ayuda a mantener la columna recta para maximizar el flujo de energía. Cuando esté arrodillado o sentado, comience a respirar hacia arriba desde la base de la columna.

"Sólo podemos conservar aquello a lo que estamos preparados para renunciar"
Sabiduría tradicional

ritual de asentamiento

Éste es un paso esencial al final de la meditación, de forma que se aclare la mente de todo lo que se ha experimentado y se pueda volver a la vida cotidiana fresco y en un "modo activo", en lugar de "confuso" y "descentrado". Es un ejercicio de auto-entrega, ya que se ofrece a la tierra toda la relajación y la alegría que se siente como resultado de la práctica meditativa. Esta es una de las razones por las que meditamos: compartir energía positiva con aquellos con los que interactuamos.

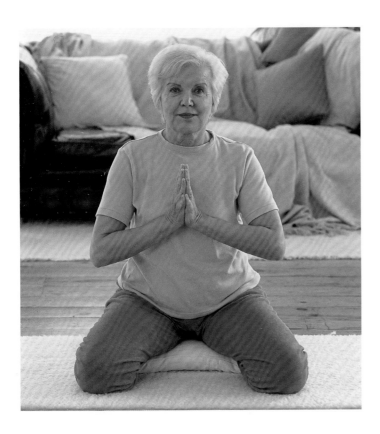

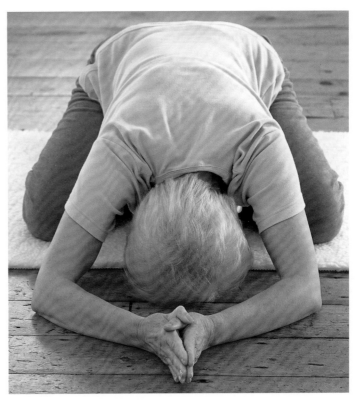

△ **1** Al final de la visualización u otra práctica meditativa, junte las manos e inhale, dando gracias mentalmente y desde el corazón por la experiencia, sea cual fuere.

△ **2** Mientras exhala, dóblese hacia delante para postrarse colocando las manos sobre el suelo - y si llega, también la cabeza - ofreciendo a la tierra toda la experiencia y beneficio que ha recibido.

respiración del abejorro

Esta técnica utiliza el sonido para comenzar a extender la duración de la exhalación. Induce a la relajación instantánea y a la reducción del estrés, y es un ejercicio para "soltar".

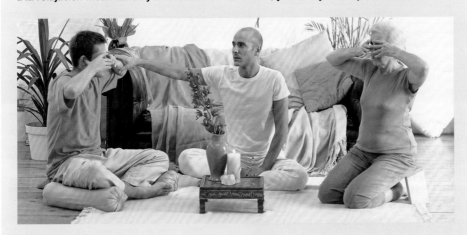

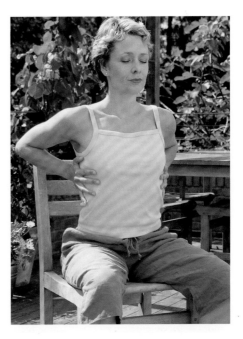

△ **1** Siéntese recto, colocando los pulgares en posición para tapar los oídos, y los dedos preparados para cerrar párpados y labios.

2 Inhale profundamente. Mientras exhala, "cierre" y haga un sonido zumbante como el de una abeja. Sienta este sonido vibrando a través del cuerpo, aliviando la tensión y la tirantez. Antes de quedarse sin aliento, abra los ojos y las orejas para inhalar y repetir.

△ Explore los efectos físicos de la respiración sobre los órganos abdominales colocando los brazos a los lados de las costillas, después en la parte frontal y finalmente en la parte baja del abdomen.

El momento, el lugar

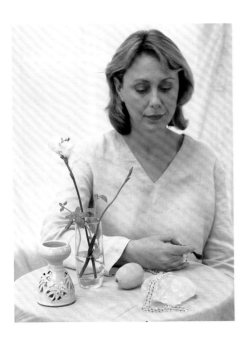

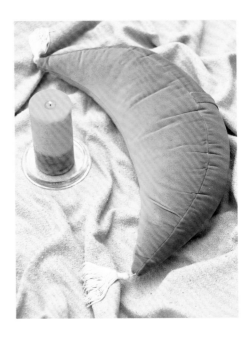

◁ Su "rincón de meditación" puede tener un número de objetos en los cuales concentrarse; cualquier objeto puede actuar como disparador para ponerle en el marco mental adecuado para la práctica.

▷ Un cojín en forma de media luna suele usarse como apoyo cuando uno se sienta para la meditación.

meditar a una hora regular

Es de gran ayuda poner la práctica de la meditación en un contexto de hábitos largamente establecidos – como antes de la ducha por la mañana, o después de lavarse los dientes, o antes de comer o cenar. Puesto que hace esto todos los días, también meditará diariamente. Un buen momento es cuando se despierta o antes de una comida – después de las comidas es más fácil sentirse adormilado – o por la noche después de un paseo o de escuchar música relajante. Puede leer un libro edificante en la cama y después meditar antes de dormir. Escoja un momento en el que normalmente está solo y sin molestias – cuanto más completo sea el día más satisfactoria y desestresante puede ser la sesión de meditación. Las parejas suelen meditar juntas en momentos convenientes para ambos, o antes de que el resto de la casa se despierte. Cualquiera que sea el momento que escoja, ajústese a él para establecer el hábito meditativo.

Para establecer un nuevo hábito y hacer lugar en la vida diaria para llevar a cabo una nueva actividad regular se necesita determinación. Entrenar la mente para meditar rutinariamente en un lugar y momento específicos puede ser de ayuda. Puede que aún se sienta tentado en algunas ocasiones de saltarse la meditación y hacer otra cosa en su lugar, pero comenzará a sentirse incómodo cuando se salte la práctica. Habrá días en los que saltarse la rutina, pero será una decisión consciente no un olvido o un aplazamiento.

crear un rincón de meditación

Si siempre realiza la meditación en el mismo lugar esto también le ayudará a establecer el hábito. Escoja un espacio tranquilo y despejado de forma que en el momento en que se siente ahí su mente se tranquilice y se centre. Asegúrese de que está lo suficientemente arropado, ya que la temperatura corporal cae cuando uno se relaja y se vuelve hacia el interior.

El "rincón de la meditación" puede consistir en una silla especial en un rincón tranquilo de la casa, o tal vez se siente en su

---

MEDITACIÓN EN LA CAMA

Si practica la meditación a primera hora de la mañana, su cama (con un chal alrededor y arropado) puede convertirse en su "rincón de meditación". Lávese, beba algo y estire bien para despertarse del todo antes – y asegúrese de que se sienta con la columna recta.

Si medita regularmente en la cama por la mañana y este es el lugar en el que adquiere el hábito de volver la mente hacia dentro, también puede ser muy relajante realizar unas cuantas técnicas sencillas de meditación antes de dormir.

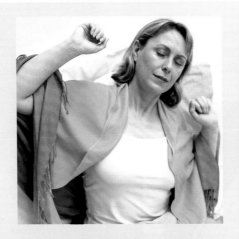

△ Cuando se despierte, realice unos estiramientos suaves antes de comenzar la meditación temprana.

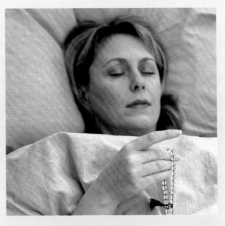

△ Cada noche, relájese con su mala y repita un mantra o una oración sencilla antes de dormirse tranquilamente.

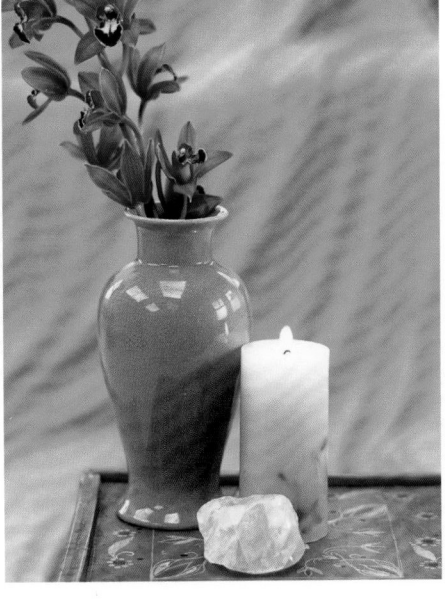

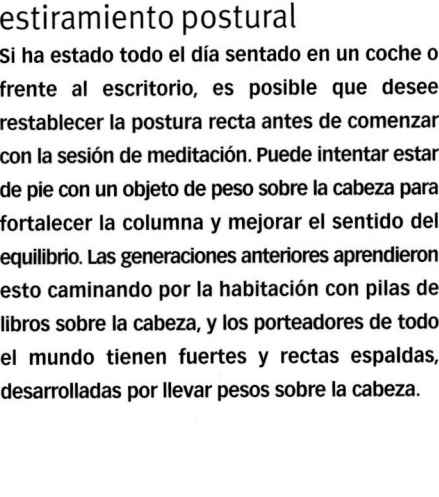

estiramiento postural

Si ha estado todo el día sentado en un coche o frente al escritorio, es posible que desee restablecer la postura recta antes de comenzar con la sesión de meditación. Puede intentar estar de pie con un objeto de peso sobre la cabeza para fortalecer la columna y mejorar el sentido del equilibrio. Las generaciones anteriores aprendieron esto caminando por la habitación con pilas de libros sobre la cabeza, y los porteadores de todo el mundo tienen fuertes y rectas espaldas, desarrolladas por llevar pesos sobre la cabeza.

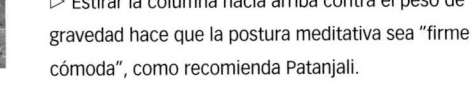

▷ Estirar la columna hacia arriba contra el peso de la gravedad hace que la postura meditativa sea "firme y cómoda", como recomienda Patanjali.

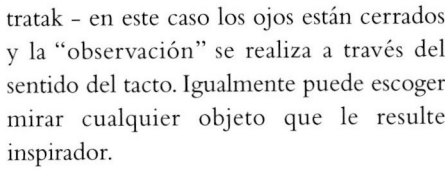

△ Si escoge meditar sentado en el suelo, será útil tener una mesa baja para tener los objetos en los que concentrará la mirada.

cojín favorito, o extienda una alfombra especial. El rincón puede contener una mesa con una vela y flores, o cualquier cosa que encuentre relajante e inspiradora.

objetos de devoción

Las cosas que tenga en su rincón de meditación pueden utilizarse para la técnica clásica llamada *tratak* - o "mirar". Esto implica sentarse recto e inmóvil mientras se fija la mirada sobre un objeto.

El punto de enfoque es normalmente una vela encendida. Si practica esta forma de meditación, asegúrese de que no hay corrientes que muevan la llama de la vela, ya que esto puede provocar dolor de cabeza. (Epilépticos y aquellos que sufren migrañas deben evitar mirar una llama). Después de mirar suavemente, sin fijar la vista, durante un rato, cierre los ojos y mantenga la imagen en el ojo de su mente. Cuando se desvanezca, mire de nuevo a la llama y repita la visualización. La imagen mental será cada vez más firme y mayor la concentración.

Puede que quiera encender una vela antes de comenzar la meditación y apagarla con un "gracias" como gesto final. La llama es el símbolo universal de la presencia de la divinidad, y puede que quiera desarrollar una mayor conciencia de esta presencia habitando dentro y alrededor de usted.

Existen diferentes formas de tratak. Puede sujetar una flor y girarla mientras observa todos los detalles de su estructura y su belleza. Sujetar un cristal en las manos y sentir sus contornos y su frialdad es otra forma de

tratak - en este caso los ojos están cerrados y la "observación" se realiza a través del sentido del tacto. Igualmente puede escoger mirar cualquier objeto que le resulte inspirador.

estiramiento relajante horizontal

Estirarse sobre la espalda es la preparación perfecta para la meditación. Diez minutos estirado en el suelo sobre la espalda, con la mente suave pero firmemente centrada en el movimiento de la respiración mientras el cuerpo se relaja, es un momento de relajación.

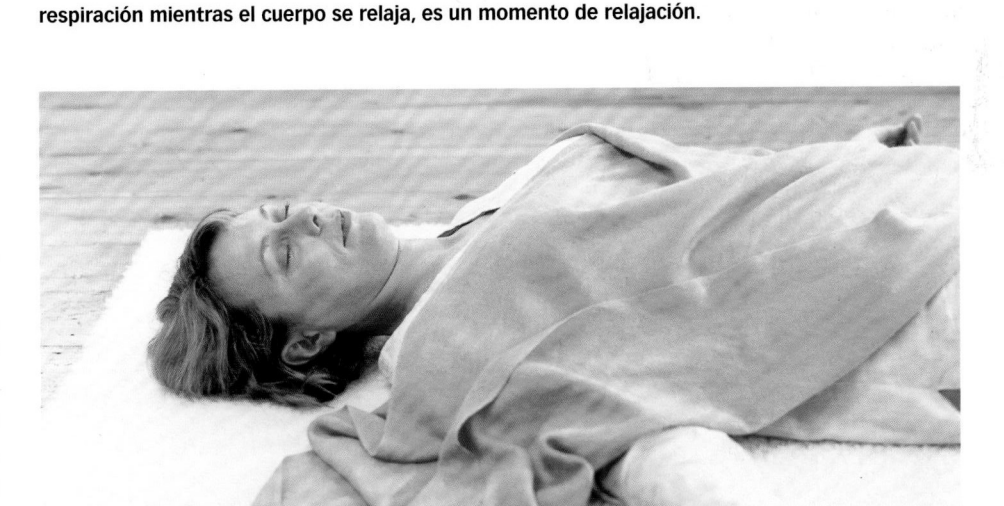

△ Manténgase alerta y arropado mientras se relaja sobre la espalda. El estiramiento en esta posición le prepara para mantener la columna recta - la columna debe estar todo lo recta posible durante la meditación. Mientras esté tumbado sobre la espalda, relajando el cuerpo, puede utilizar distintas técnicas de meditación para mantener la mente alerta y centrada, como contar las respiraciones de uno a diez y vuelta a empezar, visualizar la energía moviéndose a lo largo de la columna, repetir un mantra o visualizar una tranquila escena en el campo o junto al mar. Después de la relajación, realice unas cuantas respiraciones profundas, mueva los dedos de las manos y los pies, estírese y bostece y siéntese despacio. Ahora está listo para la práctica meditativa.

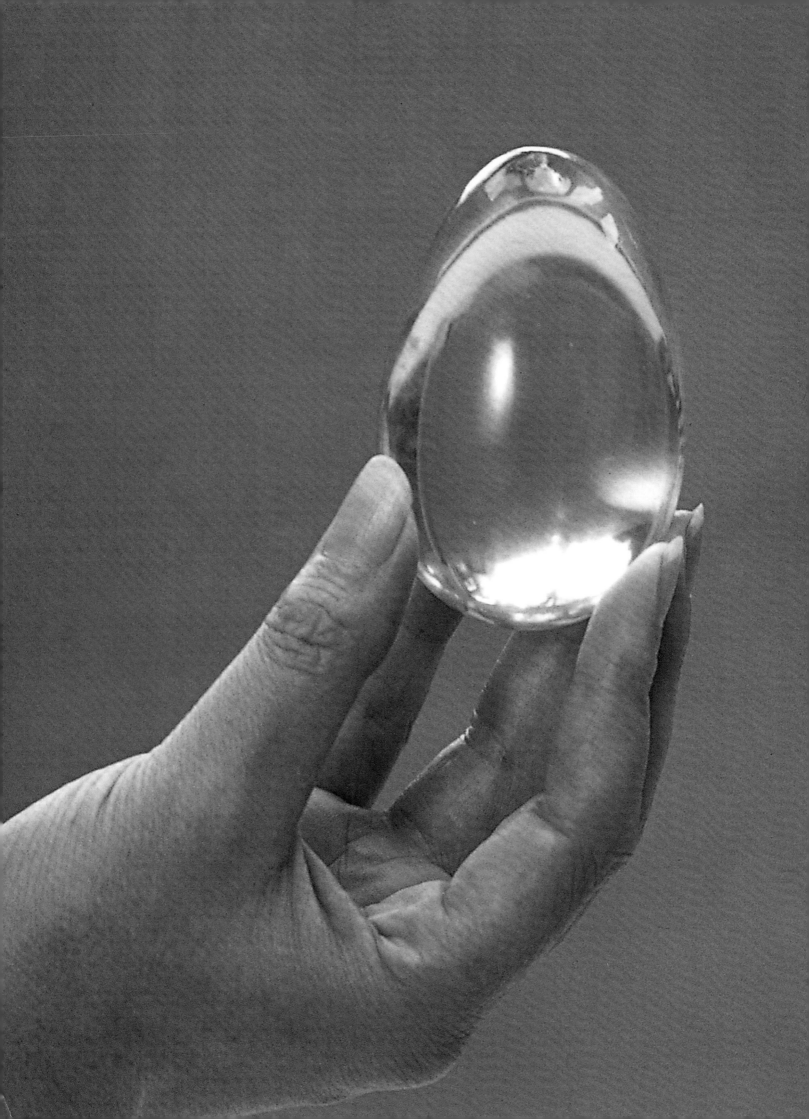

Utilizar los sentidos

Nos relacionamos con el mundo que nos rodea a través de nuestros cinco sentidos, y estos mismos sentidos son los que nos dicen lo que pensamos y cómo nos sentimos. Son el vínculo entre el mundo físico exterior —que todos los demás pueden también experimentar— y nuestro mundo interior, que sólo nosotros podemos conocer.

Aumentando nuestra capacidad de observación, visualización e imaginación, las prácticas de meditación nos ayudan a desarrollar nuestros sentidos. Cor estos métodos podemos realmente cambiar cómo nos sentimos interiormente.

Dharana, que se interpreta como concentración o "enfoque en un punto", es el sexto de los ocho miembros de Patanjali. Si nos centramos en un sentido y concentramos toda nuestra atención en el mensaje que nos da, tanto si estamos mirando la llama de una vela, escuchando una campana o el sonido de un mantra, u oliendo una flor, podemos reflejar ese enfoque preciso hacia el interior de nuestra vida y pensamientos, aislándonos del asalto a los sentidos de la vida cotidiana como preparación para el estado meditativo. Podemos también utilizar la memoria de la experiencia sensitiva en las visualizaciones para enriquecer nuestro mundo interior.

La meditación y los cinco sentidos

Nuestros sentidos son la antena que nuestra mente utiliza para investigar el mundo, tanto externa como internamente, de forma que percibimos lo que está ocurriendo, lo que hacemos y pensamos. Aquello que no somos capaces de sentir, ver, oír, saborear u oler no puede ser concebido ni descrito. Sin nuestros cinco sentidos no podríamos disponer de información de primera mano sobre nada y permaneceríamos en la ignorancia, incluso de nuestro propio cuerpo. Aún así, su alcance puede recoger sólo una fracción mínima de lo que hay "ahí fuera" o "aquí dentro" —aun siendo mejorados por la tecnología.

Podemos alegar que tenemos un "sexto sentido" —o intuición— pero éste emerge del trabajo en equipo de los cinco sentidos. Intente pensar en cualquier cosa sin "oírse" a sí mismo pensando en ello o sin "verlo" en el ojo de la mente. Podemos incluso "sentir" en dos mentes y oír voces debatiendo los pros y contras en nuestra cabeza.

LOS CHAKRAS Y LOS SENTIDOS

1. Base (muladhara): elemento tierra y sentido del olfato.

2. Sacro (svadisthana): elemento agua y sentido del gusto.

3. Ombligo (manipura): elemento fuego y sentido de la vista.

4. Corazón (anahata): elemento aire y sentido del tacto.

5. Garganta (visuddhi): éter o elemento espacio y sentido del oído.

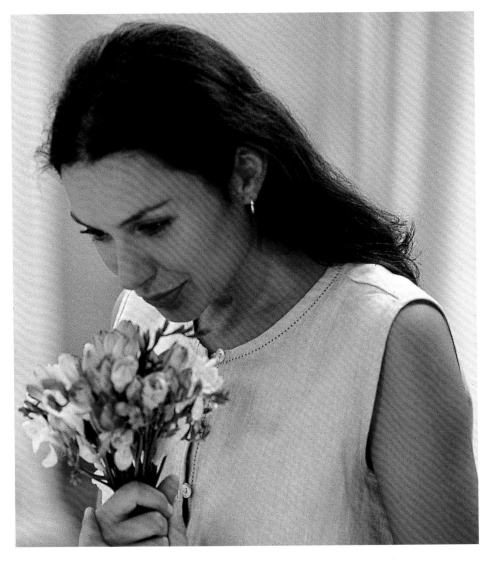

△ Todo lo que conocemos del mundo —desde el aroma de una flor hasta el latido de nuestro corazón— nos es transmitido a través de los sentidos.

pratyahara para la concentración y la conciencia

La meditación es un estado de conciencia expandida, y la conciencia simplemente es ser consciente de los mensajes sensoriales específicos una vez que el "ruido" sensorial general de la experiencia cotidiana se ha apagado.

Pratyahara es el quinto de los ocho miembros de Patanjali. A menudo se traduce como "aislamiento de los sentidos de sus objetos", de forma que no nos distraigamos por lo que ocurre a nuestro alrededor. Sin embargo, si tenemos miedo o estamos ansiosos, el sistema nervioso no nos permitirá bajar la guardia de esta forma, ni siquiera un momento. El estado de ansiedad es muy estresante y acaba por agotar los sistemas corporales, llevando a la enfermedad.

Pratyahara se asocia con la relajación profunda, lo opuesto a "estar en guardia", y es posible relajarse de esta forma cuando nos sentimos completamente seguros y tranquilos en un entorno protegido, como en el rincón de meditación de nuestra casa. En esta situación podemos bajar la guardia, pero si desconectamos todos los sentidos, nos dormimos. En lugar de eso, la respuesta es concentrarse en uno de ellos, o volverlos hacia dentro para practicar la visualización y el testimonio de los pensamientos cuando surgen. Estas técnicas nos preparan para el estado meditativo.

prana mudra: gestos para mover la energía a través de la columna

Puede aumentar la conciencia del camino de la energía que corresponde al sistema nervioso central visualizando el movimiento de la energía arriba y abajo por la columna pasando por los chakras. Al final, percibirá estos movimientos como reales en lugar de imaginarios, y podrá comenzar a meditar sobre las cualidades de los chakras. Este ejercicio profundizará su relación con los sentidos.

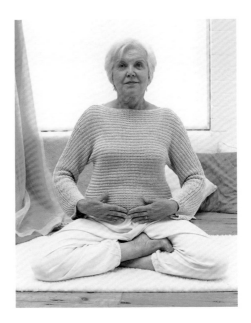

△ **1** Siéntese recto y cómodo con las piernas cruzadas, ponga las palmas mirando a la parte baja del abdomen rozándolo con las puntas de los dedos. Comience a inhalar, sintiendo como lleva la energía vital hacia arriba desde la tierra a través de la base de su cuerpo hasta los chakras vitales de la región abdominal.

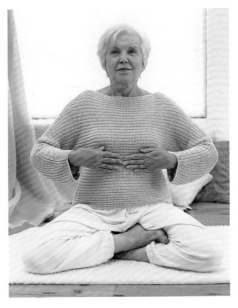

△ **2** Continúe inhalando mientras eleva lentamente las manos hasta la parte frontal del cuerpo, llevando la energía hacia arriba por la columna hasta los chakras del amor en la zona del corazón.

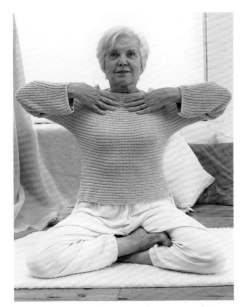

△ **3** Continúe, aún inhalando, levantando las manos y llevando la energía hasta el área de la garganta.

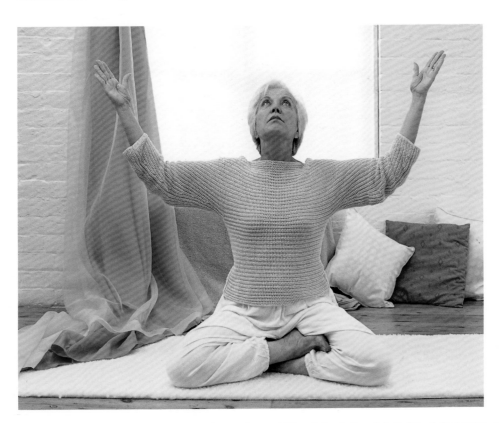

△ **4** Termine la inhalación pasando las manos frente a la cara (el área de los chakras de luz), abriendo los brazos y mirando hacia arriba. Este es un movimiento gozoso, exuberante.

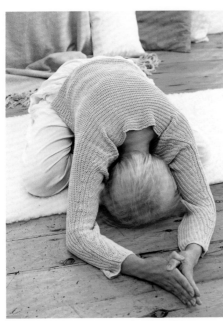

△ **5** Ahora exhale lentamente mientras se inclina hacia delante para llevar la cabeza y las manos juntas al suelo en actitud de entrega relajada y confiada. Esta es la postura básica de entrega. Repita la secuencia una o dos veces más.

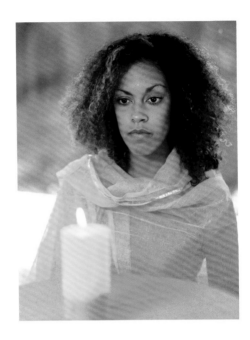

Muchas técnicas de meditación tradicionales están basadas en la concentración consciente sobre uno o más de los cinco sentidos a través de la práctica de pratyahara. En el sistema de Patanjali, este es el último de los miembros externos o "activos", antes de que la mente se vuelva hacia el interior.

utilizar la vista para la meditación

Tratak —mirar un objeto como la llama de una vela o una flor— es la técnica de meditación favorita común a varias tradiciones. Es una forma simple, pero muy efectiva, de relajar una mente ocupada.

1 Mire suavemente el objeto elegido sin forzar la mirada, sin parpadear ni pensar. Cuando sienta la necesidad de cerrar los ojos, hágalo, pero mantenga la imagen inmóvil del objeto en el "ojo de la mente". La imagen se desvanecerá gradualmente. Cuando esto ocurra, abra los ojos y vuelva a mirar el objeto. Repita durante diez minutos.

2 Es posible que mientras practica tratak se le salten las lágrimas, limpiando el ojo. En la antigua India, cuando había escasez de agua y había mucho polvo en el ambiente, se practicaba el tratak como medida para limpiar los ojos de forma segura. Algunas veces las lágrimas hacen surgir a la superficie emociones para "limpiar" viejas penas —déjelas fluir, ya que el proceso puede ser muy sanador.

◁ **Llevar la intensidad completa del sentido de la vista sobre la llama de una vela es una técnica popular de meditación. Coloque la vela a la distancia de los brazos, con la llama a nivel de los ojos. (Debe evitar mirar la llama de una vela si sufre de migrañas o epilepsia).**

el sentido de la vista

La vista es probablemente nuestro sentido más consciente y desarrollado en la sociedad moderna. Nuestro entorno está constantemente iluminado, de forma que podemos movernos y trabajar a cualquier hora, sin importar los ritmos naturales del día y la noche, y también se nos bombardea con mensajes en imágenes, desde los semáforos o los anuncios en la televisión y las pantallas de ordenador. Es difícil encontrar un lugar suavemente iluminado y visualmente relajante a menos que lo creemos nosotros mismos en casa. Para la mayoría de nosotros es más fácil imaginar algo con el "ojo de la mente" que sentirlo u oírlo, por lo que la visualización es una técnica popular de

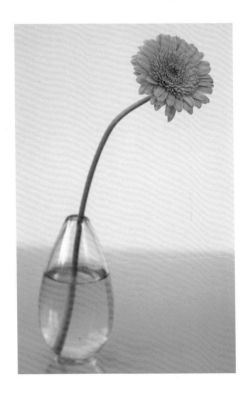

△ **Mirar una sola flor, centrar la atención en cada aspecto de su apariencia: su forma complicada, color y textura.**

EL COLOR DE LOS CHAKRAS

En los círculos occidentales de sanación los chakras a menudo se "ven" como los colores del arco iris, en lugar de utilizar los complicados diagramas orientales tradicionales de energías, conocidos como *yantras*:

- **Chakra base:** de un rojo intenso, como las brasas de carbón, es de un rojo apagado y negruzco cuando está estancado o enfermizo.

- **Chakra sacro:** naranja brillante; apagado y marronáceo cuando le falta energía.

- **Chakra del ombligo:** amarillo brillante; de un matiz verdoso cuando hay resentimiento o envidia.

- **Chakra del corazón:** verde esmeralda o su complementario, rosa; apagado cuando la energía está bloqueada.

- **Chakra de la garganta:** azul zafiro brillante, especialmente cuando está inspirado o defiende la verdad.

- **Chakra del entrecejo:** púrpura o amatista, algunas veces índigo (conteniendo los tres colores primarios, rojo, amarillo y azul).

- **Chakra de la coronilla:** blanco brillante o lila pálido, radiante como un faro de luz.

Mientras respira lentamente arriba y abajo a través de los chakras, ¿de qué "color" los ve? Recuerde postrarse en prana mudra después de terminar esta visualización.

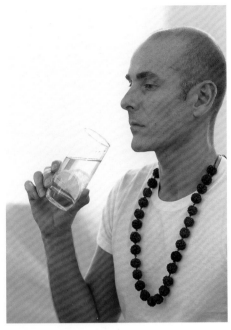

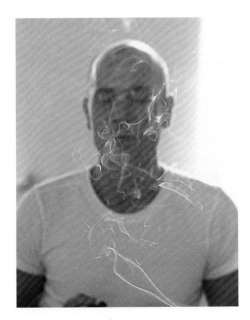

◁ Concéntrese en su sentido del gusto experimentando sabores puros con toda su atención, en este caso agua con sabor a limón.

los sentidos del gusto y el olfato

Los sentidos del gusto y el olfato están íntimamente ligados, cada uno afectando al otro poderosamente. También son nuestros sentidos más primitivos, asociados a nuestro cerebro reptiliano y a los dos chakras inferiores, y son esenciales para nuestra supervivencia. Las fragancias más fugaces tienen el poder de desatar emociones y recuerdos, y en muchas tradiciones religiosas, los aromas como el incienso se utilizan para elevar le espíritu o inducir estados alterados de conciencia. El gusto y el olfato pueden incluirse en la meditación quemando incienso o aceites esenciales y comiendo o bebiendo como ejercicio de conciencia.

△ El incienso es una ayuda tradicional a la meditación. Quémelo en su rincón de meditación para purificar el aire y centrar el sentido del olfato.

VISUALIZAR LOS GUNAS

Es fácil comprender las tres tendencias de la naturaleza en términos visuales y crear nuestras propias imágenes:

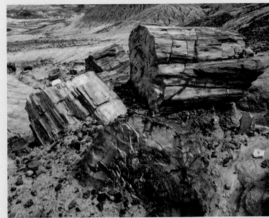

- **Tamas** (inercia, depresión, obstrucción) de apariencia gris y oscura, como una roca inamovible o una laguna estancada. Todo parece sombrío cuando nos sentimos infelices.

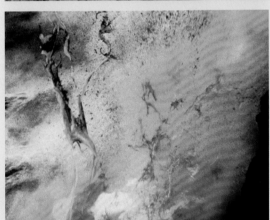

- **Rajas** (movimiento, pasión, obsesión, ira) de apariencia caliente y fiero, como un fuego devorador e incontrolado. Solemos decir que estamos "rojos de ira" cuando estamos furiosos.

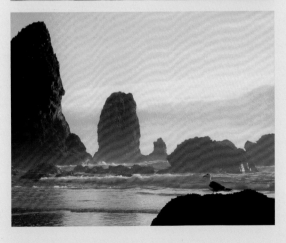

- **Sattva** (equilibrio, armonía, paz) de apariencia brillante y luminosa, como plata u oro pulido. Podemos ver que el amor "brilla" en la cara de alguien y los ángeles a menudo se representan vestidos de blanco resplandeciente.

¿Alguna de estas imágenes se corresponde con la forma en la que se siente ahora mismo? Los gunas están mezclados con cada aspecto de la naturaleza, como una cuerda trenzada, pero normalmente predomina uno de ellos. El único guna apropiado para la meditación es sattva, ya que ninguno de los otros dos nos hace sentir seguros y relajados.

Oído y tacto

Pratyahara implica la reunión de los pensamientos con la separación consciente de la mente de todas las sensaciones fugaces que se presentan a los cinco sentidos, que están constantemente bombardeados por las distracciones del mundo exterior.

el sentido del oído

Estamos tan acosados por la contaminación acústica en la sociedad moderna que nuestro sentido del oído a menudo se ve oscurecido por la cacofonía, y aún así, este sentido puede llevarnos más rápida y profundamente a la meditación que cualquiera de los otros una vez que hemos aprendido a escuchar realmente y con intención de una forma completamente relajada. El Hatha Yoga Pradipika, uno de los tratados clásicos de hatha yoga, guía al estudiante a través de todas las prácticas del yoga —"con el único propósito de alcanzar el yoga de la meditación"— hasta que el objeto de la meditación puede escucharse dentro.

sonido interior

Lo que puede oír, una vez aprende a escuchar, es la vibración interna o sonido, llamado *nada*. Este sonido se describe como formado por varios niveles de sutilidad. Moviéndose desde los sonidos más burdos a los más sutiles, los niveles se comparan al

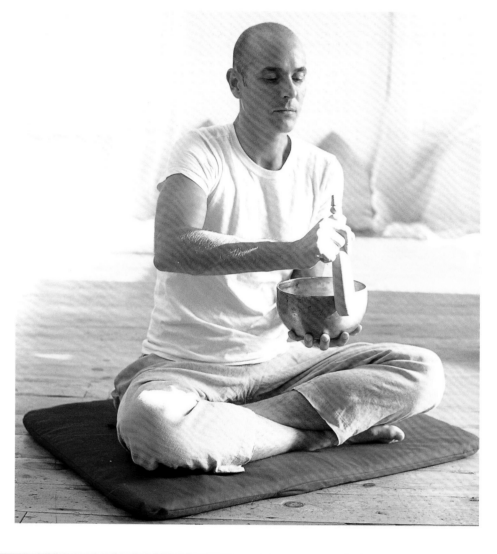

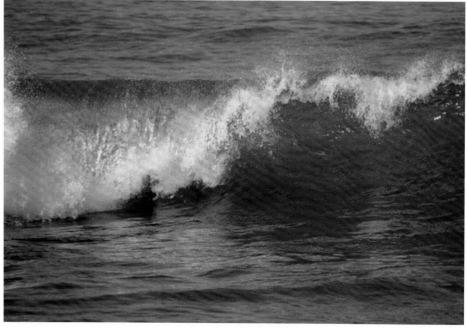

△ **Para sacar el profundo y resonante sonido de una campana tibetana, se sujeta una vara de madera firmemente contra el lado del bol mientras se golpea alrededor del borde.**

◁ **En su nivel más resonante, el sonido interior o nada, se compara con el romper de las olas del océano.**

"océano... nubes [trueno], timbal... caracola, gong y trompa... tintineo de campanillas, flauta, vina (instrumento de cuerda) y el zumbido de las abejas".

Cualquiera que haya aprendido a relajarse, a acallar la mente y a escuchar, realmente será capaz de oír nada. A menudo al principio se escucha un zumbido vibrante agudo, como el que se oye al estar bajo cables de alta tensión. Una vez que pueda oír nada podrá

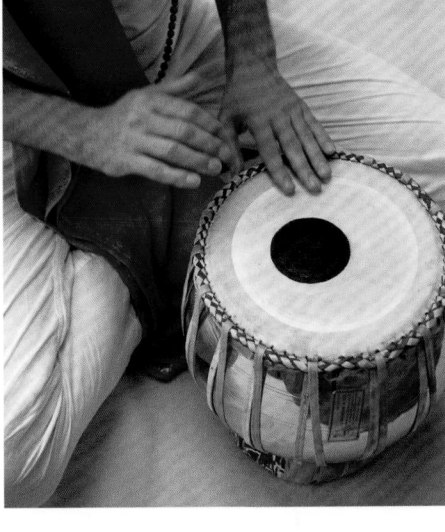

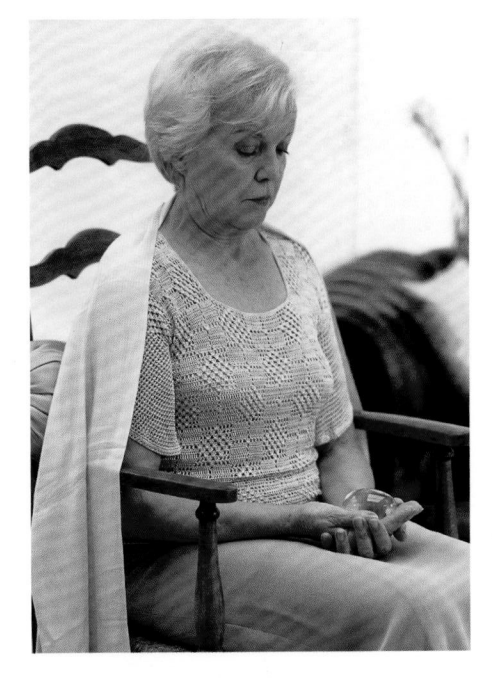

◁ **Un percusionista puede crear ritmos complicados, pero llevar el ritmo puede ser tan simple o complejo como usted quiera. Dar palmas es una forma excelente y sencilla de llevar el ritmo, tanto solo como en compañía.**

escuchar los niveles más sutiles del sonido detrás de aquellos que son aparentes.

el sonido primordial

Muchas tradiciones espirituales alegan que la creación comenzó con el sonido. El evangelio de San Juan abre con la afirmación: "En el principio existía el Verbo", y esta palabra primordial es claramente un sonido causado, como todos los sonidos, por una vibración. La misma afirmación se hace en el *Mandukya Upanisad*, uno de los tratados místico filosóficos que forman parte de los Vedas: "Pasado, presente y futuro no son más que el despliegue del OM. Todo lo que trasciende el tiempo, también es OM". OM se conoce como *pranava* (sonido primordial) y se coloca al principio de casi todos los mantras, además de ser la fuente de todos los mantras. Es el sonido o vibración sagrado que hizo emerger el universo tal y como lo conocemos. Por tanto, el canto reverencial de OM nos devuelve a nuestro creador o a nuestra fuente, Dios o Brahman. Nada es el sonido de la divinidad en nuestro interior.

desarrollar la capacidad de escuchar

Una técnica efectiva de pratyahara es sentarse en silencio y concentrarse en el sentido del oído sin implicar ningún movimiento de la mente. Comience tomando los sonidos más obvios, como un coche en la calle o un perro ladrando en algún sitio. Escúchelos, simplemente siendo consciente de ellos sin hacer ningún comentario mental como "eso es el ladrido de un perro", o enmarcándolo en algún juicio o descripción del sonido como "desagradable" o "alto". Escuche gradualmente sonidos más sutiles, como su propia respiración, el sonido del corazón o de la digestión —sin añadir comentarios mentales. Escuche sus propios pensamientos

sin comentarlos. Finalmente, cuando haya aprendido a escuchar imparcialmente cualquier sonido que escoja, podrá escuchar el nada.

producir sus propios sonidos

Una vez haya aprendido a escuchar imparcialmente puede aprender a producir sonidos sin el "bagaje mental" que a menudo les acompaña cuando se intenta crear sonidos entonados como el canto o tocar un instrumento. Puede recitar un mantra sencillo, tocar una campana tibetana, cantar una escala arriba y abajo en una octava, crear ritmo con un tambor, todo sin vergüenza ni estrés, tanto si está solo o en compañía. Tanto escuchar como crear sonidos son prácticas muy relajantes que pueden llevarle rápidamente al estado meditativo.

el sentido del tacto

Cada respuesta emocional es cuestión de sensación, implicando algún aspecto del sentido físico del tacto. Sentirse seguro es como estar sujeto por manos amorosas o sentir la presencia de amigos alrededor. Sentirse inspirado o animado crea un sentimiento tangible de luminosidad interior y expansión. También puede sentirse "en contacto" con su cuerpo —si tiene frío o calor, cómodo o con dolor, quieto o en movimiento.

La mayoría de las sensaciones permanecen bajo la conciencia a menos que necesitemos percibirlas. En nuestra vida diaria no somos conscientes de los músculos que nos mantienen en pie hasta que tropezamos o estamos a punto de caer, o de nuestro ciclo respiratorio hasta que corremos demasiado rápido y nos quedamos sin aliento. Aprender a sentirse conscientemente seguro y relajado mientras nos sentimos más centrados y conscientes es un maravilloso antídoto contra el estrés.

△ **Sentir realmente la forma, el peso, la frescura y la textura de un objeto como un cristal es una práctica meditativa de gran valor.**

COMPARTIR EL SENTIDO DEL TACTO

El masaje es una forma excelente de explorar y aumentar el sentido del tacto —tanto como "dador" o como "receptor". No necesita ser un experto. Simplemente recuerde que sus manos son extensiones del chakra del corazón, pregunte a su pareja cómo se siente y armonícese con sus respuestas. Sincronizar la respiración ayuda enormemente a la comunicación; presione al exhalar y relájese, iluminando su tacto al inhalar.

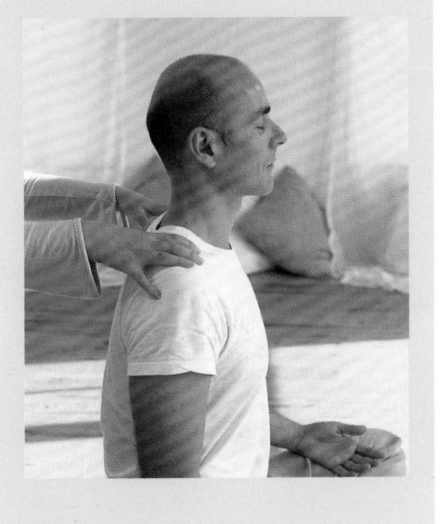

△ **Dar o recibir un masaje permite a ambos concentrarse en el sentido del tacto.**

Combinar los sentidos

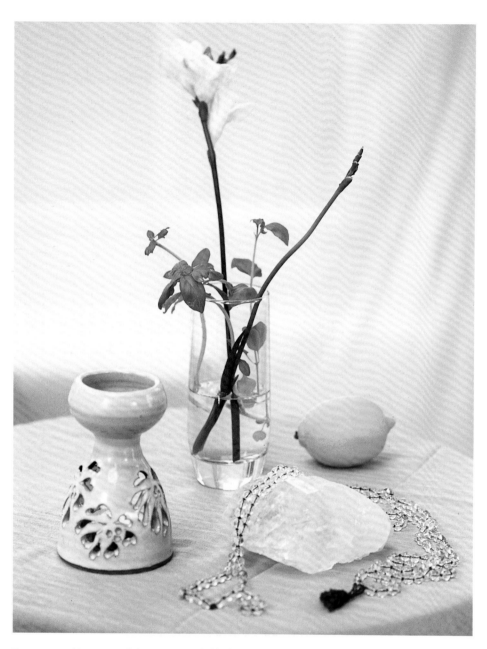

La percepción sensorial es una actividad mental. El cerebro transforma la constante información de los impulsos nerviosos en tacto, vista, oído, gusto y olfato, para tomar sentido interno del mundo exterior. Realmente no sabemos qué hay fuera de nuestro cerebro, sólo lo que él nos dice que hay cuando traduce las impresiones que recoge a través de los nervios sensoriales.

La mayoría de lo que recogen nuestros sentidos se filtra por nuestra conciencia consciente. Por ejemplo, cuando leemos un libro que nos interesa, puede que no percibamos a los demás moviéndose a nuestro alrededor. Existen todo tipo de

△ Una mesa de meditación puede atender a todos los sentidos: incluya una flor a la que mirar; un limón o una ramita de alguna hierba aromática como albahaca para el olfato y el gusto; aceites esenciales en un quemador para crear una fragancia que lleve a la meditación; un cristal al que mirar y tocar; y un mala para tocar mientras se escucha a sí mismo repetir un mantra.

fuerzas no podemos sentir, como los rayos cósmicos llamados neutrinos que pasan a través de nuestro cuerpo "sólido" y de nuestro planeta.

el sentido dominante

La gente a menudo tiene tendencia hacia uno de los sentidos. El sentido de la vista es probablemente el más dominante en nuestra sociedad occidental, aunque algunos confían más en el oído o el tacto que en la vista; el resto de los sentidos pueden ser mucho más importantes cuando nos damos cuenta.

Es imposible escribir nada sin escuchar las palabras en nuestra mente, o moverse sin darse cuenta a través del sentido del tacto de la relación del cuerpo con todo aquello que le rodea. Los sentidos del gusto y el olfato son mucho más activos de lo que imaginamos. Por lo tanto, combinar la atención de varios sentidos durante la meditación es mucho más efectivo que concentrarse en uno solo.

combinar herramientas sensoriales para profundizar la meditación

Comience con técnicas simples que utilizan un único sentido hasta que haya aprendido a centrarse en él durante varios minutos. Después, gradualmente, aumente la complejidad del ejercicio y busque qué es lo que mejor funciona para usted y mantiene más su atención.

Practique regularmente una técnica sencilla como sentir el movimiento de la respiración en su cuerpo (que reside en el sentido del tacto). Esta técnica puede finalmente serle tan familiar que su mente sea capaz de vagar incluso cuando la esté realizando, haciendo dificultoso el proceso de la concentración. Cuando esto ocurra puede cambiar a una técnica diferente —quizá la respiración alternada contando (que combina los sentidos del tacto y el oído). Explore después la "visión" y la "sensación" de prana, o energía, como luz o calor u hormigueo mientras respira. Dirija el prana mentalmente mientras inhala y llévelo a un lugar específico de su cuerpo en la exhalación (combinando los sentidos de la vista y el tacto).

Estas herramientas sensoriales son engañosamente sencillas de usar para alcanzar el estado meditativo, aunque pueden tener efectos muy profundos con el tiempo. Simplemente respirar tres veces puede llevarle

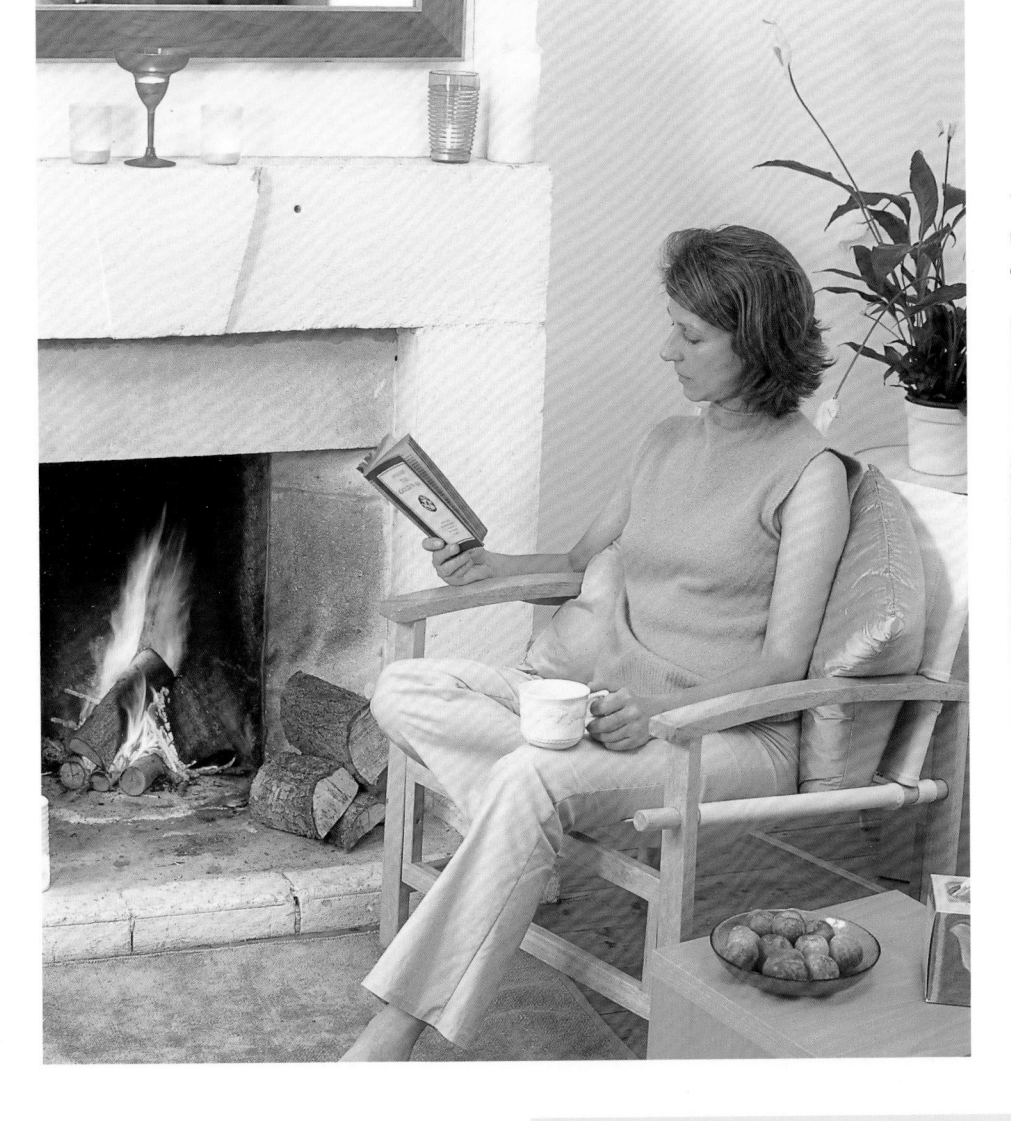

△ Cuando un libro absorbe su atención el cerebro es capaz de ignorar las distracciones externas aun cuando los sentidos están recogiendo señales de ellas.

▽ Mientras se ve a sí mismo escribir, y siente su mano dirigiendo la pluma, también está escuchando las palabras dentro de su cabeza.

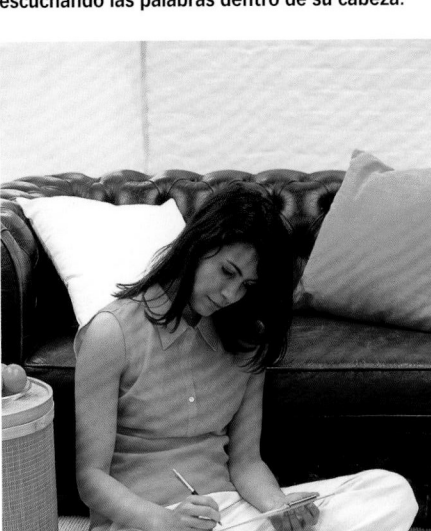

inmediatamente de un estado de estrés al silencio interior. El arte está en combinar varias herramientas para mantener la conciencia mental y el enfoque, y evitar caer en el ensueño.

Todas las prácticas de meditación utilizan los sentidos naturales, normalmente el tacto, la vista o el oído o una combinación de estos. Puede aprender a agudizar todos los sentidos, de uno en uno cada vez, y después cambiar la percepción del mundo exterior a voluntad para crear un mundo interior. La visualización es la técnica de crear nuestra propia realidad. "Somos como pensamos", así que tenga pensamientos felices y relajados, fluyendo con vida-luz-amor. Su mundo exterior reflejará las actitudes que proyecta desde dentro.

MALA Y MANTRA

Tocar un mala (collar de cuentas tradicional de meditación) mientras se canta un mantra es un clásico ejemplo de técnica meditativa que combina los sentidos. Se utilizan dos sentidos: el oído, mientras se escucha recitando el mantra (tanto si es en voz alta o en silencio) y el tacto, mientras pasa el mala entre los dedos para contar las repeticiones del mantra.

Siéntese recto y relajado en el entorno seguro de su rincón de meditación. Los mantras favoritos son "OM", "Paz y buena voluntad", "OM shanti shanti shanti" (*shanti* significa "paz") o cualquier otro tipo de frase que favorezca la curación y la alegría. Sienta realmente la presencia de las cuentas mientras las toca suavemente pero con decisión.

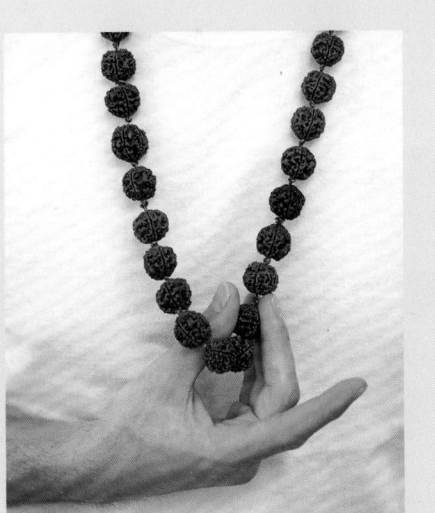

△ El mala se sujeta con la mano derecha y la posición de los dedos que se utiliza para contar las repeticiones es simbólica: el pulgar (conciencia cósmica) y el dedo medio (sattva guna) mueven las cuentas, mientras que el índice (ego/conciencia personal) se mantiene bien alejado de la acción.

El arte de la visualización

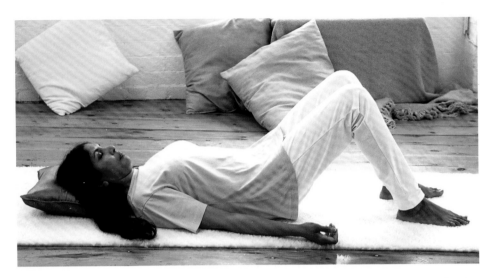

La visualización es una técnica que pone en juego todos los sentidos y nos permite construir un mundo interior feliz. La visualización relajada es una herramienta utilizada en muchos tipos distintos de terapias. Su objetivo es ayudarnos a cambiar nuestra percepción del mundo cambiando la forma en que nos sentimos interiormente. Puede hacerse tumbado o reclinado, o sentado en postura de meditación. Esto significa que podemos ayudarnos a nosotros mismos a sentirnos mejor cuando estamos cansados o agotados, o enfermos en cama, o necesitamos crear un estado calmado y relajado para prepararnos para una tranquila noche de sueño.

escoger una afirmación

Puede utilizar el tiempo de relajación para obtener beneficios a largo plazo utilizando afirmaciones para crear cambios duraderos. El primer paso es decidir la afirmación o resolución, conocida como *sankalpa*, para repetirla mientras se encuentre en estado de profunda relajación.

Necesita preguntarse qué cambios positivos en su comportamiento (vida), percepción (luz) o actitud (amor) le harían parecerse más a la persona que le gustaría ser. La respuesta requiere reflexión y una valoración honesta de sus cualidades personales. Una vez decidido el sankalpa, puede comenzar creando una visualización apropiada utilizando la imaginación y los cinco sentidos para hacerse realmente presente en el lugar de su elección donde se siente naturalmente seguro y relajado. Una vez que esta escena está configurada

△ **Para la relajación adopte una postura cómoda tumbado sobre la espalda con las rodillas flexionadas y los pies sobre el suelo. Un cojín bajo la cabeza evitará que la parte posterior del cuello se contraiga.**

▽ **Una vez esté completamente relajado, centre su imaginación y todos los sentidos en estar presente en el lugar en el que desea estar.**

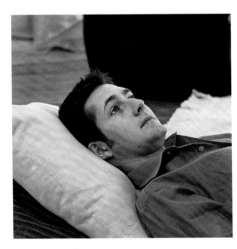

puede profundizar más y reforzar los cambios en la actitud, punto de vista y propósito que haya decidido adoptar. La mente inconsciente es feliz de responder a las sugestiones propuestas por la mente consciente, siempre que el sistema nervioso se encuentre en un estado totalmente relajado y confiado y que usted exprese su intención de la siguiente forma:

- Construya la afirmación de forma breve y clara, sin "condiciones" o "peros", calificativos o descriptivos.
- Mencione un solo cambio. Cuando haya

IMAGINACIÓN CREATIVA

Se dice que no puede imaginarse aquello que no hemos experimentado, ya sea de primera o segunda mano. Tenemos una infinita variedad de recuerdos entre los que escoger. Nuestra vida ocurre en nuestras cabezas, de forma que podemos crear un mundo interior tan armonioso como podamos. No hay necesidad de construir un mundo interior desordenado y caótico una vez sabemos cómo cambiarlo. La elección es suya y las técnicas de meditación son las herramientas.

tenido lugar reemplace el sankalpa ya que será superfluo.

- Describa el cambio que quiere hacer en tiempo presente como "Soy... [feliz, sano, seguro, exitoso en... o perdono...]" o "me estoy haciendo más y más... día a día". La mente inconsciente vive solamente en el presente e ignora el pasado y el futuro. El mañana nunca llega y no es de ningún interés.
- Exprese su sankalpa sólo en términos positivos, ya que la mente inconsciente se confunde con términos negativos como "no" y "nunca".
- Evite palabras del tipo "intentar" o "trabajar en" o también "difícil" porque inmediatamente ponen en guardia el sistema nervioso y deshacen toda la relajación que haya conseguido hasta el momento.
- Repita su sankalpa tres veces despacio y con decisión, de forma que la mente inconsciente sepa que lo dice en serio. De esta forma está programándola para llevar a cabo sus intenciones, incluso cuando la mente consciente esté ocupada con otras cosas. Esta es la razón por la que el sanpalka tiene un efecto tan poderoso.

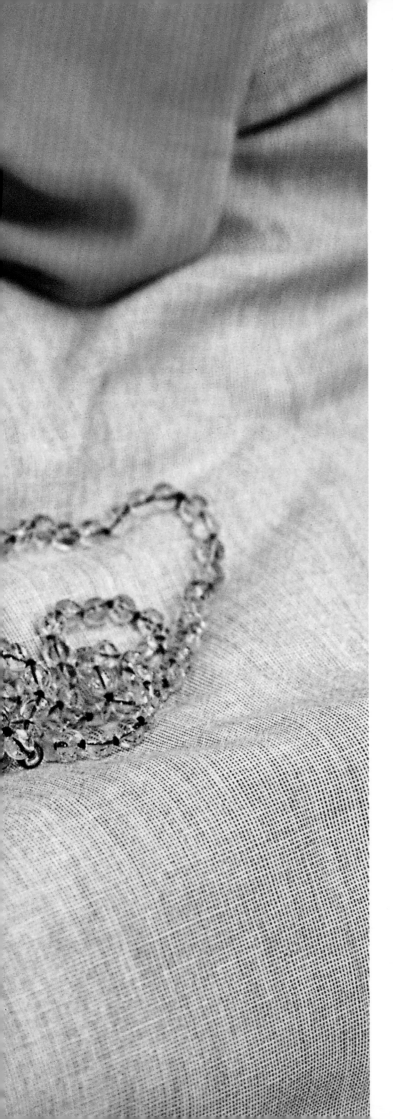

Meditación diaria

La sabiduría antigua tanto de Oriente como de Occidente nos ofrece herramientas para ayudarnos a vivir en paz y alegría, y nos puede ofrecer razones sencillas para explicar por qué se comporta la gente de la forma en que lo hace —de manera que podamos entender, aceptar y perdonar tanto a nosotros mismos como a los demás. Cuando la meditación se convierte en parte de la vida cotidiana, puede ayudarnos a mejorar la calidad de todas nuestras interacciones con el mundo que nos rodea.

Para la práctica de la meditación podemos reservar un tiempo en el que centrar nuestros pensamientos, libres del estrés y las intrusiones del mundo exterior. Pero la meditación no es un escape del mundo, más bien es una forma de expandir nuestra conciencia para incluirlo, para ser uno con el universo infinito. Una vez establecido el hábito de la meditación, podemos llevar su perspectiva consciente para soportar todo lo que hacemos en nuestra existencia diaria, viviendo nuestras vidas al completo en un estado de relajado conocimiento de uno mismo.

Meditación en la vida diaria

Mucha gente piensa en el estado meditativo como en algo "de otro mundo", algo que solo pueden alcanzar si se separan de la vida diaria. Aunque la práctica regular de la meditación requiere que reservemos un tiempo para llevar nuestra atención hacia el interior, puede también entretejerse en nuestra vida cotidiana. Podemos convertir las tareas mundanas en una forma de meditación practicando la "concentración" —centrar todos nuestros pensamientos en ellas; podemos experimentar un sentido de iluminación espiritual al apreciar la belleza de todo lo que nos rodea; podemos utilizar nuestras prácticas meditativas cuando intentamos implicarnos y comprender nuestras emociones; y podemos introducir elementos meditativos en la forma en la que nos relacionamos con los demás.

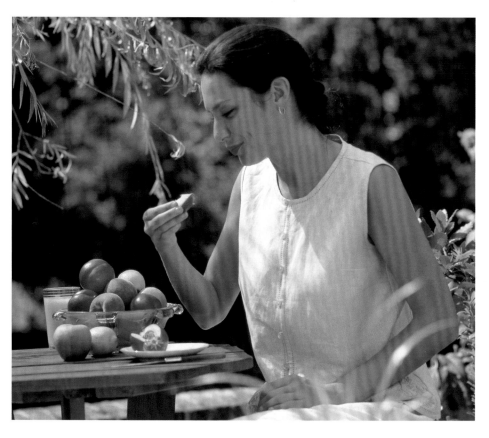

▷ Centrar nuestra atención en las actividades diarias, tales como comer, puede convertirlas en una forma de meditación.

elementos clave

Existen muchas formas en las que podemos llevar la meditación a cada aspecto de nuestra vida cotidiana:

- Concentre completamente su mente y su cuerpo en lo que esté haciendo en cada momento, ignorando las distracciones.

- Viva el momento presente tanto como pueda.
- Intente percibir la belleza y el valor de cada cosa (y de cada persona) que tiene alrededor, y en todo lo que haga, no importa lo mundana que parezca la tarea.

- Aprenda cómo utilizar plenamente los sentidos.
- Desarrolle el auto-conocimiento y trabaje la interacción entre su cuerpo emocional y físico —por ejemplo percibiendo cómo ciertas prácticas respiratorias y posturas afectan a su estado mental.

TRABAJAR CON LOS SENTIMIENTOS

La siguiente técnica tradicional, basada en la experiencia de los "opuestos", le permite ser consciente de sus sentimientos:

- Relájese sentado, reclinado o tumbado boca arriba.
- Imagine "pares de opuestos" y perciba las sensaciones físicas que provocan.
- Comience con las parejas que no tienen o apenas tienen asociaciones emocionales postitivas/negativas —como frío/caliente, duro/blando,

luz/oscuridad— y observe cómo se siente su cuerpo mientras permanece relajado.

- Pase a un par más emocional, comenzando con el lado positivo, y observe los sentimientos evocados: nacimiento/muerte, espacioso/ limitado, feliz/triste, encantado/ enfadado y bienvenido/excluido son algunos ejemplos.
- Aún cuando esté en profunda relajación, observe los sentimientos evocados en su

cuerpo mientras observa la mitad negativa del par de forma que pueda reconocerlos e identificarlos desde este momento y comprender qué es lo que "pulsa los botones" y cómo se siente cuando sus emociones son negativas.

- Repita la parte positiva del par antes de pasar al siguiente.
- Termine con su sankalpa y respiraciones suaves y profundas antes de salir de la relajación con el ritual de postración.

RELACIONARSE CON LOS DEMÁS

La meditación budista "en generosa armonía" le ayuda a relacionarse mejor con aquellos que le rodean. Inhale el amor y la generosidad del universo para ayudarse y apoyarse en sí mismo, y después exhale, dirigiéndolo a una persona o grupo específico de personas. Repita esta meditación a menudo, hasta que se convierta en su segunda naturaleza tanto recibir como dar amor y generosidad.

- Relájese profundamente sentado con la columna recta.
- Inspire, llevando el amor y la generosidad del universo a su interior.
- Exhale, dirigiendo todo ese amor y generosidad con gratitud hacia una persona en particular, o hacia aquellos que le han enseñado (dándole luz de muchas formas). Inhale más amor y generosidad hacia su interior.
- Exhale, dirigiendo todo ese amor y generosidad con gratitud hacia una persona en particular, o hacia aquellos que le han nutrido y alimentado (dándole vida de muchas formas). Inhale...
- Exhale, dirigiendo todo ese amor y generosidad y bendiciones hacia una persona o personas a las que quiera mucho. Inhale...
- Exhale, dirigiendo todo ese amor y generosidad y bendiciones hacia los conocidos, vecinos, personas con las que trabaja. Inhale...
- Exhale, dirigiendo todo ese amor y generosidad y perdón hacia aquellos que le molestan o le obstaculizan, que son poco amables o desdeñosos. Inhale...
- Exhale, dirigiendo todo ese amor y generosidad y perdón hacia aquellos que alguna vez le han herido de alguna forma. Inhale...
- Exhale, difundiendo la oración "Que todo el mundo sea feliz". Inhale y dé gracias por todo el amor y generosidad que recibe. Realice una pausa antes de salir de la meditación y postrarse en el ritual.

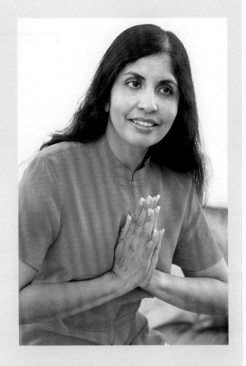

△ El saludo tradicional indio "Namasté", pronunciado con una inclinación y juntando las manos sobre el chakra del corazón, reconoce la presencia de la divinidad en el corazón de cada persona, transmitiendo que todo el mundo es parte de la unidad de la creación.

¿cómo se siente?

Como forma de vincular lo físico y no físico, es importante habituarse a percibir conscientemente lo que los sentidos le están diciendo a la mente. Esto hace mucho más fácil controlar las emociones cuando surgen, porque puede sentirlas a través de los sentidos. De hecho, no hay otra forma de "sentir". Para cada emoción existe su sensación física correspondiente: ponerse "rojo" de ira, la pena nos "rompe" el corazón o nos encontramos "a oscuras" cuando estamos confusos.

Una vez que haya aprendido a reconocer cómo se siente realmente puede evitar reaccionar de manera negativa a las situaciones cotidianas. Siempre que note que surge un sentimiento negativo, para un momento (el proverbial "cuente hasta diez"), relájese y visualice el sentimiento opuesto positivo. Puede responder entonces de manera positiva, llevando lo que ha aprendido a través de la práctica de la meditación a su vida diaria.

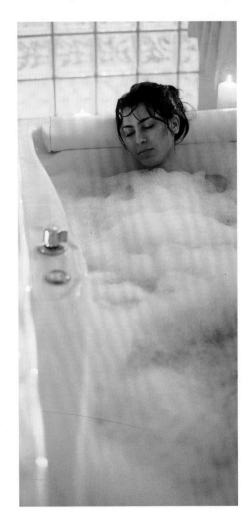

▷ Utilice el tiempo que pasa en la bañera o la ducha cada día para relajarse y disfrutar del momento presente.

◁ Cuando dé un paseo entre vegetación, concentre su mente y sus sentidos en la experiencia, percibiendo la belleza de todo a su paso durante el camino. Las plantas nos enseñan cómo "ser simplemente".

Conocerse a sí mismo

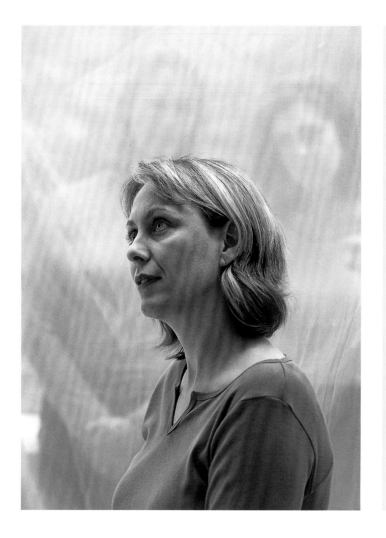

EVITAR EL APEGO EXCESIVO

Es un error apegarse demasiado a cualquiera de los tres gunas —incluso al brillante y bello sattva guna. Los gunas son estados de la naturaleza que se describen como energía que fluye, siempre cambiante y por lo tanto, nunca real. Las plegarias tradicionales a menudo se cantan para disolver nuestro apego a la naturaleza y los gunas, para centrarnos en la eterna realidad de la conciencia (o espíritu). El siguiente mantra se utiliza a menudo para la meditación en grupo y privada:

*Guíanos desde lo irreal
    a lo real,
De las tinieblas a la luz
Y de la muerte a la inmortalidad.*

*...Que Siva [conciencia
suprema] libere a todos los seres.
Que nos libere de la muerte
[la impermanencia de la
naturaleza
y los gunas] por el bien de
la inmortalidad [vivir el eterno
ahora] aún como el pepino
maduro
cae naturalmente de la planta [de
los apegos].*

▽ **Buscamos la libertad de los apegos como un pepino maduro que cae de la planta.**

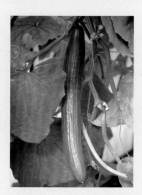

Todo el mundo puede beneficiarse de habituarse a reconocer las distintas fuerzas que nos hacen pensar, sentir y actuar como lo hacemos en nuestra vida diaria. Es útil considerar estas fuerzas trabajando dentro de nosotros en términos de chakras, koshas y gunas. Incluso cuando nos encontramos solos, nuestro comportamiento, pensamientos y actitudes reflejan las interacciones entre koshas que continuamente tienen lugar en los chakras.

corregir desequilibrios

Describir estos procesos internos en términos de los tres gunas nos ayudará a darnos cuenta de los desequilibrios. Los tres estados de la naturaleza están entrelazados en todos los niveles: el físico (anna maya kosha) y el energético (prana maya kosha), el mental instintivo (mano maya kosha) y el intelectual (vijnana maya kosha), y también al nivel del sentimiento y del propósito (ananda maya kosha).

△ **La meditación le permite calmar el ruido constante de sus pensamientos y contemplar las cosas claramente y de forma imparcial, fomentando el autoconocimiento.**

No podemos escapar a las cualidades de tamas, rajas y sattva, pero a través de la meditación podemos aprender a influir en el dominante. En tamas estamos atascados, yendo a ninguna parte, consiguiendo nada. Necesitamos el deseo y la energía de rajas para que las cosas se muevan, pero demasiado nos haría esclavos de la pasión. Un equilibrio de tamas y rajas —descanso y ejercicio— nos trae sattva, en el que la paz y el equilibrio pueden predominar. Este es el estado que se necesita para alcanzar la meditación: las prácticas preliminares como estiramientos y respiración están diseñadas para alcanzar y mantener sattva, en el que un sistema nervioso equilibrado puede responder apropiadamente a cada momento

y en cada situación que se presente. La meditación nos permite apartarnos y observarnos de forma imparcial, como testigos preparados para aceptar lo que encontremos, reflexionar sobre ello y después crear el cambio. Podemos restaurar la armonía interior siempre que sintamos que se nos escapa, y vivir en el armonioso estado del ser que Patanjali describe:

*... Se cultivan las cualidades del corazón:
amistad hacia la alegría,
compasión hacia el sufrimiento,
felicidad hacia lo puro
e imparcialidad hacia lo impuro.*

Yoga Sutras, Cap. 1

En estas palabras se encuentra la esencia de lo que los budistas conocen como "la práctica de las cuatro virtudes".

La danza de Krisna — desarrollar armonía y equilibrio

Krisna es el Señor hindú del amor y la encarnación de la divinidad de la belleza y el amor. Expresa el eterno flujo del amor a través del movimiento. El aire se mueve a través de su flauta de caña para crear una música encantadora, y su cuerpo se mueve en una danza alegre. Esta es una meditación activa de equilibrio que ayuda a tener armonía física y mental.

"La energía y la conciencia se reflejan la una en la otra"

Sabiduría tradicional yóguica

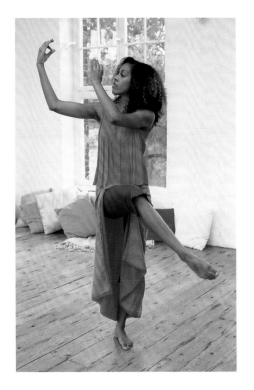

△ **1** De pie sobre la pierna izquierda, levantando lentamente la derecha y cruzándola hacia la izquierda. Gire el tronco hacia la derecha, elevando ambos brazos a la derecha como si sujetara una flauta. "Escuche" la música que está tocando mientras "siente" la ligereza y alegría de Krisna.

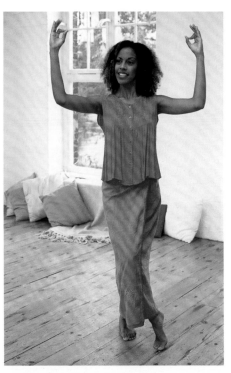

△ **2** Baje el pie derecho al suelo gracilmente, cruzándolo por delante del izquierdo, y gire la cabeza al frente, manteniendo los brazos elevados. Transfiera el peso al pie derecho y levante la pierna izquierda y repita el paso, girando el cuerpo hacia la izquierda.

CONTROLE SU ESTADO

Recuerde que en la vida es necesario un cierto grado de tamas y rajas —no es sano que uno de ellos domine. Progresamos desde tamas hacia rajas hasta el estado equilibrado de sattva.

TAMAS

La cualidad de la inercia en la naturaleza, tamas es una forma de pobreza y estancamiento que puede hacernos sentir atrapados y privados. Constriñe el flujo del luz-vida-amor, impidiéndonos experimentar y compartir la espontaneidad natural, la inspiración y la alegría. Absorbe nuestra energía, haciendo que construyamos muros emocionales a nuestro alrededor.

Atrapado en horarios y rutina
Ignorancia y prejuicio
Timidez, miedo, victimismo
Dependencia de otros
Poca energía, negligencia, mala dieta
Enfermedad, impotencia, dolor
Pena, remordimientos, tristeza
Desesperanza
Pobreza

RAJAS

Aquí hay demasiado de todo, especialmente pasión, extendiéndose fuera de control como un fuego en el bosque. Rajas nos hace inquietos y llenos de deseo insatisfecho; nos convertimos en agresivos e insensibles a las necesidades y sentimientos de los demás. Cuando rajas domina vemos a los demás como objetos que están ahí para ser explotados y manipulados.

Impaciencia egocéntrica e indiferencia
Desdén por la tradición, arriesgado
Seguro de sí mismo, arrogante, dominante
Codicia, ambición, agotamiento final
Determinación por sobrevivir, ansia de vida
Concentración en el futuro
Deseo febril
Determinación de éxito por encima de todo

SATTVA

La cualidad del equilibrio o armonía en la naturaleza, sattva hace a tamas y rajas complementaros y positivos, en lugar de destructivos, creando luz para disolver tanto la oscuridad como la pasión. El sattva guna es calmado, puro y bueno, pero sigue siendo parte del patrón cambiante de la naturaleza en lugar de la invariable conciencia o espíritu.

Espontaneidad y cooperación
Comprensión y respeto
Confianza y ganas de compartir
Confianza en uno mismo y guía interior
Estilo de vida equilibrado y sano
Aceptación y vivir la vida en plenitud
Vivir alegremente el ahora
Fe en el proceso y en el plan divino
Satisfacción con lo "suficiente" y alegría interior

Centrar la mente

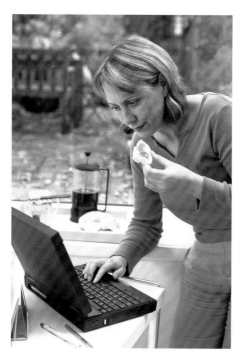

Las demandas de la vida modera pueden tentarle a hacer varias cosas la mismo tiempo —con el resultado de que ninguna de ellas se realiza con plena conciencia, la atención se fragmenta y se pierde la mirada sátvica de la vida. La meditación regular le ayuda a recobrar la concentración perdida, tratando con cada momento según aparece de forma tranquila y prestándole toda la atención.

tirar en direcciones opuestas

De acuerdo a las enseñanzas del yoga la mente tiende a funcionar de dos formas opuestas: centrífuga y centrípeta.

La fuerza centrífuga aleja la energía del centro hacia la periferia, donde se disipa y pierde su potencia. Esto es lo que ocurre cuando permite que los apegos mundanos le atrapen y se apoderen de su atención, permaneciendo en emociones negativas y prejuicios, o tratando de hacerlo todo a la vez. Expandirse demasiado sin concentrarse malgasta energías, dejando que se disipen como el agua salpicada en la arena, de forma que termina sintiéndose agotado e insatisfecho. Malgastar las fuerzas vitales de esta manera lleva al estrés, agotamiento y finalmente a la enfermedad.

La fuerza centrípeta es la energía que fluye desde los bordes hacia el centro, como cuando recoge sensaciones de la superficie del cuerpo y las registra conscientemente

◁ **La vida moderna es aún más complicada por la tecnología que nos permite hacer varias cosas al mismo tiempo. Concéntrese en una cosa cada vez.**

▷ **Cuando suene el teléfono, concéntrese en él brevemente en lugar de cogerlo rápidamente, dándose tiempo para calmar y preparar la mente.**

en el propio cerebro. Todas las prácticas preparatorias a la meditación tienen la cualidad de recoger las energías en el ser central, en una profunda laguna o almacén. Utilizando esta energía, podrá responder plenamente a la vida de forma sátvica, consciente, centrada y amable.

atención dirigida

La "corriente altera" que fluye entre un sujeto (yo) y un objeto (tú) es una forma simple de describir todas las relaciones. Esta corriente necesita centrarse en lugar de disiparse si las relaciones deben ser nutrientes y creativas. La palabra sánscrita para esto es *ekagrata*. Significa "atención en un punto" y se refiere al proceso de concentrar la atención desde la periferia y dirigirla hacia un objeto específico. Ekagrata

es un proceso rítmico de dos direcciones similar al proceso físico de la respiración, y al proceso emocional de recibir sensaciones y responder a ellas de la forma apropiada. Rara vez nos damos cuenta de cuánta energía hay contenida en los apegos de larga duración, las esperanzas, los miedos, los planes y resentimientos que nos atan al

▽ **Cuando riegue una planta concéntrese en su belleza y en los cuidados que le está dando. Poner toda la atención en cada acción es una forma de meditación en sí misma, y hace cualquier tarea diaria más satisfactoria.**

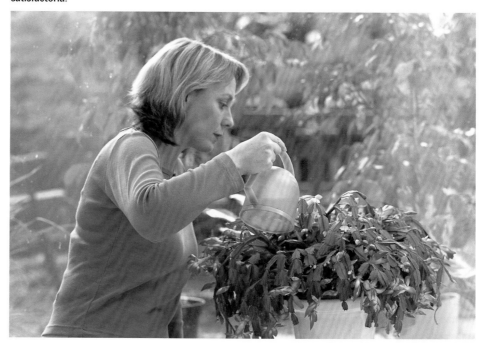

DESCANSANDO EVITAMOS QUEMARNOS

Muchos de nosotros necesitamos más tiempo para nosotros mismos y esto podemos conseguirlo normalmente siguiendo el consejo de Patanjali. La auto-disciplina nos hace capaces de decir "no" y mantener ciertos periodos del día sagrados para recargarnos y curarnos.

Con el auto-conocimiento, cuando sentimos que estamos perdiendo la concentración, podemos parar y estirarnos, respirar o repetir un mantra antes de seguir. La auto-entrega nos permite dejar de lado todas las preocupaciones, sentimientos y pensamientos negativos e innecesarios para simplificar nuestro estilo de vida, confiando en la guía divina y el apoyo de uno mismo. Su "ser más elevado" nunca forzará sus atenciones sobre usted.

Es, por lo tanto, tarea suya buscar en su interior, pedir ayuda y tomarse el tiempo que necesite para ser receptivo a la voz interior a través de la meditación.

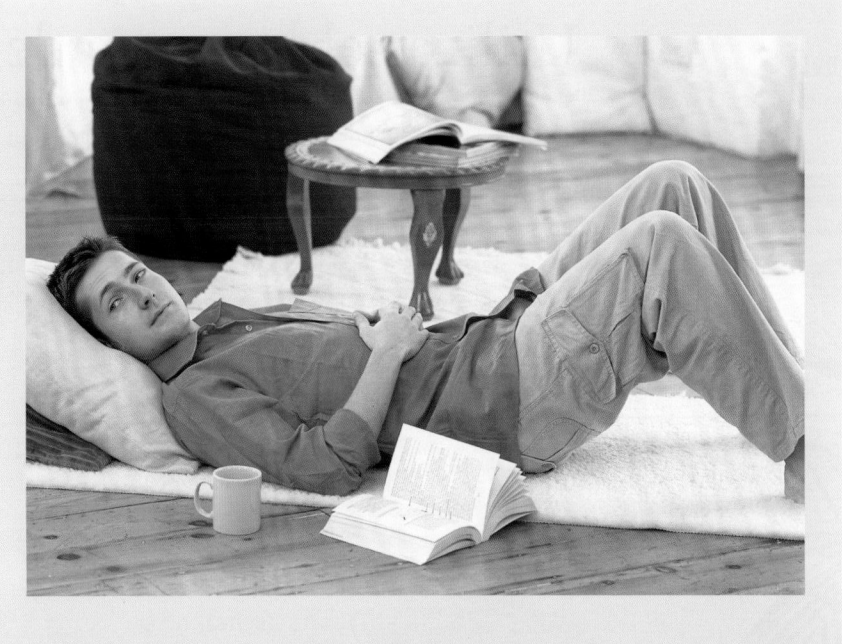

△ **Cuando se tome un descanso, encuentre un espacio privado y no se deje distraer por otra gente, ruidos cercanos o lejanos u otras peticiones de su tiempo. Cultivar el auto-conocimiento le dará la confianza para tomarse un descanso cuando lo necesite.**

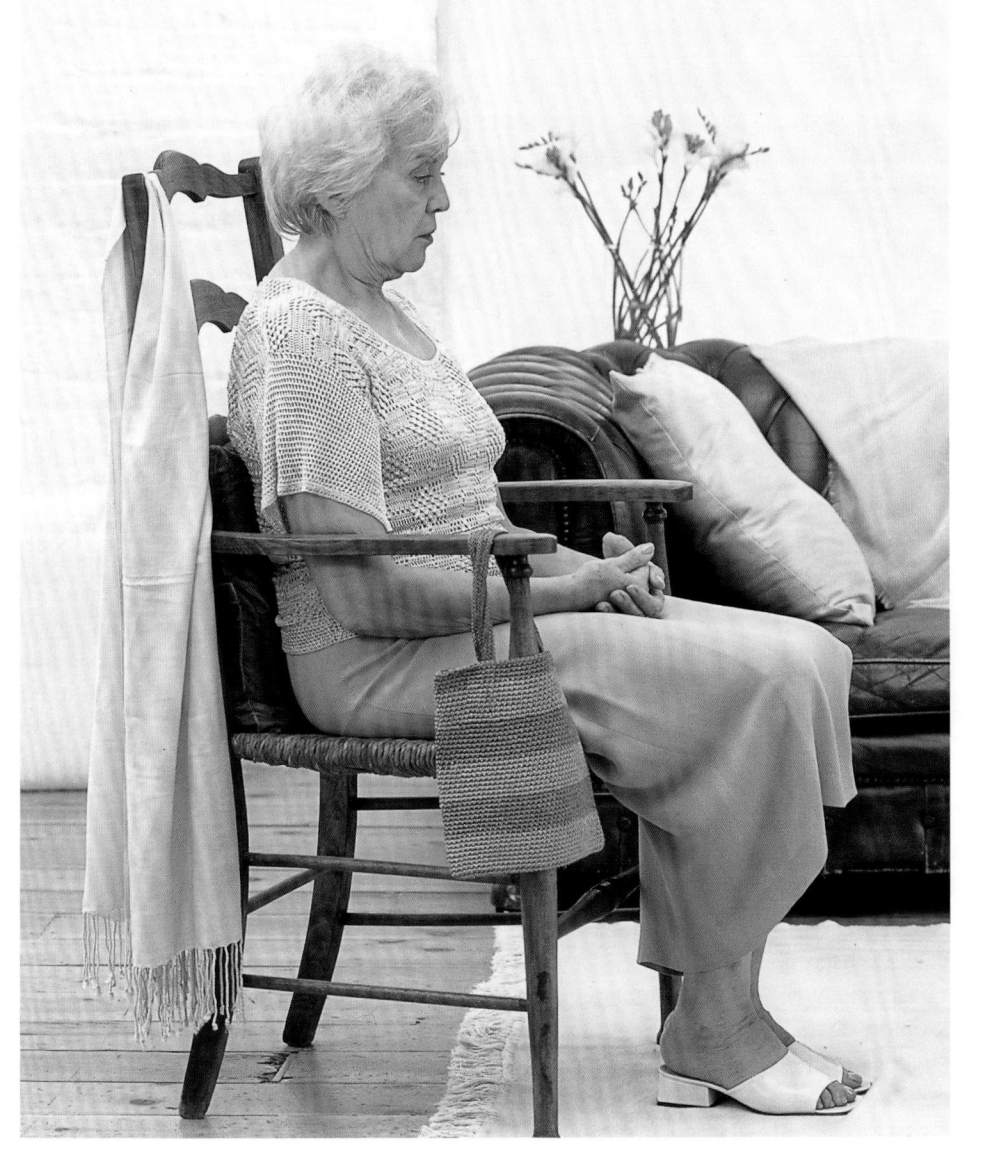

◁ **Antes de salir a una cita, una corta meditación le ayudará a concentrar su energía y a aclarar su mente.**

pasado o al futuro e impiden que vivamos plenamente el presente.

cumplir con las demandas de la vida

La tecnología moderna a menudo permite realizar varias tareas a la vez. En la oficina, puede estar escuchando instrucciones, diseñando una hoja de cálculo en el ordenador y atender una llamada de teléfono, pero también es fácil olvidar parte de las instrucciones, estropear la hoja de cálculo y no ser de ayuda al que llama. Las situaciones domésticas pueden disipar la energía de la misma forma —contestar sin pensar a las preguntas del niño mientras se conduce el coche en un atasco habiendo salido tarde para una cita, y después olvidar recoger la ropa del tinte. Cuanto más pueda soltar la energía contenida en apoyar emociones negativas y patrones de pensamiento, más capaz será de apoyar su ajetreada vida.

Ejemplos de meditación

Las meditaciones de este capítulo están diseñadas para ayudarle a profundizar en el entendimiento de su propio camino evolutivo hacia la sabiduría y amor de su alma natural. Los capítulos previos mostraban por qué es tan importante estar equilibrado en todos los niveles, y cómo las "buenas" cualidades tradicionales son expresiones naturales de nuestro ser más elevado.

Practicar las meditaciones descritas en las siguientes páginas puede ayudarle a llevar la curación a sus relaciones, incluso al planeta. Los temas sugeridos para la contemplación incluyen alguno de los preceptos en los que se basa el sistema de yoga del sabio Patanjali —como *ahimsa*, el principio de la no-violencia que es el núcleo de la "vida correcta"— y una exploración del sistema de chakras que gobierna el cuerpo, la mente y las emociones.

La meditación puede hacerse en silencio o acompañada de sonidos como el canto de un mantra. Puede practicarse sólo o en grupo: la cooperación amable de los miembros genera una poderosa energía que podemos conducir hacia la curación y la plenitud.

Meditación: sobre los cinco Yamas

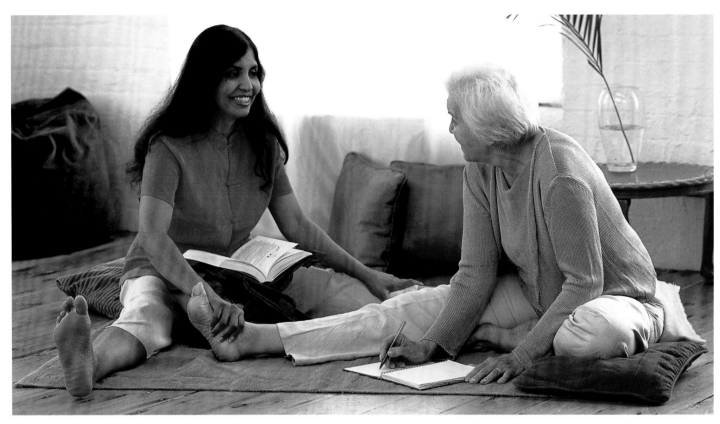

Patanjali, el gran maestro del yoga clásico, basó su sistema de los ocho miembros en la base ética de los yamas. Estos cinco preceptos tratan de la integridad personal, el auto-control y el respeto por los demás y el resto de formas de vida, y Patanjali los presenta como "abstenciones" para practicar de pensamiento, palabra y obra. Si pudiéramos retornar instantáneamente al estado de sattva cada vez que rajas o tamas son inapropiados estaríamos practicando automáticamente los yamas de Patanjali, conocidos colectivamente como "el gran voto" o las "reglas de vida".

Convirtiendo uno de los cinco yamas en el centro de la meditación contemplativa podemos explorar las ideas que presenta y llegar a descubrir experiencias sobre las que podemos seguir reflexionando y actuando después de la meditación, mejorando de este modo nuestras interacciones con el resto del mundo y con los demás.

ahimsa

Juntos formamos la "sociedad", aunque la explotación del débil y el vulnerable, causando daño y desastres infinitos, subyace en la estructura competitiva de nuestra sociedad materialista moderna y es responsable de gran parte de la infelicidad del mundo. *Ahimsa* es la abstención de la violencia, agresión, dominación y daños a cualquier ser vivo, incluyendo al humano, y su primer precepto, central al concepto de "vida correcta", es común a todas las grandes religiones del mundo y es la base de los otros cuatro yamas.

△ **La esencia de los cinco yamas es que promueven una actitud de aceptación, respeto y amor por los demás tal y como son, en lugar de objetos para la explotación.**

satya

El principio de *satya* es la abstención de la falsedad, engaño, concesiones y economía de la verdad. La publicidad global, los grandes

MEDITACIÓN DISCURSIVA O CONTEMPLATIVA

La meditación sobre los yamas presente en estas páginas es un tipo de meditación contemplativa o discursiva. En este tipo de meditación la conciencia se centra sobre un concepto —en lugar de en una sensación o un objeto físico— para alcanzar un nuevo entendimiento. Los pensamientos que surgen en relación se observan sin juicio y pueden escribirse mientras ocurren, sin perturbar ni el enfoque ni la línea de pensamiento. Tenga papel y lápiz al lado antes de comenzar la meditación de forma que pueda registrar las experiencias inmediatamente o poco después de meditar, antes de que se hayan difuminado. Se sorprenderá de su profundidad y claridad: puede cambiar por completo su actitud hacia ciertos conceptos o los sentimientos de los que previamente no era consciente.

meditación contemplativa

Dedique al menos media hora ininterrumpida para la meditación contemplativa de uno de los cinco yamas de Patanjali. Después puede dedicar más tiempo. Un temporizador puede ser útil, de forma que sepa cuándo comenzar a salir de la meditación, dejando el tiempo suficiente para postrarse y escribir los descubrimientos que haya hecho para reflexionar más tarde sobre ellos.

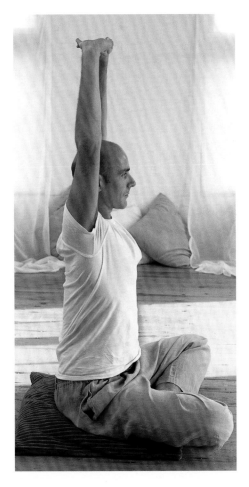 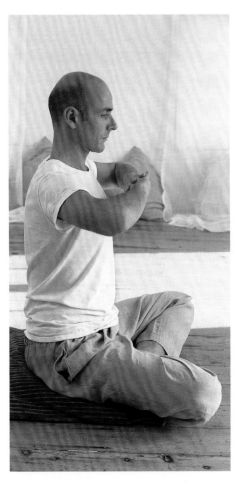 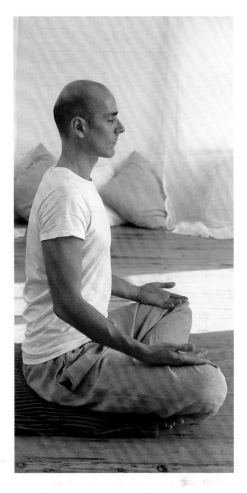

△ **1** Siéntese con la columna recta y estire y disponga el cuerpo en una posición relajada y alerta, estirando los brazos por encima de la cabeza con los dedos entrelazados.

△ **2** Baje los codos al nivel de los hombros, concentre su atención en la respiración, elevando y abriendo el pecho.

△ **3** Abra las manos y descánselas sobre las rodillas, con las palmas hacia arriba. Si quiere puede repetir un mantra durante unos momentos, o el nombre del yama que va a explorar, para asentarse en un estado sátvico.

negocios, políticos y los medios de comunicación rompen esta abstención continuamente. El deseo de engañar a otros, eludiendo a propósito los límites entre la verdad y la mentira, surge de la falta de respeto por ellos. La práctica del auto-conocimiento de Patanjali, nos ayuda a vernos y aceptarnos más claramente a través del auto-engaño y la distorsión intencionada de todo lo que ocurre, para no ser seducidos por el glamour y la palabrería y estar más centrados en los valores genuinos.

asteya

El interés propio y la motivación por el beneficio surgen de la creencia de que "lo tuyo es mío y lo mío también". *Asteya* es abstenerse de robar, aprovecharse, dar menos de lo debido, obtener algo a cambio de nada y todas las formas de explotación. La práctica

de la auto-entrega de Patanjali afloja el apego del "yo y lo mío" hasta que nos damos cuenta de que no poseemos nada: entramos en el mundo en el nacimiento sin posesiones y las dejamos atrás cuando morimos. Cada cosa que utilizamos y disfrutamos en la vida es sólo un préstamo.

brahmacharya

Esta es la abstención de la lujuria y la codicia, que son irrespetuosas y rajásicas y causan la dispersión de nuestras energías vitales. La sociedad moderna está cada vez más obsesionada con la gratificación sexual y se promueve el liberalismo y la publicidad de que tenemos derecho a tomar aquello que deseamos. *Brahmacharya* está asociado a la abstinencia sexual, pero realmente está relacionado con la lujuria y la codicia de todo tipo. Se trata de respetar la fuerza vital en

nosotros mismos y dirigirla hacia la evolución personal en lugar de hacia la gratificación propia. Las relaciones de amor apoyan la vida y la evolución, al contrario que la lujuria.

aparigraha

El quinto yama es la abstención de adquisición y acumulación de posesiones por sí mismas, viéndonos en términos de lo que tenemos en lugar de lo que somos. Mantener una vida sencilla nos evita malgastar el tiempo, nuestro dinero y la energía preocupándonos de cosas materiales. Nos libera para centrarnos en propósitos y relaciones más satisfactorios, viviendo plenamente en lugar de persiguiendo objetos inertes.

Meditación: sobre cualidades opuestas

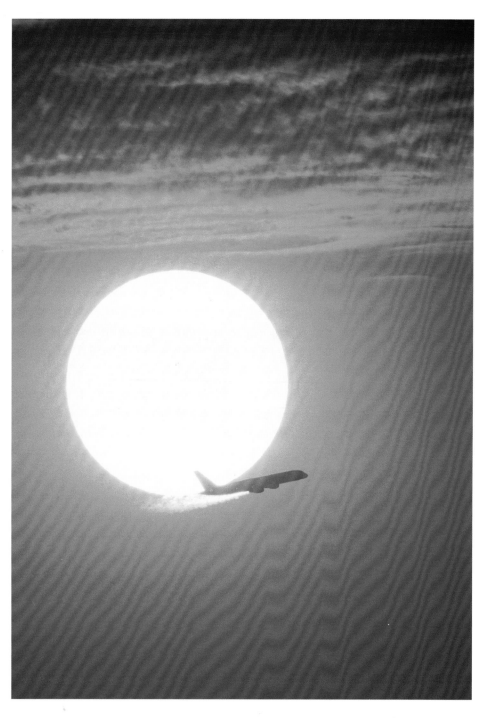

◁ El fin último de la meditación es el estado transcendente de samadhi, en el que la verdad se ve claramente. El erudito I.K. Taimni lo asimila a la experiencia de un piloto saliendo de un banco de nubes hacia la brillante luz del sol.

sentimientos a través de compartir. Los malos sentimientos desde el punto de vista de los chakras resultan de la confusión y un sentido de desconexión, mientras que los buenos llegan con el conocimiento y el acceso a una sabiduría más elevada.

La trascendencia depende de cultivar y mantener buenos sentimientos y una actitud positiva ante la vida. La gratitud, aceptación, respeto y responsabilidad personal son algunas de las cualidades positivas de los yamas. Las cualidades positivas nos hacen sentir bien, incluso reflexionar sobre ellas trae paz y felicidad, guiándonos hacia el interior a un estado de meditación profunda, que podemos experimentar en el estado equilibrado y satisfecho de sattva. Habiendo entrado en la meditación en el estado sátvico el objeto escogido para la meditación puede profundizar aún más nuestros sentimientos positivos.

meditar sobre los opuestos

Tomar un obstáculo que en la actualidad nos impide avanzar como el centro de la meditación contemplativa puede ser muy útil, dado que pueda aceptar que es simplemente "una cara de la moneda" —la cara negativa— y tenga como objetivo llegar a un equilibrio de forma que no le perturbe más. Pregúntese cuál es la cara opuesta, el aspecto positivo y sátvico. Una vez establecida, y sintiendo verdaderamente lo positivo como antes sentía lo negativo, estará preparado para la pregunta más importante: ¿cuál es la "sustancia" de la moneda que ahora muestra sus dos caras complementarias?

Los polos opuestos son siempre complementarios, partes de un todo, polos que conectan la energía —no existe nada bueno o malo únicamente. Este tipo de meditación amplía la perspectiva de la vida y le libera de la "esclavitud de los opuestos".

La meditación aumenta el auto-conocimiento, pero esto por sí solo no es suficiente para conseguir un cambio duradero y una evolución espiritual. Si tenemos que trascender la programación creada y reforzada por nuestros genes y condicionamiento, también necesitamos ceñirnos a una auto-disciplina y auto-entrega. Todos los distintos tipos de energía de los chakras necesitan estar en equilibrio y trabajando en equipo.

buenos y malos sentimientos

Sentimos el mal en los chakras de vida si tenemos hambre (sentimiento de carencia), vergüenza (miedo a la crítica) o ira (frustración) y experimentamos buenas sensaciones cuando comemos algo delicioso, nos socializamos felizmente o nos movemos hacia una meta. Los malos sentimientos en los chakras del amor surgen del egocentrismo y bloquean la expresión y los buenos

PARES DE OPUESTOS

Patanjali describe los yamas en términos de abstinencia de ciertas formas de comportamiento que son el extremo negativo del espectro. Para seguir sus preceptos, necesitamos entender las formas positivas de comportamiento que son sus opuestos, el otro lado del espectro:

- **Ahimsa** es la abstinencia de la **violencia** — dañar o herir cualquier ser vivo.

  El opuesto a la violencia es la gratitud, la aceptación, el respeto y la responsabilidad personal de cuidar todas las formas de vida.

- **Satya** es la abstinencia de la **falsedad** — la distorsión de la realidad tal y como la entendemos.

  El opuesto a la falsedad es la gratitud, la aceptación, el respeto y la responsabilidad personal de expresar la verdad tan claramente como seamos capaces.

- **Asteya** es la abstención de **robar** — de tomar aquello a lo que no tenemos derecho.

  El opuesto es la gratitud, la aceptación, el respeto y la responsabilidad personal de manejarnos con los recursos que nos han sido asignados.

- **Brahmacharya** es la abstención de la **incontinencia** — malgastar las energías a través de la lujuria.

  El opuesto a la incontinencia es la gratitud, la aceptación, el respeto y la responsabilidad personal sobre las fuerzas de vida que residen en nosotros y en el disfrute de los sentidos.

- **Aparigraha** es la abstención de la **adquisición** — acumular cosas materiales.

  El opuesto es la gratitud, la aceptación, el respeto y la responsabilidad personal sobre los procesos de vida-luz-amor.

meditación con monedas

La meditación comienza con la experiencia de los opuestos para después descubrir las cualidades que acompañan a ambos —la sustancia de la moneda en sí. Algunos ejemplos sencillos incluyen frío/caliente, las dos caras de la temperatura; áspero/suave, las dos caras de la textura; amor/odio, las dos caras de las relaciones. Cuanto más profundas sean las cualidades de los opuestos más probable es que la sustancia demuestre ser el amor.

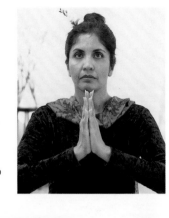

▷ **1** Prepárese para la meditación de forma que se encuentre en estado sátvico.

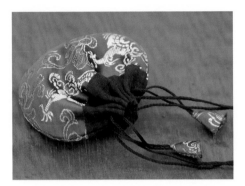

△ **2** Imagine que tiene una bolsa que contiene monedas. Cada moneda desconocida tiene dos caras, una representa una cualidad negativa y la otra su opuesto positivo.

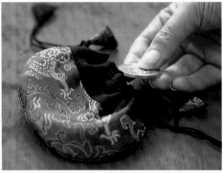

△ **3** Saque una moneda y toque una de las caras, dejando que cualquier sentimiento —uno de un par de opuestos— se desarrolle. Sea lo que sea lo que surja, quédese con ello. Después experimente su cualidad opuesta con la misma intensidad, antes de descubrir la cualidad que acompaña a ambas "caras" de la moneda. Salga lentamente de la meditación. Después de la meditación asegúrese de que se estira y postra completamente.

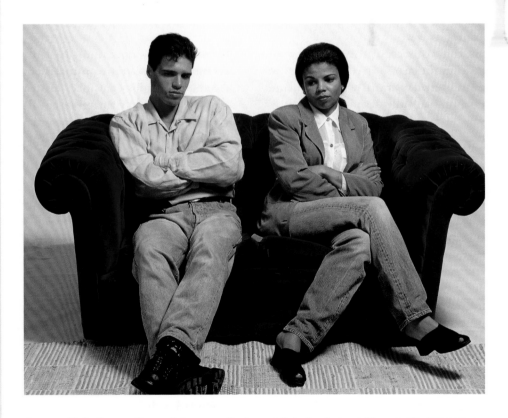

△ Los sentimientos negativos se interponen al auto-conocimiento y la expresión, y pueden separarnos del otro. Una meditación sobre los opuestos puede ayudarnos a remontar los obstáculos ayudándonos a comprender cómo todos esos sentimientos son parte de un todo superior.

Meditación: sobre los chakras

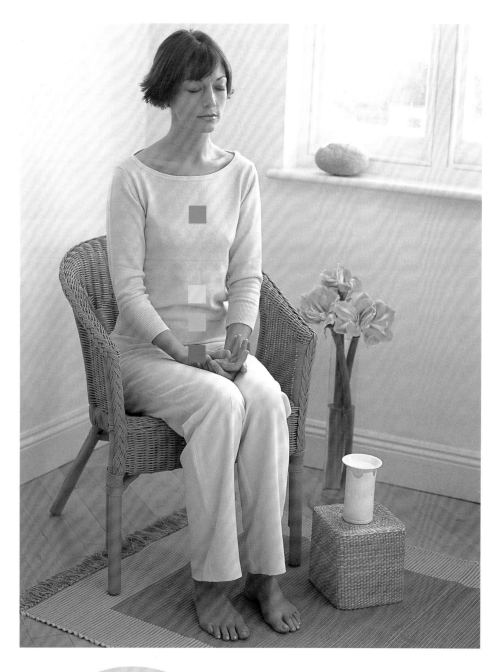

◁ **La mayoría de nosotros tenemos un tipo de chakra dominante, y las correspondencias tradicionales pueden ayudar a definir el carácter básico de los chakras. Cada uno de los cuatro chakras inferiores se corresponde con uno de los cuatro elementos.**

Los chakras, que existen en el nivel energético, pueden considerarse como transformadores que procesan la energía de todos los koshas a través de nuestro cuerpo-mente hasta el mundo físico. El cuerpo, la mente y las emociones son extensiones de la función del chakra. Los cambios en un nivel llevarán de forma automática a cambios en los demás niveles.

Los chakras son vórtices de energía dentro de nuestro ser que podemos darnos cuenta por nosotros mismos y después trabajar para equilibrar y activar todos los niveles de nuestro ser. Podemos también ganar mucho conocimiento psicológico utilizando la meditación para explorar las cualidades tradicionalmente atribuidas a los chakras mayores.

conciencia de los chakras

Para obtener el verdadero conocimiento dentro de sí mismo, necesita conocer el estado actual de su sistema de chakras —lo que significa ser consciente de él. Para ayudarle, trabaje la serie de tres rutinas respiratorias meditativas que siguen. Deberá llevar la conciencia enfocada y la discriminación a su exploración, de forma que sea lo que sea lo que revele la meditación, pueda permanecer como observador imparcial y aprender de la experiencia, en lugar de dejarse llevar por ella, especialmente si las respuestas emocionales le pillan desprevenido.

Mientras explora los chakras durante la meditación, intente sentir el brillo o la opacidad que cada uno de ellos tiene individualmente. Todos los chakras giran, desprendiendo color, sensación y sonido, y es tomando estos fenómenos subjetivos que podemos analizar si un chakra en particular está poco o muy activo, dentro del sistema como un todo.

"El equilibrio llega cuando podemos aceptar y convivir con todos sin comprometer aquello en lo que creemos. El equilibrio de los chakras y el florecimiento de cada uno nos lleva al estado de Patanjali de la verdad serena y del cielo en la tierra"

PARES DE OPUESTOS

Patanjali describe los yamas en términos de abstinencia de ciertas formas de comportamiento que son el extremo negativo del espectro. Para seguir sus preceptos, necesitamos entender las formas positivas de comportamiento que son sus opuestos, el otro lado del espectro:

- **Ahimsa** es la abstinencia de la **violencia** — dañar o herir cualquier ser vivo.
  El opuesto a la violencia es la gratitud, la aceptación, el respeto y la responsabilidad personal de cuidar todas las formas de vida.

- **Satya** es la abstinencia de la **falsedad** — la distorsión de la realidad tal y como la entendemos.
  El opuesto a la falsedad es la gratitud, la aceptación, el respeto y la responsabilidad personal de expresar la verdad tan claramente como seamos capaces.

- **Asteya** es la abstención de **robar** — de tomar aquello a lo que no tenemos derecho.
  El opuesto es la gratitud, la aceptación, el respeto y la responsabilidad personal de manejarnos con los recursos que nos han sido asignados.

- **Brahmacharya** es la abstención de la **incontinencia** — malgastar las energías a través de la lujuria.
  El opuesto a la incontinencia es la gratitud, la aceptación, el respeto y la responsabilidad personal sobre las fuerzas de vida que residen en nosotros y en el disfrute de los sentidos.

- **Aparigraha** es la abstención de la **adquisición** — acumular cosas materiales.
  El opuesto es la gratitud, la aceptación, el respeto y la responsabilidad personal sobre los procesos de vida-luz-amor.

meditación con monedas

La meditación comienza con la experiencia de los opuestos para después descubrir las cualidades que acompañan a ambos —la sustancia de la moneda en sí. Algunos ejemplos sencillos incluyen frío/caliente, las dos caras de la temperatura; áspero/suave, las dos caras de la textura; amor/odio, las dos caras de las relaciones. Cuanto más profundas sean las cualidades de los opuestos más probable es que la sustancia demuestre ser el amor.

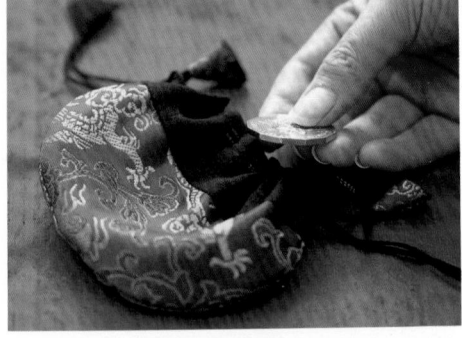

▷ **1** Prepárese para la meditación de forma que se encuentre en estado sátvico.

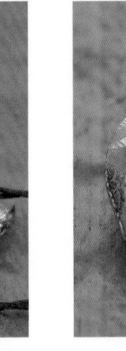

△ **2** Imagine que tiene una bolsa que contiene monedas. Cada moneda desconocida tiene dos caras, una representa una cualidad negativa y la otra su opuesto positivo.

△ **3** Saque una moneda y toque una de las caras, dejando que cualquier sentimiento —uno de un par de opuestos— se desarrolle. Sea lo que sea lo que surja, quédese con ello. Después experimente su cualidad opuesta con la misma intensidad, antes de descubrir la cualidad que acompaña a ambas "caras" de la moneda. Salga lentamente de la meditación. Después de la meditación asegúrese de que se estira y postra completamente.

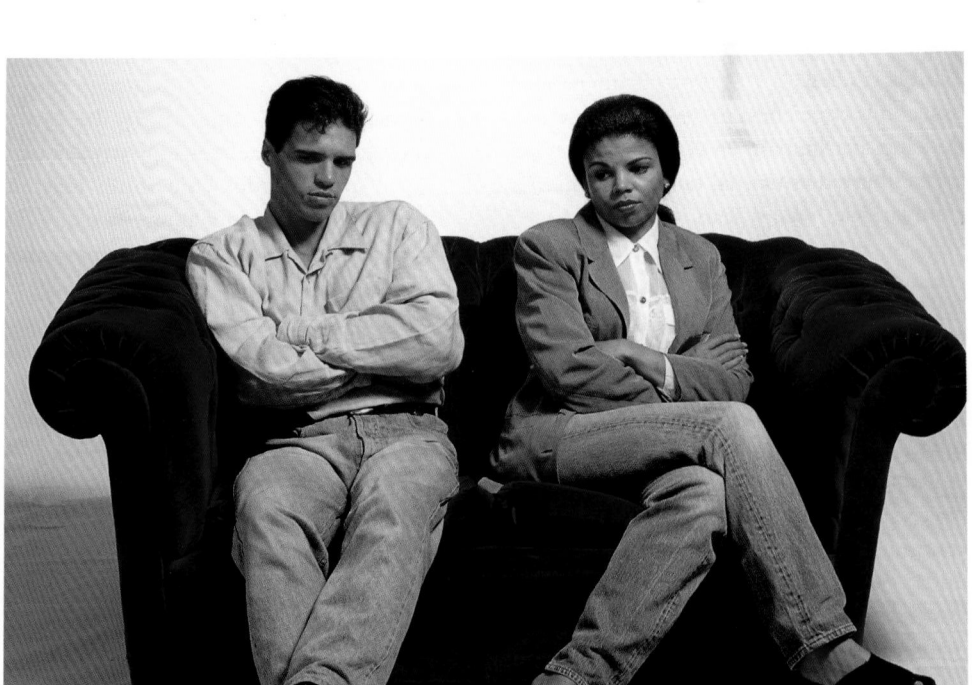

△ Los sentimientos negativos se interponen al auto-conocimiento y la expresión, y pueden separarnos del otro. Una meditación sobre los opuestos puede ayudarnos a remontar los obstáculos ayudándonos a comprender cómo todos esos sentimientos son parte de un todo superior.

Meditación: sobre corazones y mentes

"Colocar la mente en el corazón" es un famoso concepto budista, compartido por todas las tradiciones espirituales. La mente es, sin duda, una herramienta maravillosa —procesa la información de los sentidos y dirige al cuerpo para que actúe en consecuencia, observando, reflexionando, aprendiendo siempre de nuestras experiencias anteriores, juzgando y tomando decisiones, planificando el futuro. Son las actividades del corazón, sin embargo, las que hacen que el mundo gire, ya que el amor se expresa como una relación, interactuando, compartiendo, dando y recibiendo.

la chispa divina

La energía del corazón se halla en el centro de nuestra existencia y las actitudes sentidas con el corazón son las que dirigen nuestra vida. En la sociedad moderna a la mente, con su habilidad para crear maravillas técnicas, se le ha concedido todo el respeto y las cualidades del corazón han sido degradadas —aunque la mente sea un sirviente del corazón y "sigamos a nuestro corazón" aun cuando nos lleve en una dirección contraria a nuestro buen juicio. Las enseñanzas de cualquier tradición espiritual insisten en que nuestras mentes (luz) y nuestras personalidades (vida) existen para servir a la chispa divina que reside en el interior de nuestros corazones (amor).

▷ **La llama eterna —la chispa divina del interior del corazón de cada ser— es el objeto de la meditación sobre la cueva del corazón.**

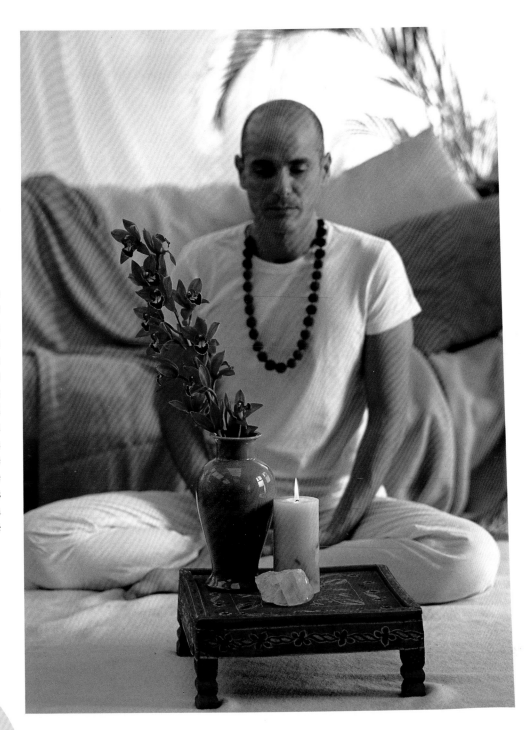

"El fulgente y arcano ser, el Espíritu que mora en el interior, sutil, profundamente oculto en el loto [chakra] del corazón, es difícil de conocer… Más pequeño que lo más pequeño, más grande que lo más grande, este Ser mora eternamente en los corazones de todos. Aquel que es libre de deseo, con la mente y los sentidos purificados, mantiene la gloria del Ser, y lo hace sin pena"

Katha Upanisad

meditación sobre la "cueva del corazón"

Nuestro "hogar del corazón" es un lugar sagrado, que no ha sido tocado por la negatividad, donde podemos sentirnos seguros, apoyados y curados. Esta meditación la ayudará a encontrar este hogar.

1 Entre en un estado tranquilo y pacífico y prepárese para la visualización.

2 Imagínese a usted mismo a distancia, sentado en su postura meditativa dentro de una burbuja luminosa que está suspendida en el espacio entre el cielo y la tierra. La esfera es su aura. Un cordón plateado le ata firmemente al cielo, pasa a través de su cuerpo sentado en el centro de su aura y le une firmemente a la tierra.

3 Ahora mire dentro del aura. El cordón plateado que pasa a través de su cuerpo tiene los chakras atados a lo largo como cuentas de un collar.

4 Imagínese respirando profundamente, sentado dentro de su aura. Mientras inhala está, al mismo tiempo, llevando luz del extremo celestial del cordón y vida desde el extremo terrenal. Cuando exhala, suelta esta mezcla en su aura, como si fuera un globo, de forma que cada vez es más grande y más brillante. Continúe insuflando luz (conciencia) y vida (vitalidad) dentro de su aura hasta que se sienta radiante y saludable.

5 Véase a sí mismo sentado en su "espacio mental" en su cráneo, que es como una habitación con el frontal de espejo de una sola cara. Puede ver a través de él el mundo exterior, pero también refleja sus propios pensamientos e imágenes mentales.

6 Imagínese poniéndose en pie para salir del "espacio mental" y bajando, ya sea en ascensor o por una escalera, hasta el nivel del "espacio del corazón".

7 En este nivel hay una puerta. Ábrala y entre en la "cueva del corazón", donde verá una mesa baja, sobre la cual hay una pequeña lámpara encendida —la llama divina eterna, el símbolo de quién es en realidad. Esto es quienes somos todos, en el corazón.

8 Alrededor de la mesa hay unos bancos bajos. Siéntese y mire la llama, dejando que su calor y alegría traspasen y le curen en todos los niveles. Siéntase conectado a su ser divino.

9 Cuando esté preparado, deje que se disuelva la escena y ofrézcasela a la tierra exhalando profundamente. Deje ir todo —un regalo de paz y alegría de su parte para este difícil planeta.

10 Salga lentamente de la meditación, postrándose y quizá escribiendo su experiencia. Repita esta meditación hasta que sea tan familiar que pueda "llevar la mente al corazón" cada vez que quiera, y descansar en la presencia curativa que habita allí.

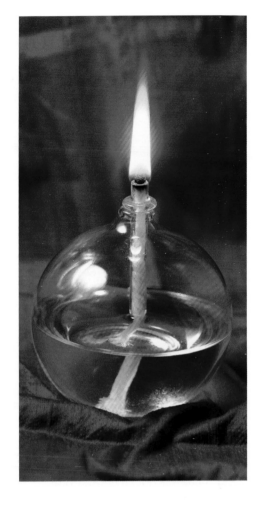

△ **Visualice su ser esencial, eterno, como una lámpara encendida en la cueva del corazón.**

AMOR INCONDICIONAL

Ananda maya kosha —el cuerpo espiritual— es el kosha de nuestra más elevada sabiduría. Contiene nuestra experiencia pasada y conoce nuestro propósito futuro. A diferencia de la mente, experimenta sólo amor incondicional, no importa lo negativos que nos sintamos a nivel mental o emocional. Puede ser de gran ayuda invitar a nuestro corazón el espíritu de la persona que nos causa problemas a nivel personal. Puesto que todas las almas se aman, puede haber una profunda curación cuando dos espíritus se encuentran en la presencia divina de la llama eterna, aunque el otro no tenga conciencia de este encuentro a nivel consciente.

▷ **La práctica de la meditación nos permite tener acceso a nuestros niveles más elevados de conciencia, donde nuestras almas se encuentran en generoso amor.**

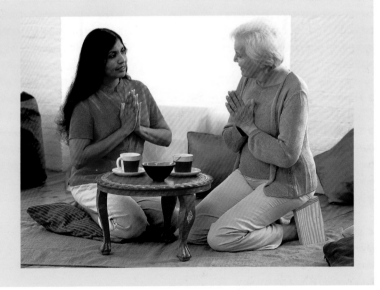

El chakra del corazón — abrazar el mundo

El chakra del corazón está situado cerca del centro del esternón. Los órganos y partes del cuerpo ligados a este chakra se caracterizan por sus acciones de expansión y contracción, tracción y empuje.

Atributos físicos

El corazón, con su expansión y contracción rítmicas, es la poderosa bomba muscular que envía sangre oxigenada a todas las partes del cuerpo. Mediante este movimiento, el diafragma, el poderoso músculo que está bajo los pulmones, crea cambios de presión, lo que nos permite respirar aire nuevo. Cuando el diafragma se contrae, la exhalación expele dióxido de carbono de su cuerpo. Los

▽ **El chakra del corazón está en el centro de los chakras principales y es el punto de equilibrio del sistema.**

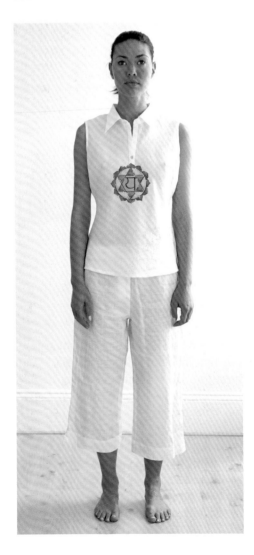

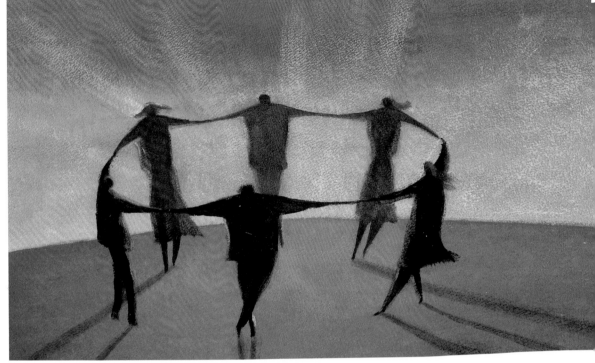

△ **El chakra del corazón gobierna nuestras interacciones cuando alargamos los brazo para tocar o abrazar a otros.**

pulmones están compuestos de conductos de aire en forma de árbol que ponen en contacto el aire y el flujo sanguíneo. La sangre recoge el oxígeno del aire y devuelve el dióxido de carbono y otros desechos a su vuelta del viaje a través del cuerpo.

Este proceso de expansión, intercambio y contracción se refleja en nuestras relaciones con el mundo. El chakra del corazón regula nuestra interacción, asegurándose de que ni estamos demasiado implicados ni demasiado lejanos del mundo que nos rodea. La relación está en constante movimiento: si uno se queda estacionario se pierde el equilibrio. Alargar los brazos y tocar físicamente ayuda a recoger información. Cuando recogemos información respondemos y comenzamos a relacionarnos.

La acción de los brazos puede ser rodear, cercar, abrazar y absorber. Igualmente, los brazos pueden defender, empujar y proteger. El grado en el que mantenemos el equilibrio físico entre lo que está fuera y nuestro ser interior a menudo se refleja en la forma en que movemos nuestro torso y nuestros

brazos. La tensión y la rigidez sugieren inactividad y defensa. Una postura relajada y un movimiento fluido no sólo muestra estar a gusto con el mundo, también reduce los niveles de estrés del corazón y los pulmones.

▽ **Los brazos y las manos son los ejecutores de la energía del chakra del corazón. Se estiran para abrazar o defendernos del mundo que nos rodea.**

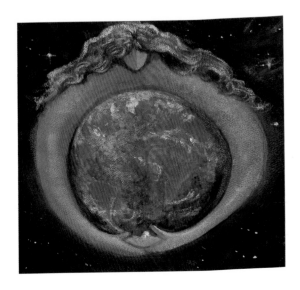

Bhujapi

bhuja = hombro o brazo
pida = presión

Est
bra
hac

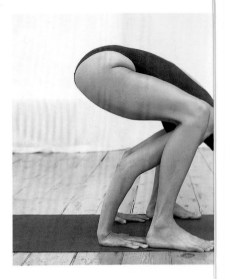

1 Desde el Adho Mukha Svanasana del
salte para juntar los pies por delante de
por fuera de los brazos junto a los homb
profundice la flexión de las rodillas, baja
muslos hacia la parte interna de los bra
los dedos, y estire el dedo corazón hacia

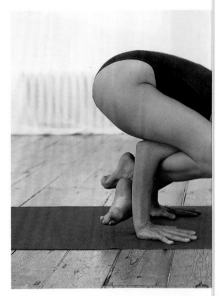

3 *Exhale*, incline hacia delante los hombr
frente en el suelo y, al mismo tiempo, a
bandha para elevar los pies y los glúteos
un balancín en el punto de equilibrio. *Re*
respiraciones, mirando a la punta de la nar
aquí, *inhale*, levante la cara y el pecho y v
los tobillos y bien ponga los pies en el s
Chaturanga Dandasana para entrar en u
estire las piernas en Tittibhasana y desp
mostrará más adelante, para entrar en

GOMUKHASANA

Esta postura estira los músculos y la cavidad del pecho y extiende y energiza los hombros y los brazos. Si al principio las manos no se tocan, facilite la postura sujetando una caña o un palo de unos 25-30 cm.

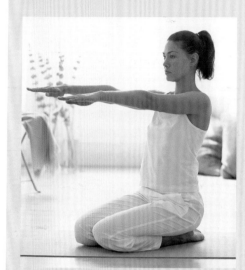

1 Póngase de rodillas sobre la esterilla, sentándose sobre los talones. Estire ambos brazos al frente.

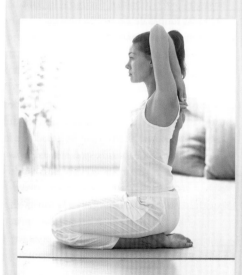

2 Levante el izquierdo sobre la cabeza, doblando el codo de forma que la mano descanse sobre la parte superior de la espalda.
3 Lleve el brazo derecho alrededor del lado derecho, doblando el codo por detrás y elevando la mano.
4 Si las manos no se encuentran, cierre un poco los dedos, o sujete con cada mano un extremo de la caña.

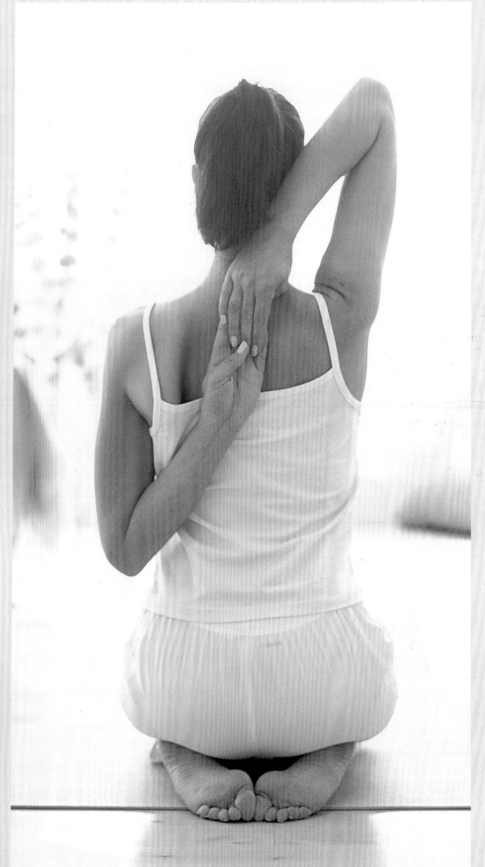

5 Cuando tenga las manos sujetas, o la caña, inhale y junte un poco más las manos, abriendo el pecho. Respire normalmente. En la exhalación, suelte las manos y repita, comenzando por levantar la mano derecha por encima de la cabeza y realizando las etapas anteriores de forma simétrica.

Tittibhasana y Bakasana | LUCIÉRNAGA Y POSTURA DE LA GARZA

tittibha = luciérnaga
baka = garza

Estas asanas juntas crean una transición sin cortes desde Bhujapidasana hacia el vinyasa completo. Tittibhasana estira la columna y la espalda mientras extiende y fortalece las piernas. Bakasana ayuda a desarrollar la fuerza necesaria para el pino.

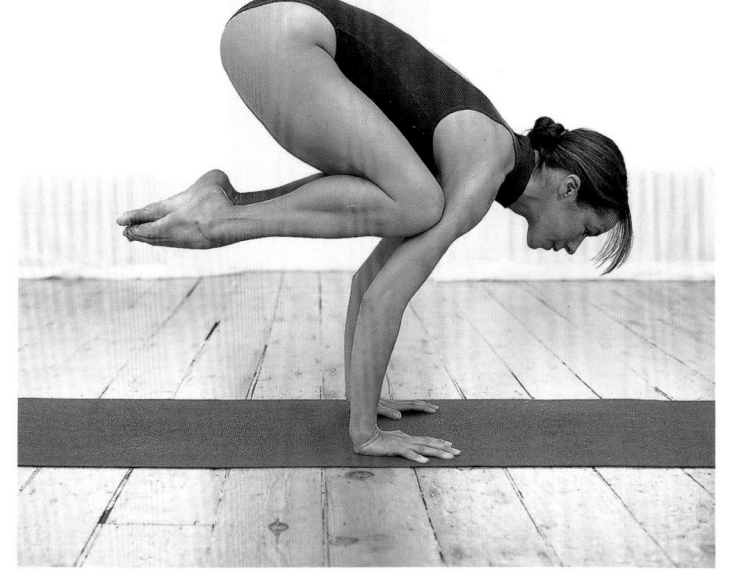

1 Desde Bhujapidasana, *inhale*, levante la cara y el pecho descruzando los tobillos y estirando las piernas hacia delante. Estire bien los empeines. Mantenga la presión de la parte interior del muslo contra los brazos y presione con fuerza las palmas sobre el suelo. Active profundamente uddiyana bandha. Lleve la fuerza desde los brazos, eleve los glúteos, el pecho y la cara de modo que flote paralelo al suelo. Mire a la punta de la nariz, <u>**dristi:**</u> **nasagrai.**

2 Comience a *exhalar*, profundice aún más uddiyana banda. Eleve las caderas, manteniendo el pecho abierto y la cabeza hacia delante mientras dobla las rodillas y lleva las espinillas y los pies hacia atrás en Bakasana. Junte los pulgares de los pies y eleve los talones hacia los glúteos. *Inhale*, sintiendo el apoyo de los brazos y uddiyana y mula bandha. Rote los hombros hacia atrás y estire la parte posterior del cuello. Mire a la punta de la nariz, <u>**dristi:**</u> **nasagrai.**

• *Exhale* y lance los pies hacia atrás, doblando los codos mientras los pies caen en Chaturanga Dandasana. Desde aquí, fluya hacia el **vinyasa completo**. No salte a través a Dandasana, sino que, como en el vinyasa posterior a Navasana y Lolasana, ponga los pies junto a las manos (pág. 87).

Beneficios de la postura
El enlace de estas dos asanas mejora la coordinación, gracilidad y energía dinámica. Activan la energía de los bandhas y tonifican los músculos abdominales, los órganos internos y la parte interior del muslo para crear una sensación de equilibrio.

Postura fácil
Esta transición puede llevar tiempo de conseguir y completar, así que sea paciente. Al principio puede concentrarse en conseguir Tittibhasana antes de intentar Bakasana. Una vez se sienta fuerte y seguro en la primera postura, trabaje hacia Bakasana. Intente doblar una pierna cada vez, creando la fuerza para llevar ambos pies hacia atrás con un movimiento muy suave.

Profundizar en la postura
Cuando se haga con esta transición, antes de saltar atrás a Chaturanga Dandasana separe las rodillas de los brazos con una inhalación y después lance los pies atrás para continuar con el vinyasa completo con la siguiente exhalación. Trabajando esta transición, se cultiva la ligereza y la agilidad al tiempo que se tonifica y fortalece el cuerpo en su totalidad.

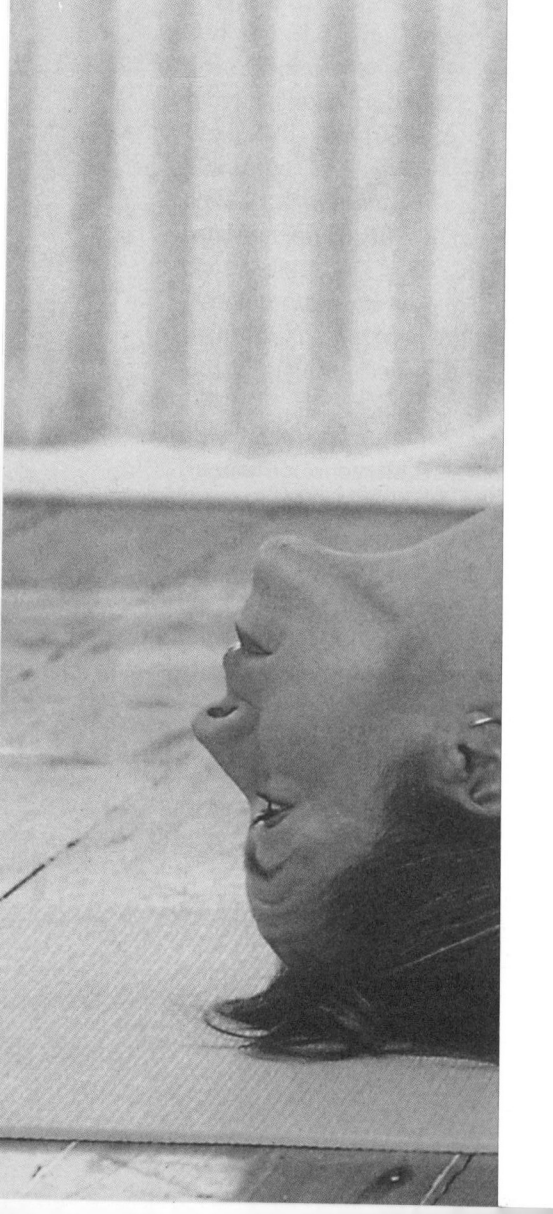

GOMUKHASANA

Esta postura estira los músculos y la cavidad del pecho y extiende y energiza los hombros y los brazos. Si al principio las manos no se tocan, facilite la postura sujetando una caña o un palo de unos 25-30 cm.

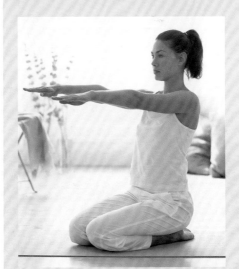

1 Póngase de rodillas sobre la esterilla, sentándose sobre los talones. Estire ambos brazos al frente.

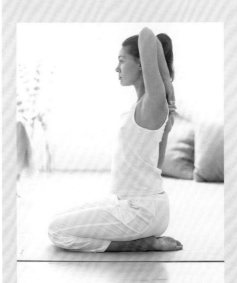

2 Levante el izquierdo sobre la cabeza, doblando el codo de forma que la mano descanse sobre la parte superior de la espalda.

3 Lleve el brazo derecho alrededor del lado derecho, doblando el codo por detrás y elevando la mano.

4 Si las manos no se encuentran, cierre un poco los dedos, o sujete con cada mano un extremo de la caña.

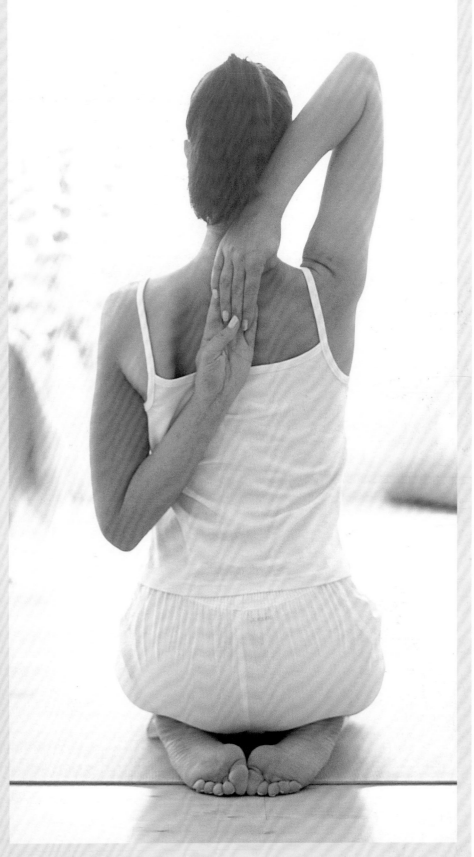

5 Cuando tenga las manos sujetas, o la caña, inhale y junte un poco más las manos, abriendo el pecho. Respire normalmente. En la exhalación, suelte las manos y repita, comenzando por levantar la mano derecha por encima de la cabeza y realizando las etapas anteriores de forma simétrica.

El chakra de la garganta — captar el mensaje

El lenguaje es el salto evolutivo que se considera el mayor factor de éxito de nuestra especie. Como medio de comunicación de conceptos complejos, planear el futuro y compartir las experiencias del pasado, el lenguaje nos ha permitido vivir más en nuestras mentes y más en el pasado y el futuro que en el momento presente. El lenguaje nos ha dado la capacidad de comprender lo que le ocurre a los que nos rodean. El crecimiento de la sociedad y la civilización están basados en la cooperación y los sueños compartidos, que se comunican mediante el lenguaje.

▽ **El chakra de la garganta nos permite comunicar cómo nos sentimos y lo que pensamos. En Occidente se asocia al color azul.**

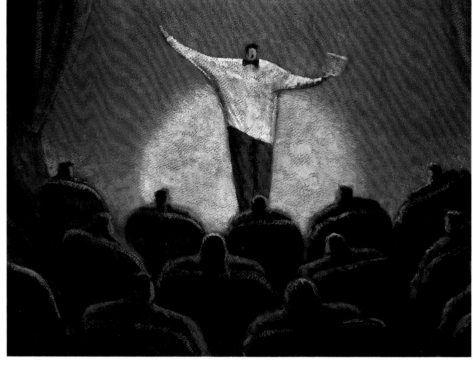

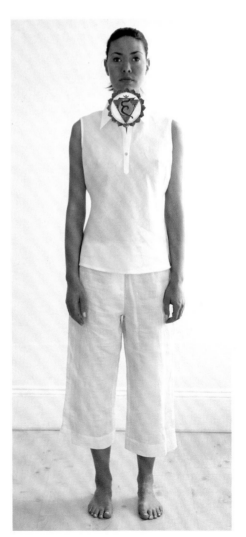

consideraciones físicas

Todos los órganos y estructuras físicas de la garganta tienen que ver con dejar que la energía se mueva a través de ellos —ya sea hacia fuera o hacia dentro. La boca, la nariz y la garganta son los primeros en tomar contacto con el aire que nos rodea. Aunque la respiración se inicia en el plexo solar, sentimos el aire cuando pasa por la parte posterior del paladar y la parte superior de la garganta.

La boca y el esófago son nuestros primeros contactos con la comida —de hecho, los procesos digestivos vitales se llevan a cabo en la boca. Son muchas cosas las que ocurren en esta pequeña área y todo debe regularse cuidadosamente —somos capaces de hablar sólo cuando el aire sale tocando nuestras cuerdas vocales, debemos evitar inhalar a la vez que tragamos, o nos atragantamos.

Alrededor de los tubos vitales que llevan el aire y la comida —la tráquea y el esófago— están las glándulas tiroideas y

△ **Todas las formas de expresión revelan emociones y pensamientos del individuo, para reconocimiento del grupo.**

para-tiroideas. Estas glándulas principales endocrinas regulan el metabolismo del cuerpo asegurándose de que se produce la suficiente energía para nuestras necesidades.

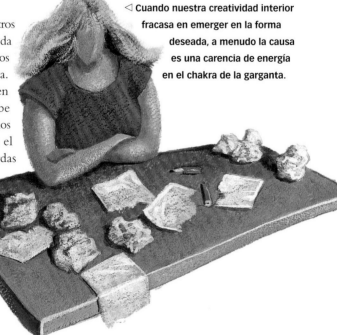

◁ **Cuando nuestra creatividad interior fracasa en emerger en la forma deseada, a menudo la causa es una carencia de energía en el chakra de la garganta.**

La letargia y la pereza resultan de una tiroides poco activa y la hiperactividad de una tiroides excesivamente activa.

Voz

La voz nos permite expresar lo que sentimos en el corazón y en la mente. Expresar lo que ocurre en nuestro interior a aquellos que nos rodean ofrece un entendimiento compartido y un sentimiento de pertenencia. Los bloqueos en nuestra capacidad de comunicación pueden no ser causa de un problema inmediato, como lo serían los órganos físicos de la garganta, pero coartar la expresión personal es aún así una profunda alteración para los sistemas de energía al completo. De hecho, la falta de expresión niega nuestra propia existencia, nuestra individualidad y nuestro derecho a ser escuchados.

La expresión personal de ideas y pensamientos, y la capacidad de comunicarse mediante el lenguaje hablado, o los lenguajes simbólicos como la escritura, el canto, la representación o cualquier otro arte, ayuda a mantener el flujo saludable de la energía a través del chakra de la garganta. La expresión no tiene por qué ser perfecta, única o especial para ser beneficiosa. La crítica y el juicio sobre nuestra expresión van en detrimento del bienestar del chakra —de hecho, si hay algo que restrinja el flujo exuberante de la expresión natural, es probable que surjan problemas.

En este área, los indicadores de bloqueo pueden ser cuello rígido, infección de garganta o tensión en los hombros. Los dolores de cabeza y problemas al tragar o comer y los desórdenes metabólicos también apuntan a problemas con el chakra de la garganta. Algunas dificultades se hacen obvias cuando la frustración lleva al grito, o a su opuesto: un completo retiro de la comunicación.

El chakra de la garganta es como una válvula de presión. Su función es permitir que la energía de otros centros de chakras se exprese de forma que los demás puedan comprender lo que está ocurriendo. Si esta capacidad se suprime, ya sea por influencias internas o externas, pueden surgir problemas. El sistema de chakras funciona todo el

UTRASANA

Este ejercicio fomenta el flujo sanguíneo al cuello, manteniendo la energía en movimiento a través del chakra. Es una versión simplificada de la postura Ustrasana (postura del camello) que abre la parte frontal del cuerpo.

1 Siéntese sobre los talones, cogiéndose las manos por latrás.

2 Inhale, después, mientras exhala, deje caer la cabeza hacia atrás. Al mismo tiempo levante levemente los brazos por detrás. Respire normalmente.

3 Cuando esté listo para salir de la postura, suelte las manos en una exhalación y vuelva a sentarse recto.

4 Repita tres o cuatro veces.

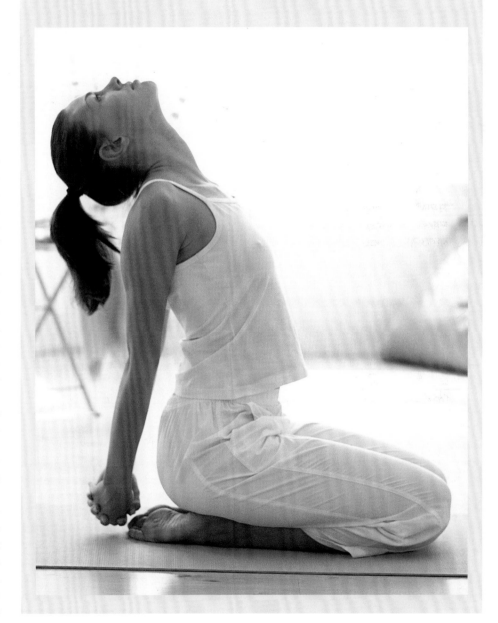

tiempo como un flujo continuo de energía; como las ruedas dentadas conectadas entre sí en una máquina. Si una comienza a fallar, los demás chakras tendrán dificultades en su función. Por ejemplo, si hay un problema en una relación, en la que los sentimientos no se reconocen o no se habla de ellos, puede haber síntomas en el chakra de la garganta pero el chakra del corazón también estará sometido a esfuerzo. De modo que si se da

cuenta de que sufre problemas de cuello o garganta de forma recurrente siempre es una buena idea echarle un vistazo a la situación y ver qué restricciones pueden estar bloqueando su capacidad de expresarse, tanto si vienen de otras personas o son límites auto-impuestos e innecesarios.

El chakra del entrecejo — ver la imagen

El chakra situado en el centro de la frente se llama ajna, que significa orden. Está directamente relacionado con los sentidos de la vista y el oído, aunque los tres chakras superiores —garganta, entrecejo y coronilla— están juntos físicamente y comparten muchas correspondencias. La influencia del chakra de la garganta se extiende desde la boca y la mandíbula hasta los oídos, mientras que el del entrecejo tiene más vínculos con la cara, ojos, nariz y frente. El cuello y la base del cráneo pueden verse influidos tanto por energías del entrecejo como de la garganta. Las energías del chakra de la coronilla están relacionadas con el cráneo, los huesos de la parte superior de la cabeza por encima de la línea del cabello.

▽ **El chakra del entrecejo es el lugar del entendimiento, desde donde vemos el mundo tal y como es.**

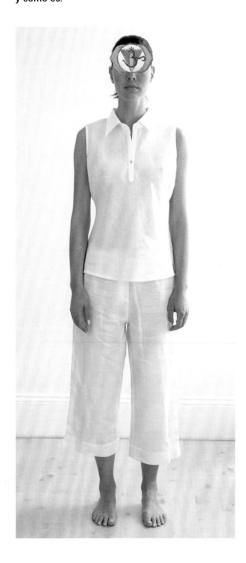

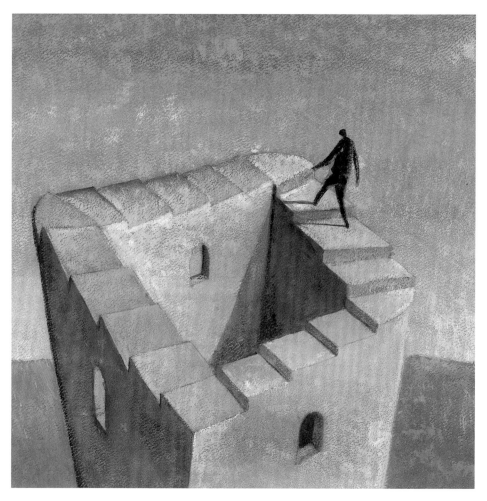

△ **La percepción es comprender cómo las diferentes partes se unen para formar un todo. El trabajo del chakra del entrecejo es interpretar de forma clara.**

Pensamientos

Nuestra conciencia cotidiana está situada en el área del chakra del entrecejo, desde donde nuestras funciones sensoriales más elevadas evalúan el mundo que nos rodea. La conciencia del yo, de la personalidad única de la mente, se siente en este lugar, como un comandante en su puesto de control. Nosotros "somos" en nuestra cabeza —más que por ejemplo en nuestro corazón o en el plexo solar. El cuerpo físico nos pertenece pero no pensamos en él como en "nosotros" de la misma forma.

Nos relacionamos con nuestros propios pensamientos, nuestras interpretaciones y conversaciones internas, y vamos evaluando continuamente la información que nos suministran los sentidos. Nos relacionamos con los demás poniendo atención en el rostro —los ojos y los sutiles cambios de expresión, sintiendo que la "persona real" está ahí en algún lugar. Esto surge de la conciencia de que ahí, en el chakra del entrecejo, comenzamos a captar el sentido e interpretar el mundo. El chakra del entrecejo es sobre todo "ver", pero no sólo con los ojos, sino también con la mente —dando sentido y comprendiendo lo que se percibe.

Vista

No vemos lo que ven los ojos. Los ojos concentran la luz a través de lentes y lanzan una imagen invertida en la retina en la parte posterior del ojo. Sin embargo, sólo un pequeño punto, la fóvea, tiene una concentración de células sensibles a la luz suficiente para producir una imagen completamente enfocada; el resto del ojo percibe una imagen vaga, más borrosa.

VISIÓN CLARA

Ver claramente depende de la coordinación entre mente y ojos. La confusión en la comprensión (ver) surge cuando los bloqueos del chakra del entrecejo alteran las complejas relaciones entre los impulsos nerviosos mientras viajan al centro de la comprensión visual del cerebro. Sentirse confuso muestra que el estrés está afectando a la coordinación. La práctica reabrirá esos caminos, aumentando la capacidad para enfocar y comprender el mundo que nos rodea. Este sencillo ejercicio ayudará tanto a los músculos que controlan el movimiento de los ojos como al equilibrio entre los hemisferios derecho e izquierdo del cerebro.

1 Siéntese en una postura relajada con la cabeza erguida. Mire hacia el frente con los ojos relajados.

2 Mueva los ojos hacia arriba tanto como pueda, asegurándose de que no mueve la cabeza. Ahora, lenta y atentamente, gire los ojos en el sentido de las agujas del reloj.

3 Cuando regrese arriba de nuevo, relájese y mire al frente durante un momento.

4 Repita el ejercicio pero esta vez moviendo los ojos en dirección contraria a las agujas del reloj. Asegúrese de que la cabeza permanece quieta y que los ojos se mueven lenta y acompasadamente.

5 Repita cada ciclo un par de veces, a menos que sienta tensión. Si quiere comprobar la coordinación ojo-cerebro, haga este ejercicio mientras recita una rima o cuenta.

▽ **Ver no es simplemente el sentido de percepción. Utilizamos también "ya veo" cuando queremos decir "comprendo". La vista se apoya en la flexibilidad de la mente tanto como en la agudeza de los ojos.**

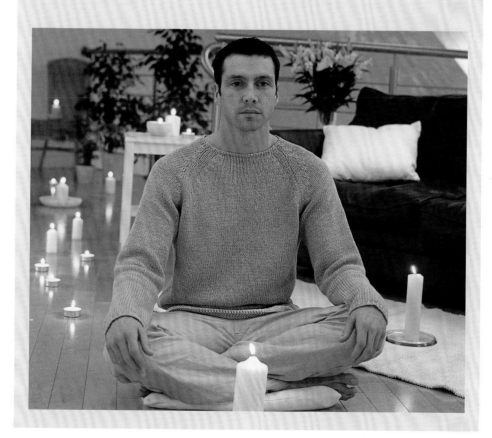

El movimiento rápido de los ojos añade más información, observando el campo de visión para permitirnos obtener imágenes más claras. Cuando estas imágenes viajan al cerebro están cambiadas, de forma que la información de ojo izquierdo llega al hemisferio derecho del cerebro y viceversa.

romper el código

El cerebro interpreta torbellino de impulsos nerviosos eléctricos y llena los espacios en blanco él mismo. Reconoce las formas familiares y las relaciones entre objetos, creando patrones que significan algo en nuestro almacén de memoria, el cerebro organiza la información visual de forma que podamos comprender y "ver" realmente. La percepción es el arte de crear orden del caos potencial, de los impulsos. La percepción es la función principal del chakra del entrecejo.

Equilibrar este chakra puede evitar problemas físicos con los ojos, pero más que esto, ayuda a eliminar la confusión causada por la incapacidad de distinguir las cosas importantes de las insignificantes, en términos visuales, el primer plano del fondo. La visión clara, comprensión y perspectiva son las habilidades mentales necesarias para interpretar datos visuales, así como las imágenes mentales de los pensamientos, recuerdos e ideas.

Ver la imagen nos ayuda a movernos dentro de patrones ordenados y conocidos. Si el chakra del entrecejo dando sentido a la información recibida por el cerebro estaríamos paralizados por la confusión y la indecisión.

▽ **La formación de patrones es esencial para que la mente comprenda lo que le muestran los ojos. Siempre que sea posible, se verá un patrón, incluso en una muestra de colores al azar.**

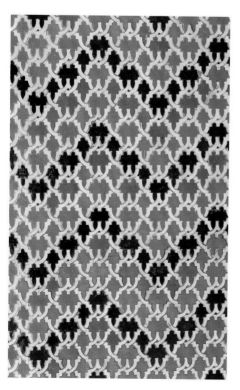

El chakra de la coronilla — la cabeza fuente

El nombre sánscrito para el chakra de la coronilla es sahasrara, que significa "con mil puntas". Esta descripción se refiere a la imagen del loto de mil pétalos que, según el pensamiento hindú, representa la conciencia cósmica. El chakra se describe como situado justo por encima de la cabeza.

La glándula pituitaria

La glándula a menudo más asociada con el chakra de la coronilla es la pituitaria, aunque algunos textos dicen que la glándula relevante es la pineal. La glándula pituitaria está situada en la base del cerebro. Tiene dos secciones,

▽ **El chakra de la coronilla es el centro principal que coordina el cuerpo y asegura que cada individuo está conectado a las fuentes universales de energía.**

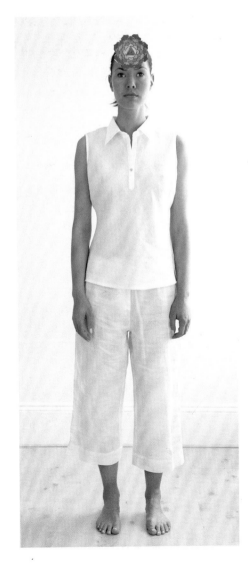

anterior y posterior, cada una de ellas responsable de la secreción de hormonas particulares. La pituitaria es a menudo llamada "glándula maestra" porque afecta a muchas otras glándulas y funciones corporales.

El cerebro

El cerebro es un órgano muy complejo con cuatro secciones principales y miles de millones de nervios. Una sección de la cabeza, el cerebro, está implicado en las sensaciones, el razonamiento, planteamiento y resolución de problemas. El di-encéfalo contiene la glándula pineal, el tálamo y el hipotálamo, llamados en conjunto sistema límbico. Este sistema controla la temperatura del cuerpo, el equilibrio acuoso, apetito, ratio del corazón y presión arterial. El cerebelo controla la postura, el equilibrio y la coordinación de los músculos asociados con el movimiento.

coordinación

Desde el punto de vista de la salud física, el chakra de la coronilla está relacionado principalmente con la coordinación. La coordinación es necesaria en todos los ámbitos. Las células individuales de la pituitaria y del diencéfalo tienen que coordinarse para asegurar el funcionamiento correcto de las funciones corporales. El cerebelo es responsable de ayudarnos a coordinar nuestros músculos para alcanzar el equilibrio, la postura y el movimiento.

Las habilidades de coordinación se aprenden en edades tempranas —y se refuerzan gateando. Las investigaciones de los últimos 30 años muestran que los niños que no gatean en la infancia a menudo tienen dificultades de coordinación cuando son adultos. Se ha descubierto que volver a esta forma de locomoción, incluso de adulto, puede ayudar al cerebelo a alcanzar el pleno control de los músculos. También se ha descubierto que muchos tipos de dificultades de aprendizaje pueden aliviarse con ejercicios que utilizan las partes opuestas del cuerpo, demostrando que se puede mejorar la función de coordinación del cerebro.

Los problemas de coordinación pueden darse en muchos ámbitos de la vida. Las

PEQUEÑO YOGA NIDRA

Este ejercicio, sueño yoga, combina la visualización con el flujo de energía a lo largo del cuerpo. Siéntese o túmbese en una postura cómoda y deje que su respiración se haga más lenta.

1 Lleve la atención al dedo gordo del pie izquierdo: no lo mueva, simplemente sea consciente del él como enfoque para la mente.

2 Cambie la atención, por turnos, al segundo, tercer, cuarto y quinto dedo del pie. Después a la almohadilla del pie, el puente, el empeine y el talón izquierdos.

3 Siga con la pierna, la parte trasera de la rodilla, la rodilla, el muslo y la parte posterior del glúteo izquierdo.

4 Lleve la atención al dedo gordo del pie derecho y trabaje por la pierna derecha como anteriormente.

5 Lleve la atención a la parte posterior izquierda de la espalda, desde la cadera hasta la axila y lado izquierdo del pecho. Después el lado derecho de la espalda, desde la cadera hasta la axila y lado derecho del pecho.

6 Concéntrese en el pulgar izquierdo. Después los dedos segundo, tercero, cuarto y quinto; palma, dorso, muñeca, interior del codo, codo, antebrazo y hombro izquierdo.

7 Después en su pulgar derecho; dedos segundo, tercero, cuarto y quinto; palma, dorso, muñeca, interior del codo, codo, antebrazo y hombro derecho.

8 Siga por la cabeza y el cuello; lado izquierdo del rostro, lado derecho del rostro, oreja izquierda, oreja derecha, ojo izquierdo, ojo derecho, boca, interior de la boca.

9 Al final deberá sentirse totalmente relajado. Puede repetirlo si está especialmente tenso o le cuesta relajarse.

ADHO MUKHA SVANASANA

La postura del perro mirando hacia abajo ayuda a equilibrar la energía entre los pies y el chakra de la coronilla.

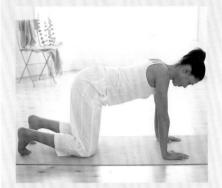

1 Póngase a cuatro patas sobre una esterilla que no resbale, asegurándose que las rodillas están en línea con las caderas y las manos en línea con los hombros. Extienda los dedos de las manos y doble hacia dentro los de los pies.
2 Inhale, elevando la pelvis y estirando las piernas, manteniendo la cabeza hacia abajo.

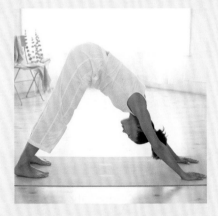

3 Respire de forma natural. Mientras está en esa postura, imagine sus glúteos elevándose y sus talones bajando hacia el suelo, estirando la espalda.
4 Cuando decida salir de la postura, inhale, y mientras exhala, vuelva a ponerse a cuatro patas.
5 Deslícese para sentarse sobre los talones, descanse la frente sobre el suelo y relájese unos momentos.

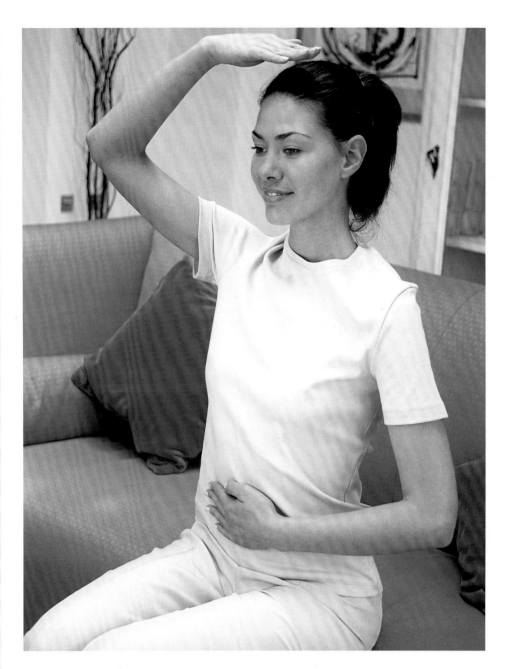

△ **La conocida prueba de frotar el estómago mientras se dan golpecitos en la cabeza es un buen ejemplo de coordinación cuerpo-mente.**

▽ **Las actividades de equilibrio o malabares requieren una total coordinación completa con el cerebro. El equilibrio en la vida pide coordinación entre todos los chakras.**

dificultades físicas como un mal equilibrio o la misma torpeza son manifestaciones obvias del problema. La dislexia con frecuencia resulta de una mala coordinación entre los hemisferios cerebrales, mientras los ojos se desplazan a lo largo y ancho de la página escrita.

En un nivel menos evidente, la coordinación con el mundo como un todo también es una función del chakra de la coronilla. Encontrarse en el lugar correcto en el momento justo, o encontrarse a alguien con el que necesitaba hablar, tener coincidencias y secuencias extrañas de sucesos que salen bien, son signos de que el chakra de la coronilla le está ofreciendo buena información.

Otros títulos recomendados

Pilates
Barbara Marckhgott
Colección Salud y vida
Ed. Edimat Libros. España

Tai Chi
Andreas W. Friedrich
Colección Salud y vida
Ed. Edimat Libros. España

Moldea tu cuerpo
Jennifer Wade
Colección Salud y vida
Ed. Edimat Libros. España

Ejercicios para la espalda
Achim Schmauderer
Colección Salud y vida
Ed. Edimat Libros. España

Meditación
Marie Mannschatz
Colección Salud y vida
Ed. Edimat Libros. España

Qigong
Wilhelm Mertens /
Helmut Oberlack
Colección Salud y vida
Ed. Edimat Libros. España

Entrenamiento autógeno
Dr. Delia Grasberger
Colección Salud y vida
Ed. Edimat Libros. España

**Ejercicios pélvicos en
el suelo**
Irene Lang-Reeves /
Dr. Thomas Villinger
Colección Salud y vida
Ed. Edimat Libros. España

Kinesiología
Petra Gensler
Colección Salud y vida
Ed. Edimat Libros. España

Yoga. Mayor energía y calma
Anna Trökes
Colección Salud y vida
Ed. Edimat Libros. España

Relajación muscular
Dr. Friedrich Hainbuch
Colección Salud y vida
Ed. Edimat Libros. España

**Yoga. Como método de
relajación**
Anna Trökes
Colección Salud y vida
Ed. Edimat Libros. España

Meditación y relajación
Mariëlle Renssen
Colección Salud y bienestar
Ed. Edimat Libros. España

Yoga para embarazadas
Amber Land
Colección Salud y bienestar
Ed. Edimat Libros. España

Tai Chi
Christian F. Hanche
Colección Salud y bienestar
Ed. Edimat Libros. España

Masaje
Bernie Rowen
Colección Salud y bienestar
Ed. Edimat Libros. España

Yoga
Noa Belling
Colección Salud y bienestar
Ed. Edimat Libros. España

Pilates
Patricia Lamond
Colección Salud y bienestar
Ed. Edimat Libros. España

**Superdelgada gracias al
vinagre de manzana**
Christina Kempe
Colección Sentirse bien
Ed. Edimat Libros. España

Abdomen, piernas, glúteos
Margit Rüdiger
Colección Sentirse bien
Ed. Edimat Libros. España

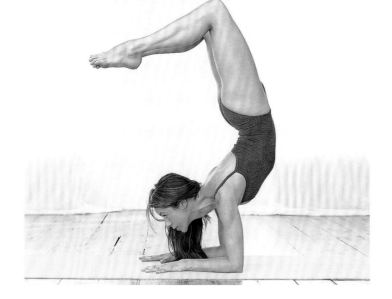

Adiós a la tristeza
Felicitas Holdau
Colección Sentirse bien
Ed. Edimat Libros. España

**Adelgazando con la semana
del ayuno**
Christina Kempe
Colección Sentirse bien
Ed. Edimat Libros. España

Eliminando grasas
Marion Grillparzer /
Martina Kittler
Colección Sentirse bien
Ed. Edimat Libros. España

Quemando grasas
Jennifer Wade
Colección Sentirse bien
Ed. Edimat Libros. España

Feng Shui
Günther Sator
Colección Sentirse bien
Ed. Edimat Libros. España

La dieta mágica de la col
Marion Grillparzer
Colección Sentirse bien
Ed. Edimat Libros. España

Combuja
Birgit Sesterhenn
Colección Sentirse bien
Ed. Edimat Libros. España

Juegos de amor
Silke Amthor
Colección Sentirse bien
Ed. Edimat Libros. España

Luna mágica
Felicitas Holdau /
Monika Werner
Colección Sentirse bien
Ed. Edimat Libros. España

Supercuerpo con Pilates
Christin Kuhnert
Colección Sentirse bien
Ed. Edimat Libros. España

Fuerza a través del Yoga
Anna Trökes
Colección Sentirse bien
Ed. Edimat Libros. España

Tés energéticos
Christina Kempe
Colección Sentirse bien
Ed. Edimat Libros. España

Un cuerpo en forma caminando
Margit Rüdiger
Colección Sentirse bien
Ed. Edimat Libros. España

Figura espléndida con la cinta mágica
Jennifer Wade
Colección Sentirse bien
Ed. Edimat Libros. España

Espalda fuerte
Achim Schmauderer
Colección Sentirse bien
Ed. Edimat Libros. España

Empezar el día con energía
Tushita M. Jeanmaire
Colección Sentirse bien
Ed. Edimat Libros. España

Estiramiento muscular
Petra Regelin
Colección Sentirse bien
Ed. Edimat Libros. España

Entrenamiento para todo el cuerpo
Schmidt/Helmkamp
Mack/Winski
Colección Sentirse bien
Ed. Edimat Libros. España

La dieta del bikini
Sven-David Müller
Colección Sentirse bien
Ed. Edimat Libros. España

Consejos de belleza ultra-rápidos
Elisabeth Hör-Bogacz
Colección Sentirse bien
Ed. Edimat Libros. España

Con curvas y en forma
Dörte Kuhn
Colección Sentirse bien
Ed. Edimat Libros. España

Entrenamiento perfecto para estar en forma
Marc Günther
Colección Sentirse bien
Ed. Edimat Libros. España

Masajes relajantes
Karin Schutt
Colección Sentirse bien
Ed. Edimat Libros. España

Eliminando tensiones
Dr. Frank R. Schwebke
Colección Sentirse bien
Ed. Edimat Libros. España

AGRADECIMIENTOS

Gracias infinitas a todos aquellos que me han dado amor y apoyo: John, Val, Clare, Fran, Karen, Kay, Jack, Gill, Seamus, Kirsty, Jane, Beth, little Jack y Bee. Mi mayor respeto y gratitud a los maestros pasados y presentes de la tradición del yoga que comparten y transmiten su maravillosa experiencia, sabiduría y conocimiento, en particular, Sri K. Pattabhi Jois, B.K.S. Iyengar, T.K.V. Desikachar y Swami Satyananda Saraswati. Mis maestros, en especial Gill Clarke, que ha sido una continua fuente de inspiración, Tessa Bilder, Anya Evans, por darme el valor de la disciplina.
Jean Hall

Los autores y editores quisieran dar las gracias a: Steve, Sandra y Grant por las posturas de Astanga Yoga, y Neil Casselle, Anna Ford, Patricia McLoughlin, Antony Malvasi, Priya Rasanayagam y Nina Zambakides por posar para la sección de meditación de este libro. Gracias por el préstamo de accesorios a Paul Walker de Yoga Matters, proveedores de esterillas, accesorios y ropa. 32 Clarendon Road, Londres N8 ODJ, 020 8888 8588 fax 020 8888 0623 www.yogamatters.co.uk (www.yogapropshop.com). Gracias a Stuart Mackay de Beyond Hope por aportar la ropa prAna. Contacto www.prana.com para mayoristas. Gracias también a Mariananda Azaz de Self-Realization Meditation Healing Centre, Yeovil, Somerset, UK, por prestarnos su silla portátil de meditación, y a Meditation Designs, Totnes, Devon, UK, por ofrecernos la colección de cojines y esterillas para la meditación. Gracias a Penny Brown por los trabajos artísticos de los símbolos de los chakras que aparecen en las páginas 25b, p27, p155b, p178bl, p189l, p219b y p232r.

CRÉDITOS DE IMÁGENES

Gracias a las siguientes personas e individuos para reproducir sus imágenes:

a=arriba, d=debajo, dcha=derecha, i=izquierda
akg-images/British Library: p147dcha; Peter Anderson: p194dcha; The Art Archive/British Library: p13di, p25adcha; Bettmann/Corbis: p147ai; Stephen Brayne: p200d; Nicki Dowey: p16; Jean Hall: p13ddcha; Alistair Hughes: p175ddcha, p211d; National Museum of Karachi/Bridgeman Art Library: p150a; Craig Knowles: p149adcha/ddcha; Don Last: p147di, p193di, p199d; Araldo de Luca/Corbis: p146d; Kevin R. Morris/Corbis: p146a; Fiona Pragoff: p178a, p219a, p224a; The Purcell Team/Corbis: p156; Nathan Rabe: p10adcha/di; Gary Walton: p228–9d, p230ddcha, p231, p236a, p238a/ddcha, p240a/ddcha, p242a/ddcha, p244a/ddcha, p246dcha, p249ddcha. Werner Forman Archive: p247ddcha.

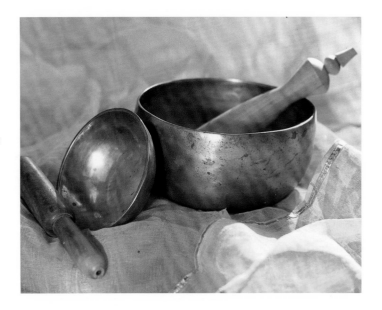

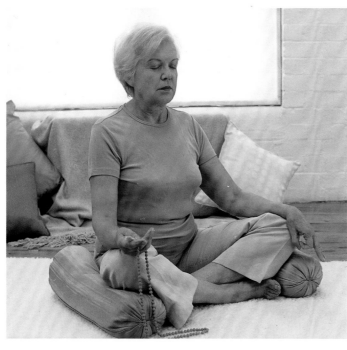

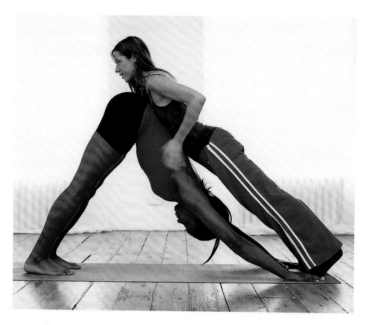

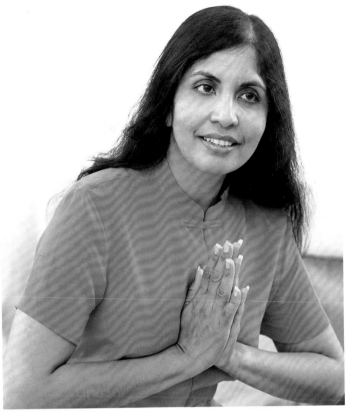

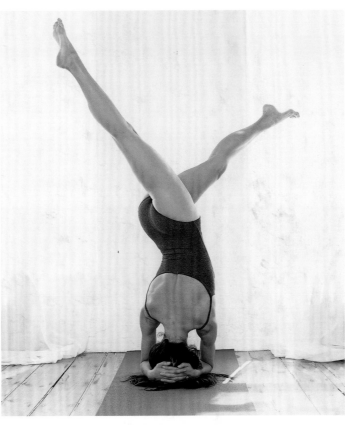

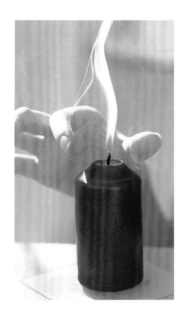

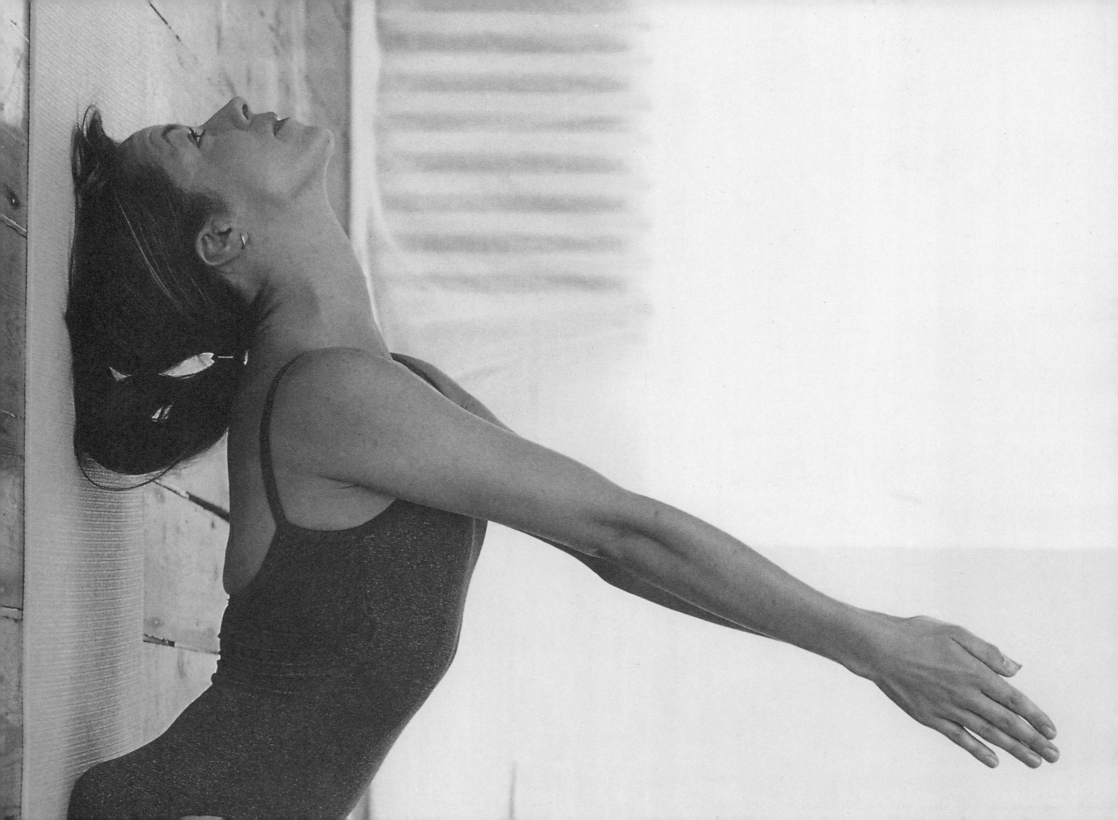

Bhujapidasana | POSTURA DE PRESIÓN DE BRAZOS

bhuja = hombro o brazo
pida = presión

Esta postura desarrolla la fuerza de manos y muñecas, desengrasa los músculos de los brazos y aumenta la flexibilidad de las articulaciones del hombro. La elevación de las piernas hacia el torso ayuda a equilibrar el páncreas y la secreción de insulina.

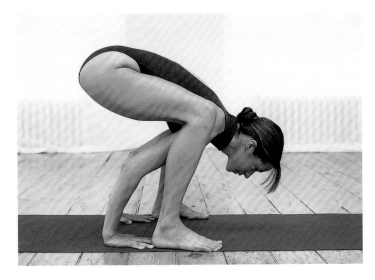

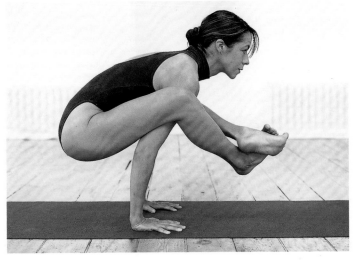

1 Desde el Adho Mukha Svanasana del vinyasa completo, *inhale* y salte para juntar los pies por delante de las manos, con los pies por fuera de los brazos junto a los hombros. Continúe *inhalando* y profundice la flexión de las rodillas, bajando la parte trasera de los muslos hacia la parte interna de los brazos. Extienda las palmas y los dedos, y estire el dedo corazón hacia los talones.

2 Hacia el *final de la inhalación* coloque la parte trasera de los muslos sobre los brazos. Cambie el peso a las manos, sin dejar caer los glúteos, y levante los pies del suelo cruzando los tobillos. Levante la cara y mire suavemente hacia la punta de la nariz, <u>dristi</u>: **nasagrai**.

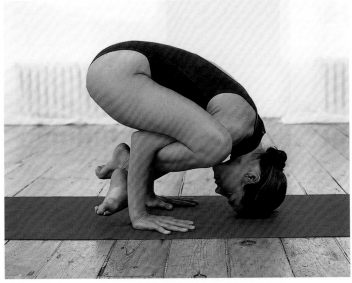

3 *Exhale*, incline hacia delante los hombros y la cabeza, poniendo la frente en el suelo y, al mismo tiempo, active firmemente uddiyana bandha para elevar los pies y los glúteos. Esta acción es similar a un balancín en el punto de equilibrio. *Realice de cinco a diez respiraciones*, mirando a la punta de la nariz, <u>dristi</u>: **nasagrai**. Desde aquí, *inhale*, levante la cara y el pecho y vuelva al paso 2. Descruce los tobillos y bien ponga los pies en el suelo o **salte atrás** a Chaturanga Dandasana para entrar en un **vinyasa completo**, o bien estire las piernas en Tittibhasana y después Bakasana, como se mostrará más adelante, para entrar en un **vinyasa completo**.

Postura fácil

Para llevar los hombros lo suficientemente hacia atrás, doble bien las rodillas. Después, ponga las manos detrás de los tobillos y desplace los hombros detrás de las rodillas. Trabaje despacio y con paciencia, para ganar la confianza suficiente como para llevar todo el peso a las manos. Si al principio no puede hacerlo con ambos pies a la vez,

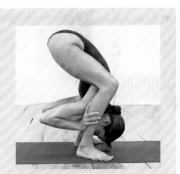

practique levantando uno cada vez para luego levantar los dos y trabajar el cruce de tobillos.

Profundizar en la postura

En lugar de aterrizar sobre los pies, salte directamente a Tittibhasana, luego cruce las rodillas, los tobillos y baje la cabeza a Bhujapidasana. Una vez que sienta que ha ganado fuerza, extienda la barbilla hacia el suelo.

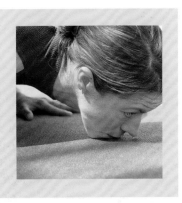

Tittibhasana y Bakasana | LUCIÉRNAGA Y POSTURA DE LA GARZA

tittibha = luciérnaga
baka = garza

Estas asanas juntas crean una transición sin cortes desde Bhujapidasana hacia el vinyasa completo. Tittibhasana estira la columna y la espalda mientras extiende y fortalece las piernas. Bakasana ayuda a desarrollar la fuerza necesaria para el pino.

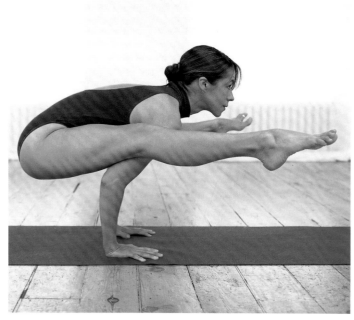

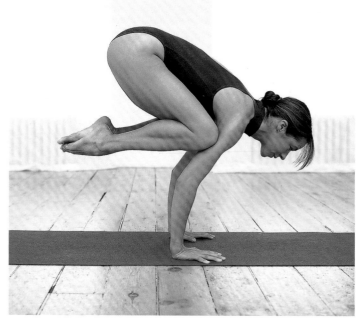

1 Desde Bhujapidasana, *inhale*, levante la cara y el pecho descruzando los tobillos y estirando las piernas hacia delante. Estire bien los empeines. Mantenga la presión de la parte interior del muslo contra los brazos y presione con fuerza las palmas sobre el suelo. Active profundamente uddiyana bandha. Lleve la fuerza desde los brazos, eleve los glúteos, el pecho y la cara de modo que flote paralelo al suelo. Mire a la punta de la nariz, <u>dristi</u>: **nasagrai**.

2 Comience a *exhalar*, profundice aún más uddiyana banda. Eleve las caderas, manteniendo el pecho abierto y la cabeza hacia delante mientras dobla las rodillas y lleva las espinillas y los pies hacia atrás en Bakasana. Junte los pulgares de los pies y eleve los talones hacia los glúteos. *Inhale*, sintiendo el apoyo de los brazos y uddiyana y mula bandha. Rote los hombros hacia atrás y estire la parte posterior del cuello. Mire a la punta de la nariz, <u>dristi</u>: **nasagrai**.

• *Exhale* y lance los pies hacia atrás, doblando los codos mientras los pies caen en Chaturanga Dandasana. Desde aquí, fluya hacia el **vinyasa completo**. No salte a través a Dandasana, sino que, como en el vinyasa posterior a Navasana y Lolasana, ponga los pies junto a las manos (pág. 87).

Beneficios de la postura

El enlace de estas dos asanas mejora la coordinación, gracilidad y energía dinámica. Activan la energía de los bandhas y tonifican los músculos abdominales, los órganos internos y la parte interior del muslo para crear una sensación de equilibrio.

Postura fácil

Esta transición puede llevar tiempo de conseguir y completar, así que sea paciente. Al principio puede concentrarse en conseguir Tittibhasana antes de intentar Bakasana. Una vez se sienta fuerte y seguro en la primera postura, trabaje hacia Bakasana. Intente doblar una pierna cada vez, creando la fuerza para llevar ambos pies hacia atrás con un movimiento muy suave.

Profundizar en la postura

Cuando se haga con esta transición, antes de saltar atrás a Chaturanga Dandasana separe las rodillas de los brazos con una inhalación y después lance los pies atrás para continuar con el vinyasa completo con la siguiente exhalación. Trabajando esta transición, se cultiva la ligereza y la agilidad al tiempo que se tonifica y fortalece el cuerpo en su totalidad.